# 香料藥草
# 居家自然療法

**超過100種天然無毒 × 食譜處方**
**Step by Step 解決憂鬱、失眠、**
**腸胃和心血管等60種問題**

## The Illustrated Encyclopedia of Natural Remedies

艾比蓋兒·R·柯林 編著　曾秀鈴 譯
Abigail R. Gehring

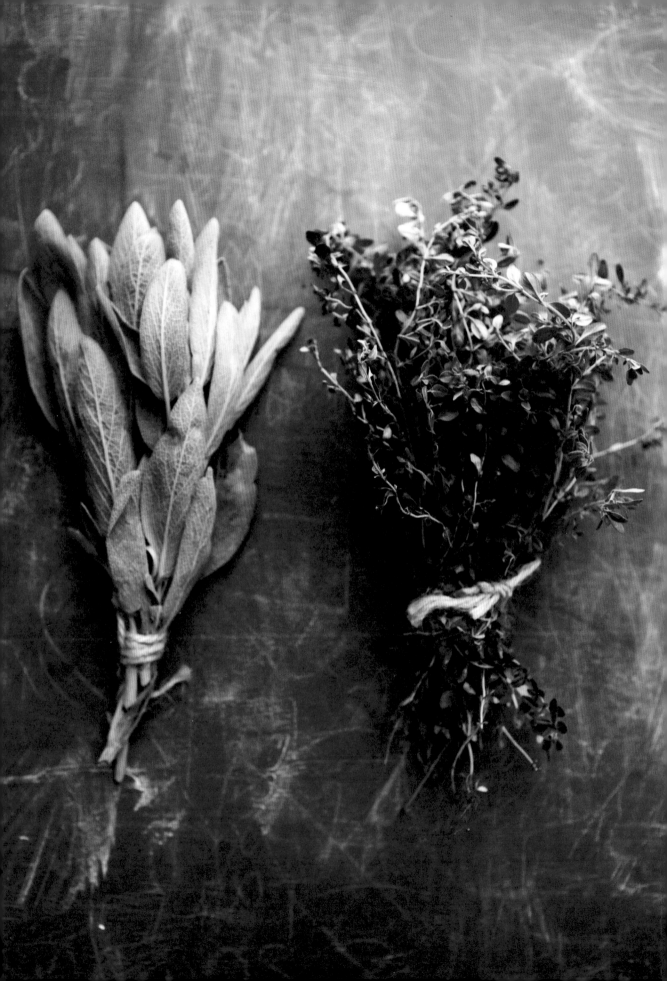

The Illustrated Encyclopedia of
# NATURAL
# REMEDIES

Edited by Abigail R. Gehring

Foreword by Alyssa Holmes

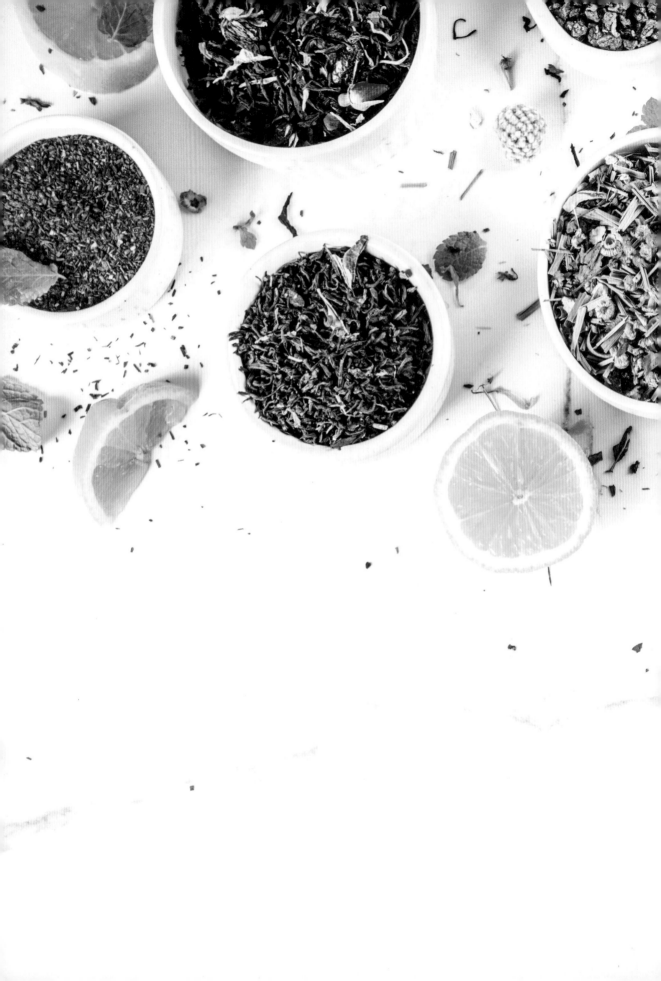

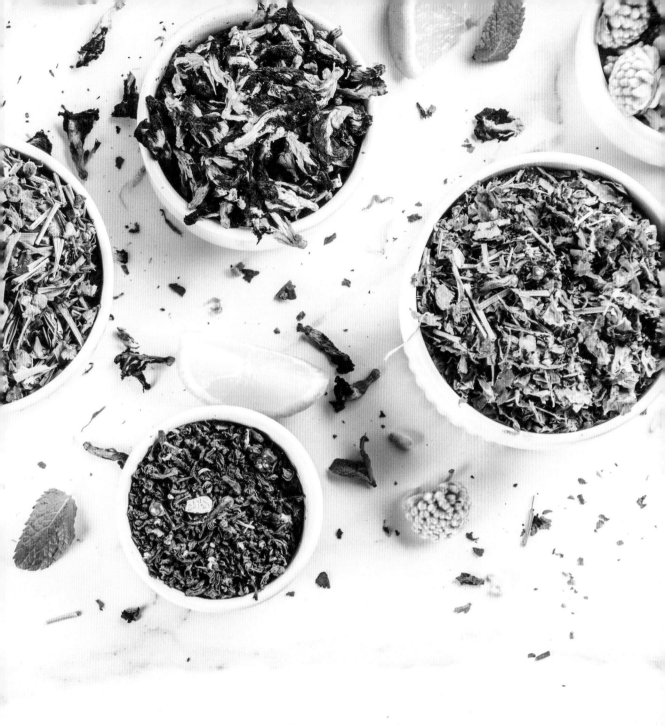

「擁有整體健康，身體各部位才能正常運作。」──柏拉圖

「喜樂的心乃是良藥……」──箴言17:22

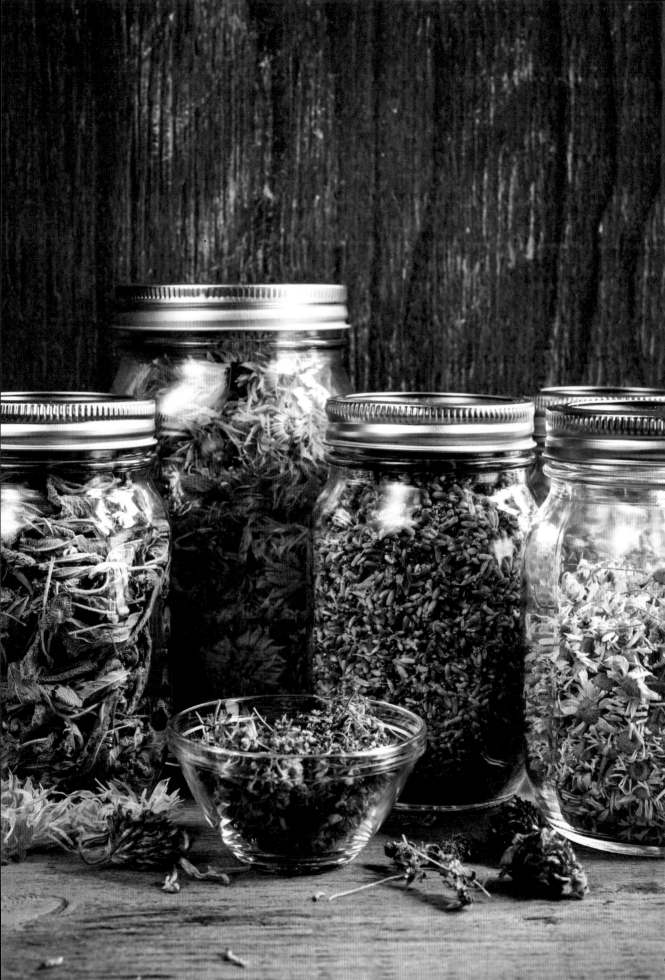

# 目錄

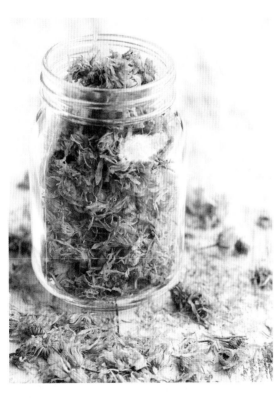

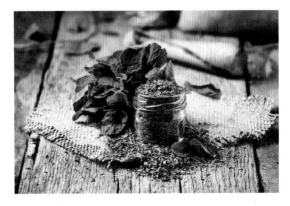

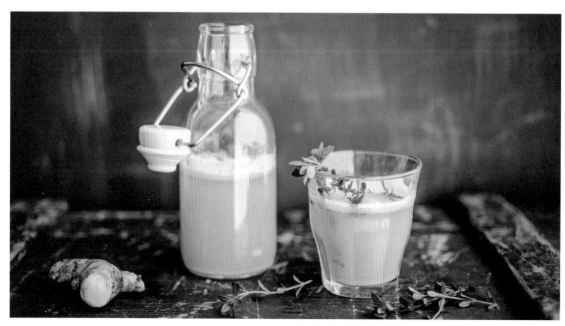

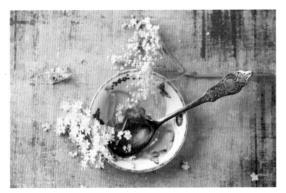

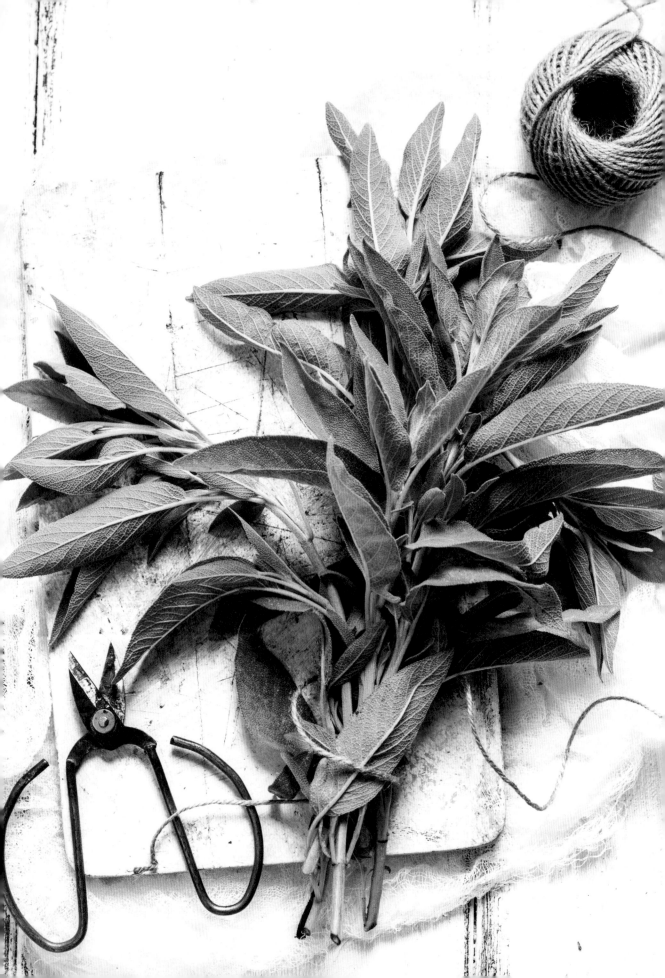

# 推薦序

這本書真的大推！過去二十年來，我一直在研究藥草學、營養學和人類的整體健康，並收集了不少書籍。雖然市面上已經有許多涵蓋健康主題的精彩書籍，但這本書具備獨特的優點，完全是我們期待已久的書籍。這本書的內容應有盡有！涵蓋所有你想知道的知識，關於藥草、營養食品、促進整體健康的方法，以及如何維持健康的生活。書的編排一目了然，整理了來自保健專業人員、藥草製作人員、營養師和各界專家的豐富知識，並在書中提供了清楚的資訊。我可以對照身體系統、找到相應的補救措施和方法，還能更進一步、找到烹飪過程中用得到的配方！這是這本書特別吸引我的地方。

世界上有很多神奇的人，透過他們的心靈和思想，提供給我們很多有價值的訊息，而這本書整合了許多資訊，是我所讀過的書中整理得最完善的。你能了解如何以自然療法處理各種毛病，從焦慮到消化問題、痤瘡，甚至靜脈曲張！

我相信這本書對今日的世界極具價值，而且是許多人真正需要的，我希望它能夠傳播到世界各地，並幫助人們能盡可能地掌握自己的健康。我相信這本書會幫助我們妥善照顧自己，以及我們的家庭和社區。我會在日常生活中實際使用這本書，並向許多人大力推薦。對於渴望學習、成長和治療的人來說，這是不可缺少的一本書。感謝所有參與本書的人——為我們的家庭、社區和世界，提供了各種治癒妙方！

——艾莉莎・福爾摩斯
（Alysssa Holmes），藥草師，
《治療藥草》（*Healing Herbs*）、
《藥用園藝手冊》
（*Medicinal Gardening Handbook*）作者之一

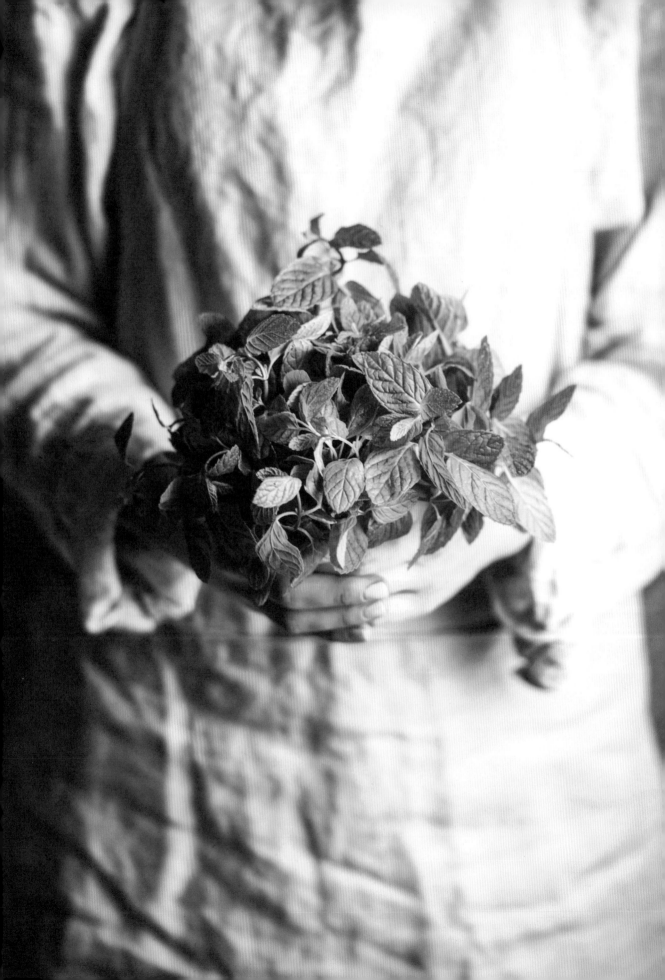

# 前言

上帝以藥草、香料、水果和蔬菜的形式賜予我們許多美好的藥方，一旦開始接觸這一切，你可能會想尋求更多知識，或是反而感覺無所適從。世界充滿了具備療效的植物，而且還有無數方法能夠開發出每種植物的療效：精油、酊劑、茶、熱飲、磨砂膏、敷料、噴霧……等等不勝枚舉！這本書內容豐富，涵蓋各種自然療法的配方、技巧和資訊。知識淵博、經驗豐富的藥草師和治療師撰寫了大量文獻，我一一閱讀後從中挑選和匯編，並加入了自己的研究心得。我的目標並不是要將所有資訊都放進這本書（這點花費一輩子的時間、在一本書中實現都是不可能的），而是要收錄最實用的資訊和配方，讓你和家人能抱持著好奇心、創意和信心，進入自然療法的世界。

## 本書使用指南

正如你在目錄中看到的，本書分為三個單元。如果你遇到特定的疾病或症狀，**第一單元**是進入這本書的最佳起點。翻到受影響的身體系統那一頁（例如「消化系統」），便會找到特定症狀（例如「便秘」或「克羅氏症」），以及相應的配方，能立即展開你的康復之旅。

想要了解更多關於特定植物和藥草及其特性的訊息，以及如何在花園或家中種植，請翻到**第二單元**。在該單元中，我們將提供具有療效的飲食配方，包括果汁、茶、肉湯、超級食物飲食，以及嬰幼兒食品。

在**第三單元**中，我們將介紹美容儀式，以及製作天然保養品和居家清潔的方法，因為健康不只跟我們的飲食有關，塗在皮膚上的物質和生活的環境，也會對我們的健康和福祉產生重大影響。

請務必翻到最後的「參考資料」，查看本書大部分內容所參考的編纂書籍列表。由於本書涵蓋了許多作者的研究和經驗，如果你讀到以第一人稱撰寫的內容，請不要誤認為是由我寫的。請參閱第347～349頁以找到對應的作者和相關著作。本書絕對尊重著作權！

## 備品清單

除了有特殊療效的藥草和香料，你會看到某些材料在本書一再出現。你的食物儲藏室可能已經有了，如果沒有，就不妨準備一些。

- 蘋果醋（選擇有機、未加工、未過濾的）
- 小蘇打
- 蜂蠟
- 椰子油
- 瀉鹽
- 大蒜（用新鮮的蒜瓣，不要用蒜粉）
- 生薑（新鮮生薑根最好）
- 蜂蜜（選擇本地產生蜂蜜）
- 橄欖油
- 乳木果油

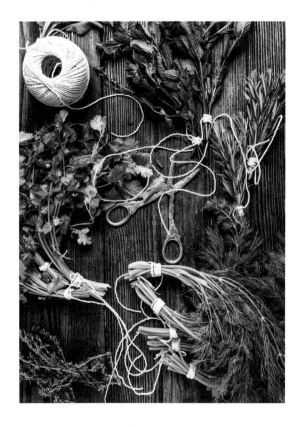

- 甜杏仁油
- 伏特加（或其他高濃度酒精）
- 金縷梅

下列工具必備：
- 研缽和研杵
- 攪拌機
- 有密封蓋的玻璃瓶（各種尺寸）
- 有噴霧瓶蓋的玻璃瓶
- 茶壺
- 各種尺寸的玻璃碗
- 量杯
- 紗布
- 有滴管的小酊劑玻璃瓶

# 選擇藥草和精油

　　並非所有的藥草和精油品質都維持一致，由於多數可於市面上購得的天然產品並不受美國食品藥物管理局（簡稱FDA）監管，完全相信標籤上的說明是有風險的。建議（使用有機方法）自己種植和採集藥草，或是尋找值得信任的藥草師。雖然網路上能輕易買到便宜的精油，但是品質不一。許多精油會用基底油稀釋，有些甚至對人體有害。需要大量植物才能萃取出少量精油，因此便宜的精油可能並非純精油。選擇有機或天然精油（你想要的是濃縮的植物精華，而不是殺蟲劑和除草劑），並選擇對旗下產品進行氣相層析和質譜分析檢測（GC/MS testing）的品牌，上網或詢問公司員工以了解更多訊息。

# 安全問題

　　並非所有藥草和精油對孕婦、哺乳期婦女、嬰兒、兒童和寵物都是安全的。此外，自然療法可能和你正在服用的藥物相互抵觸，或影響你的病況。請諮詢醫生並自行研究！有些藥草則只能短期服用。諮詢藥草師或自然療法師，以最安全、最有效的方法利用藥草或自然療法。請記住，每個人的身體狀況不同；專業人士能根據你和家人的特定需求量身訂做健康計畫，本書無意取而代之。

　　將藥草和精油放在兒童和寵物拿不到的地方，並將櫃子上鎖。攝入精油的嬰兒或兒童可能面臨癲癇、窒息、肺炎、肝衰竭、腦腫脹和其他嚴重疾病的風險。精油直接濺到皮膚上會導致灼傷，如果弄到眼睛，會造成眼睛損傷。切勿直接在皮膚上使用精油或在沐浴時使用未稀釋的精油，使用時記得先用基底油稀釋。不要在六個月或更小的兒童周圍使用精油。有些專家甚至建議不要在六歲以下的兒童周圍使用精油。精油對狗、貓、鳥和其他寵物來說可能有致命危險，包括用香氛機擴散在空氣中。研究你有興趣的精油，並在使用前考慮精油對兒童和寵物的安全性。

有關懷孕期間可以使用或避免使用的藥草和精油，更多訊息請參考第96和124頁。

自然療法有助於改善自身健康，但本書提供的配方和作法，不應取代醫生的建議或西醫提供的工具、藥物和技術。對多數認真看待健康的人而言，更應該善用現代醫療保健和古老的治療方法，以及現代醫學和植物醫學兩者的結合。

## 諮詢醫生並進行相關研究 以了解……

- 你正在服用的藥物與藥草的交互作用
- 某些藥草或精油對懷孕、哺乳或嬰幼兒是否安全
- 特定療法是否會影響你的症狀

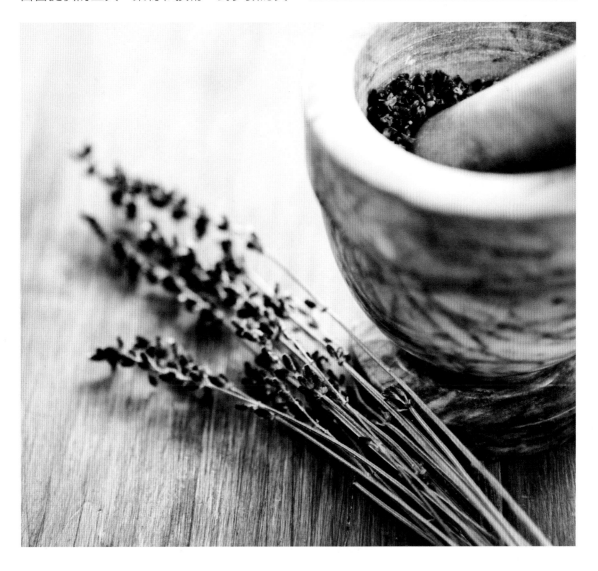

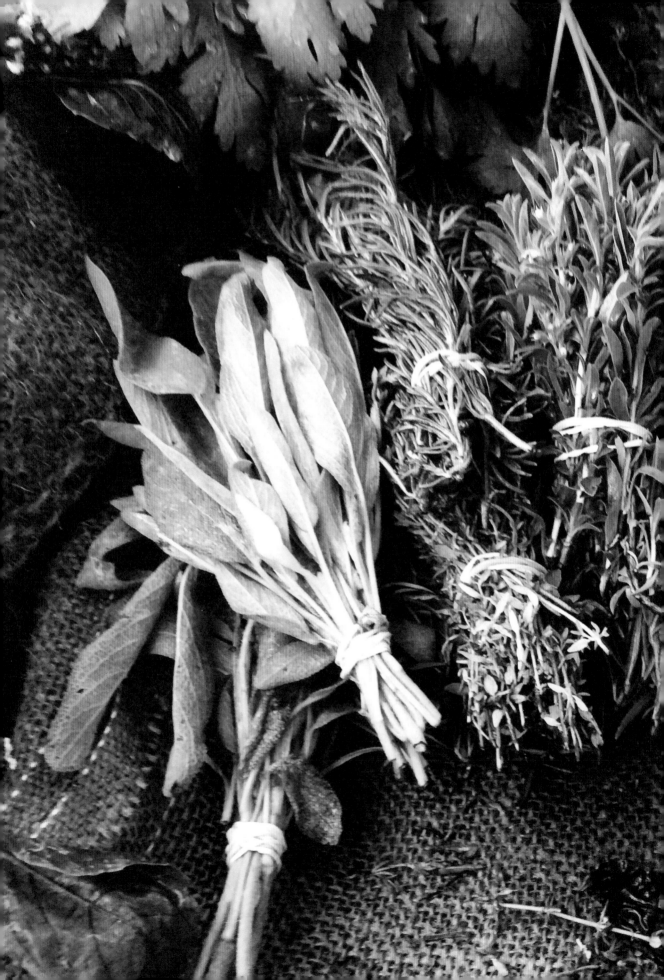

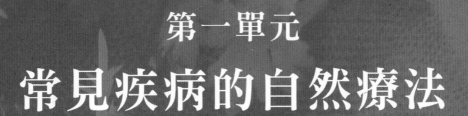

# 第一單元
# 常見疾病的自然療法

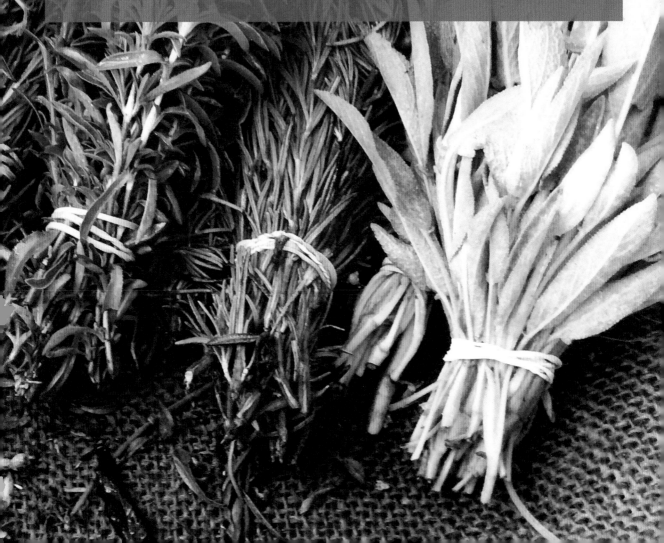

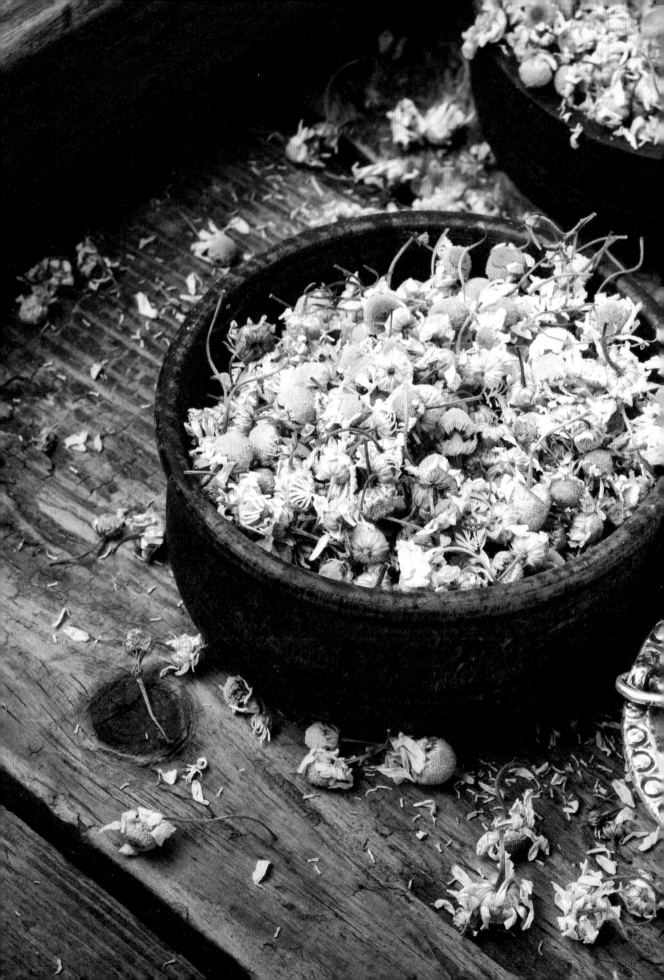

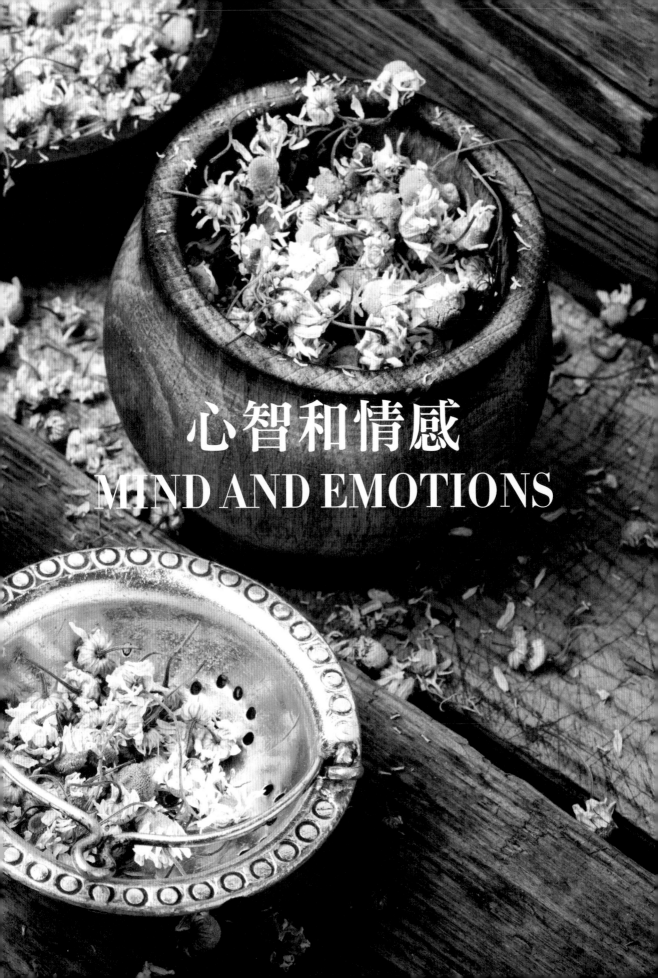

# 心智和情感
# MIND AND EMOTIONS

# 焦慮 Anxiety

## 緩解焦慮自製洋甘菊花茶

每天喝三杯洋甘菊茶有助於緩解焦慮和壓力，同時還能減輕發炎和疼痛！製作方法簡單，而且洋甘菊擁有獨特的甜美水果滋味，風味絕佳！用沖泡壺泡茶步驟很簡單，只要將茶葉鬆散地放入，就能製作新鮮茶飲。如果沒有沖泡壺，請用過濾器或利用紗布製作臨時茶包。

### 材料：
3～4 大匙新鮮洋甘菊花

1 枝新鮮薄荷

240 毫升熱水

### 作法：
1. 泡茶當天採摘洋甘菊花。從花莖輕輕取下花頭的部分，將洋甘菊花與新鮮薄荷枝混合。
2. 將所有材料放入茶壺中，240毫升的水煮沸後注入茶壺，或將所有材料放入紗布後加入熱水。浸泡5分鐘。

---

### 減少焦慮小祕方

- 規律運動
- 戒菸、戒酒、戒咖啡因，或減少攝取量。
- 練習深呼吸
- 多攝取研究證實能減少焦慮的食物，包括巴西堅果、杏仁、鮭魚、雞蛋（包括蛋黃）、黑巧克力、薑黃、蘆筍、藍莓和優格

---

## 振作精神檸檬香蜂草茶

### 材料：
1 茶匙檸檬香蜂草葉

1 茶匙同花母菊藥草

1 茶匙薰衣草花

1 茶匙加州罌粟藥草

### 作法：
1. 浸泡花草茶（參考第194頁）。
2. 這款茶飲能提振精神，達到溫和的放鬆效果，緩解焦慮和壓力。

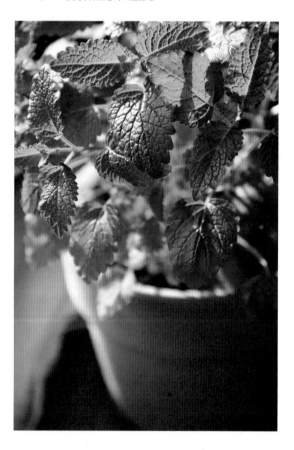

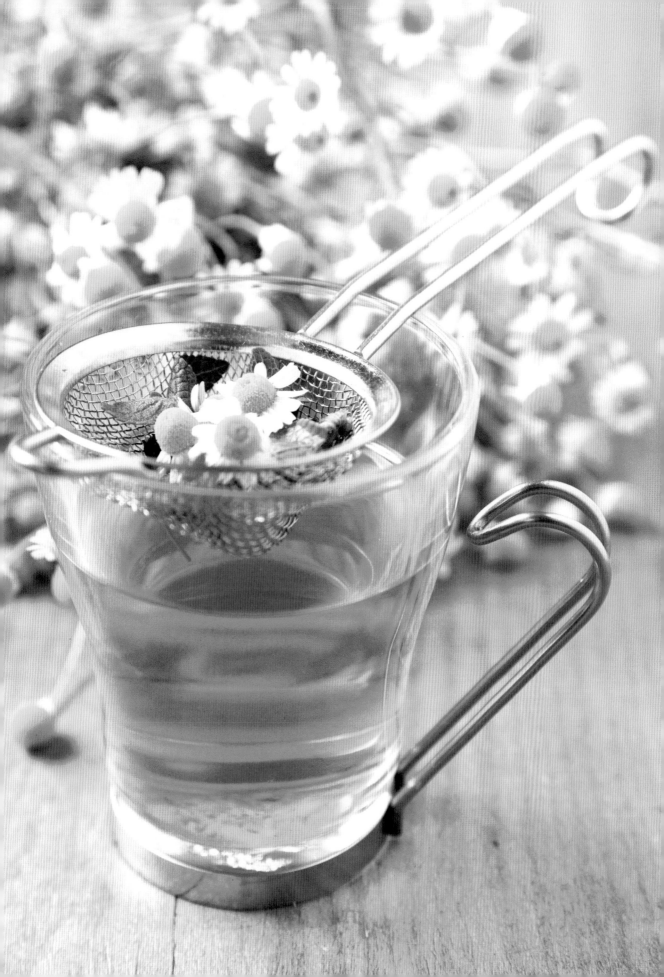

# 憂鬱 Depression

## 蘋果醋

憂鬱症涵蓋的範圍廣泛，從嚴重的代謝紊亂到偶爾的情緒問題，嚴重程度和原因因人而異。研究發現血清素濃度是影響情緒的重要因素，而蘋果醋有助於提高大腦中的血清素濃度。中醫認為憂鬱症的成因是肝鬱氣滯，蘋果醋富含胺基酸，每天喝一杯能夠幫助肝臟排毒。

## 抗憂鬱茶

**材料：**

1 份檸檬香蜂草葉

1 份山楂的葉子、花或漿果

2 份聖約翰草的花和葉子

240 毫升熱水

**作法：**

1. 將乾燥香草混合後倒入熱水，蓋上蓋子，浸泡10～15分鐘。取出藥草，小口慢慢喝。

2. 可隨意添加蜂蜜。

---

### 緩解輕度憂鬱症

輕度和重度憂鬱症之間存在著巨大差異，重度憂鬱症患者應尋求醫生協助進行臨床治療，而輕度憂鬱症則比較適合用藥草治療。確保你有曬足夠的陽光（以獲得充足的維生素D）、定期運動和良好飲食，有些藥草能幫助你成功對抗憂鬱症，其中最著名的是聖約翰草，以及人參、山楂、薰衣草、檸檬香蜂草和奶薊。

最近的研究發現，「與安慰劑相比，人參保健食品對健康和憂鬱症有顯著效果。」薰衣草和檸檬香蜂草則是能讓人產生平靜和放鬆的感覺，可用於治療輕度憂鬱症。

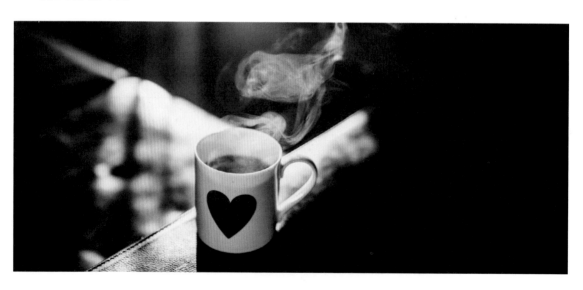

# 失眠 Insomnia

## 好好睡洋甘菊酊劑

洋甘菊酊劑製作簡易，安全又方便，有助於身體放鬆並自然入睡。睡前服用能放鬆身心，幫助你順利進入夢鄉。洋甘菊酊劑在網路或商店都可以買到，但如果你想要省錢自己做，請參考以下配方。成人一次最多一茶匙，一天一到三次或根據需要服用。

### 材料：

½ 杯乾燥洋甘菊花
有密封蓋的玻璃罐，容量約960毫升
1¾ 杯熱水
1¾ 杯伏特加
紗布
有滴管的小酊劑瓶

### 作法：

1. 將乾燥洋甘菊花放入乾淨無菌的玻璃罐中。
2. 將熱水倒入罐中，讓所有洋甘菊花都泡在水中。
3. 倒入伏特加直到裝滿罐子。用密封的蓋子蓋住罐子。
4. 將罐子放在陰涼處4～6週。我習慣把罐子放在廚櫃裡。
5. 4～6週後拿出罐子，用紗布或過濾器過濾液體，將液體和洋甘菊花分離，酊劑就完成了。將液體裝入有滴管的小酊劑瓶中。

## 蘋果醋

對付失眠，天然的蘋果醋是絕佳妙方。將蘋果醋、蜂蜜與一杯水混合後喝下。如果半夜醒來睡不著，可以再喝一杯。蘋果醋和蜂蜜能促進大腦產生血清素，進而達到放鬆效果並帶來睡意。

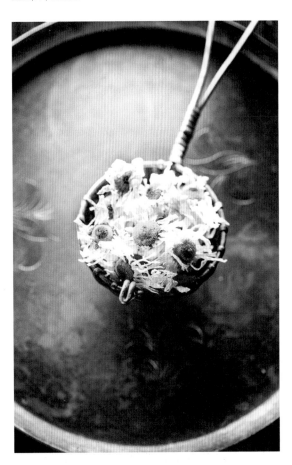

# 失憶 Memory Loss

## 勿忘我茶

**材料：**

1 份巴西利的葉子和莖

1 份人參根

2 份銀杏葉

240 毫升熱水

**作法：**

1. 將乾燥香草混合後加入熱水，蓋上蓋子，浸泡10～15分鐘。

2. 取出藥草，小口慢慢喝。可隨意添加甜菊糖。

*請參考第154頁的鼠尾草。*

### 可改善記憶力、使頭腦清晰，並促進大腦健康的藥草

- 南非醉茄
- 人參
- 銀杏
- 積雪草
- 山楂
- 檸檬香蜂草
- 胡椒薄荷
- 迷迭香
- 鼠尾草
- 薑黃

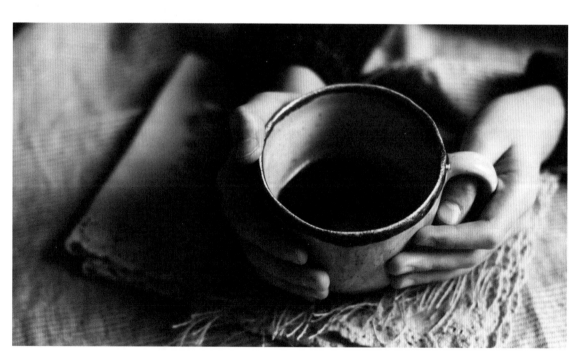

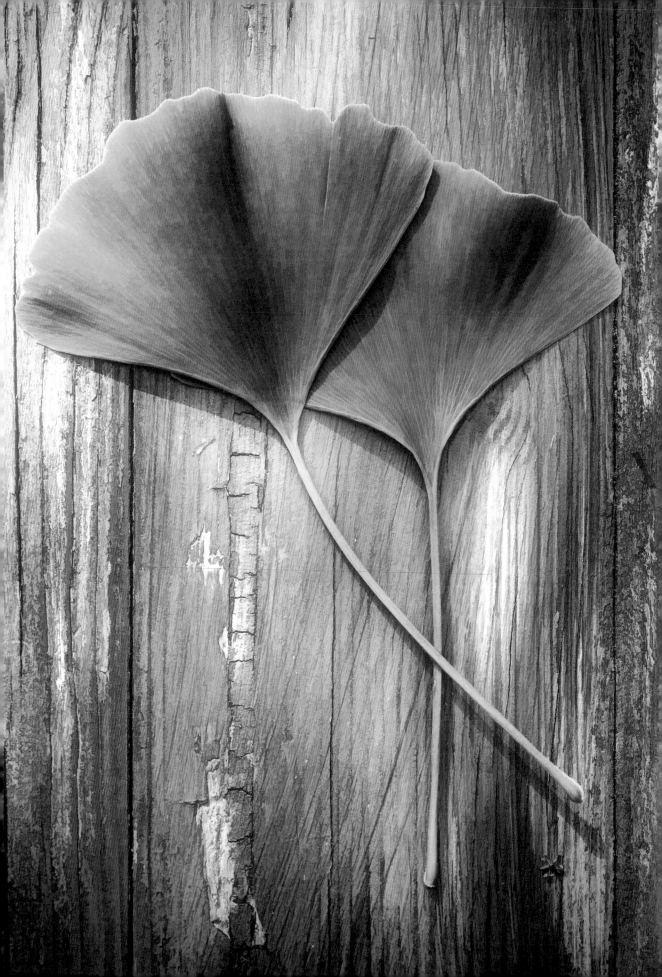

# 壓力 Stress

## 紓壓香氛

壓力是生活的一部分，但過多的壓力會對健康和身心造成嚴重影響。持續的高壓是導致心臟病、中風、發炎、提早老化和許多疾病的主要原因。壓力的來源包括工作、家庭、情感和財務困境，無論原因為何，都能找到健康應對的方式。紓壓香氛能幫助身體減輕壓力的影響，讓心靈感到平靜。

### 材料：

½ 杯水

4 滴薰衣草精油

3 滴佛手柑精油

2 滴檸檬精油

### 調製方法：

1. 將½杯水（或香氛機建議的量）加入香氛機的水井中。
2. 在水中加入4滴薰衣草精油、3滴佛手柑精油和2滴檸檬精油。

### 使用說明：

1. 工作時把香氛機放在桌上，想要泡澡或淋浴紓壓時，把香氛機放在浴室。需要緩解壓力時，就將香氛機移到附近。
2. 打開香氛機，讓房間充滿令人放鬆的香氣。
3. 反覆深呼吸幾次後，恢復正常呼吸。

## 紓壓糖漿

用以下材料煎藥（見方框）：

- 1 份刺五加
- 1 份黃耆

煎藥完成後，加入以下藥草浸泡後過濾：

- ½ 份檸檬香蜂草
- ½ 份燕麥頂端

浸泡一個小時後過濾，加入等量的蜂蜜攪拌均勻，待冷卻後裝瓶，貼上標籤，放入冰箱冷藏。

---

### 煎煮藥草

煎煮藥草時，一杯水搭配2～3茶匙的藥草。在平底鍋中加入藥草和冷水，慢慢煮沸後，蓋上蓋子熬煮約半小時。關火後冷卻至室溫，然後濾出藥草。湯藥最好立即食用，最多冷藏一天。

---

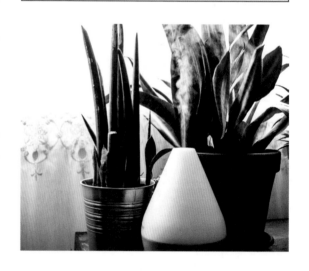

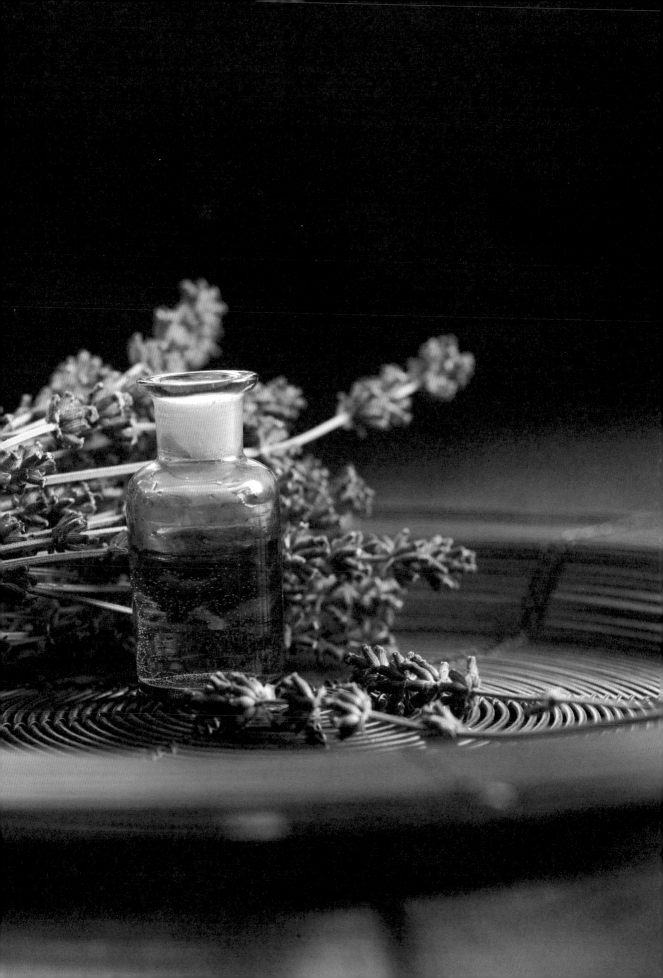

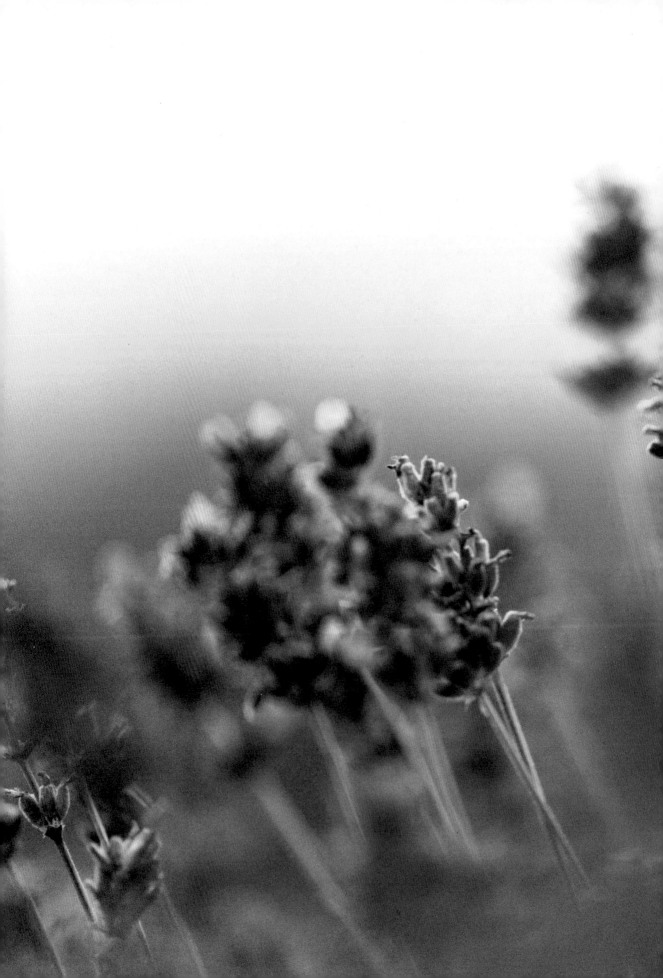

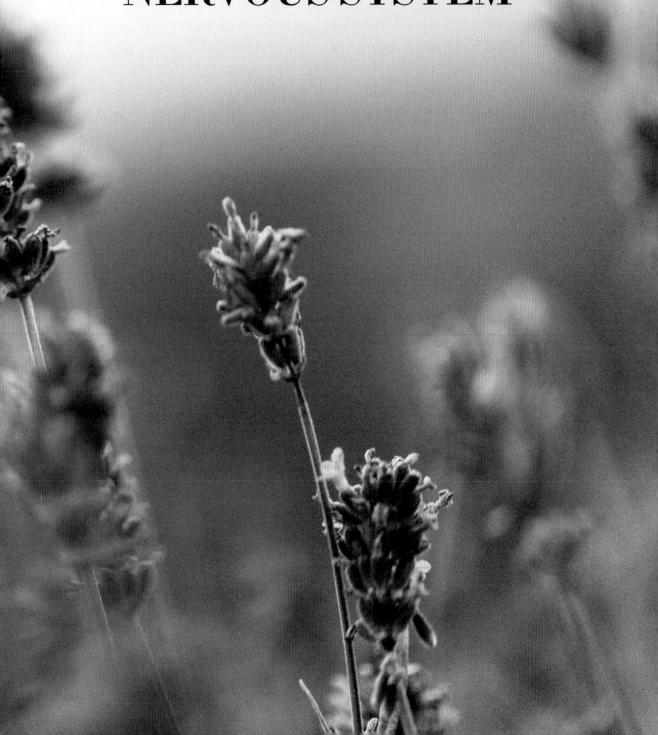

# 神經系統
# NERVOUS SYSTEM

# 阿茲海默症
## Alzheimer's Disease

### 椰子油

阿茲海默症的跡象之一是大腦的某些部分停止處理葡萄糖。出於這個原因,糖尿病患者因為不易處理糖分,罹患阿茲海默症的風險更高。研究人員發現,只要能夠提供大腦更多能量,就能夠解決阿茲海默症每況愈下的症狀。

大腦的運作需要一種名為酮體(ketone)的能源。肝臟能將中鏈三酸甘油酯(medium-chain triglycerides)轉化為酮體,而椰子油則含有豐富的中鏈三酸甘油酯。研究人員發現,每天服用椰子油有助於延緩阿茲海默症,正是因為中鏈三酸甘油酯提供了所需的能量,有助於防止腦細胞惡化。

### Omega-3脂肪酸

富含omega-3脂肪酸的食物有助於預防或修復認知障礙。Omega-3的食物來源包括魚、海藻、奇亞籽或大麻籽、核桃和毛豆。也可以補充保健食品。

### 針灸

針灸能改善阿茲海默症患者的情緒和認知功能,包括語言和運動技能。

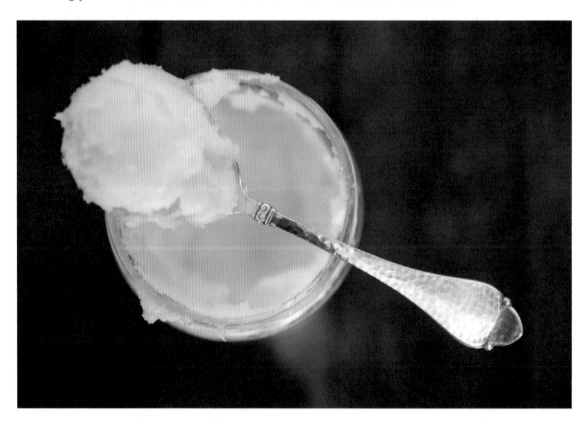

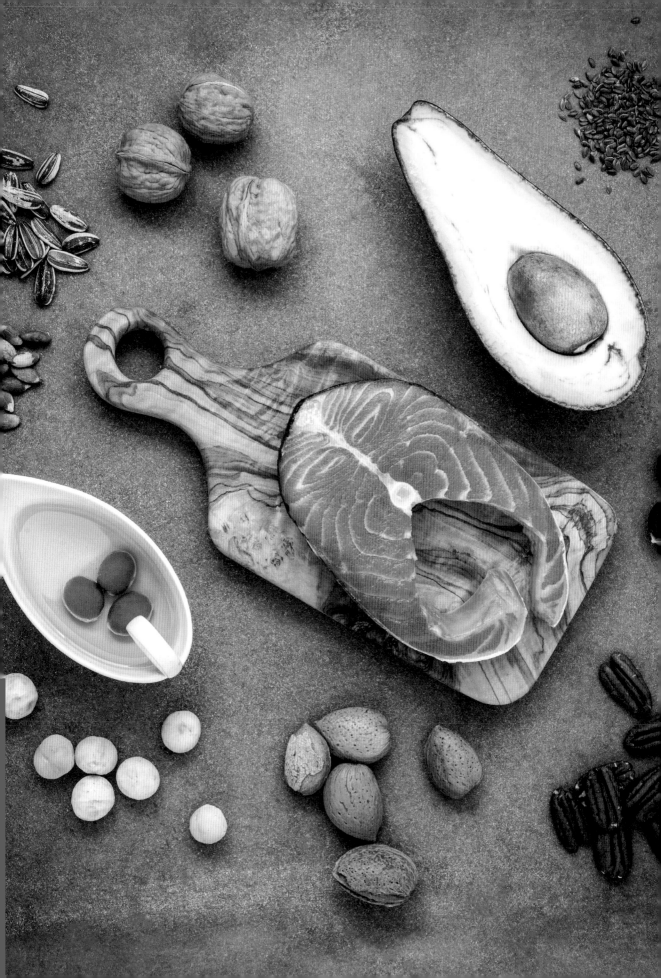

# 頭痛 Headache

## 頭痛拜拜茶

材料：

2 份薰衣草花

1 份胡椒薄荷葉

2 份迷迭香藥草

作法：

1. 將以上材料混合，用滿滿1茶匙浸泡一杯濃濃的香草茶（參考第194頁），或製作酊劑。

2. 每天喝3～4杯茶可預防和治療頭痛，或服用酊劑：1次1茶匙，1天3次。

## 治頭痛酊劑

材料：

2 份小白菊

1 份迷迭香

1 份檸檬香蜂草

½ 份薰衣草

溶劑

*請參考第204頁的酊劑製作說明。*

### 治頭痛精油

用鼻子聞某些精油有助於緩解頭痛。將幾滴精油和幾滴基底油（例如荷荷芭油或甜杏仁油）混合稀釋，按摩肩膀或太陽穴。精油建議如下：

- 洋甘菊
- 尤加利
- 乳香
- 薰衣草
- 胡椒薄荷
- 迷迭香

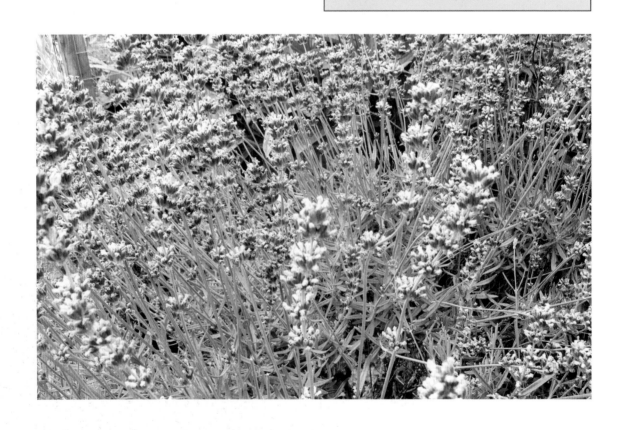

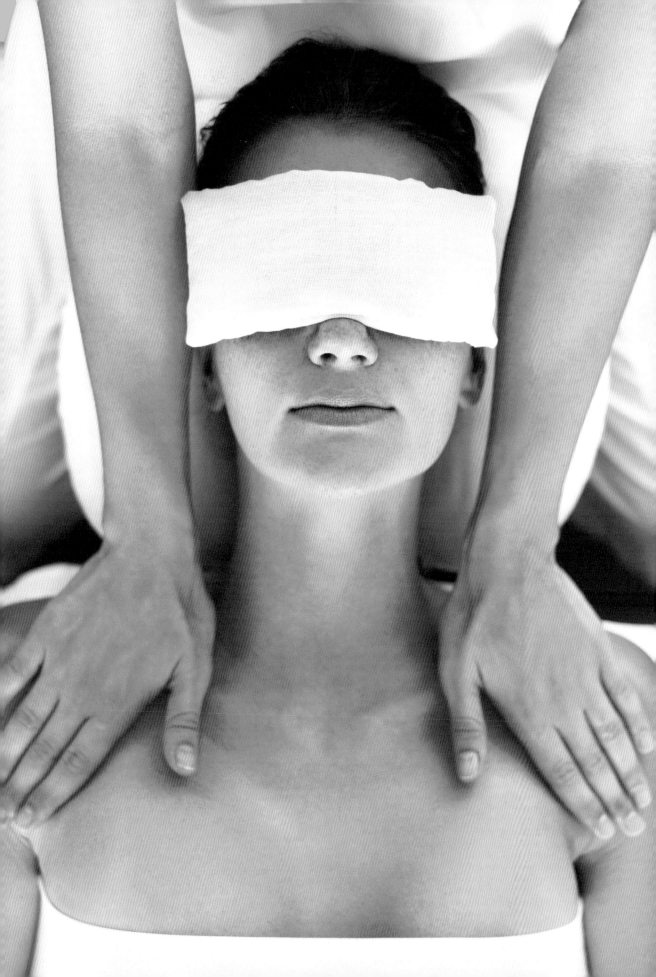

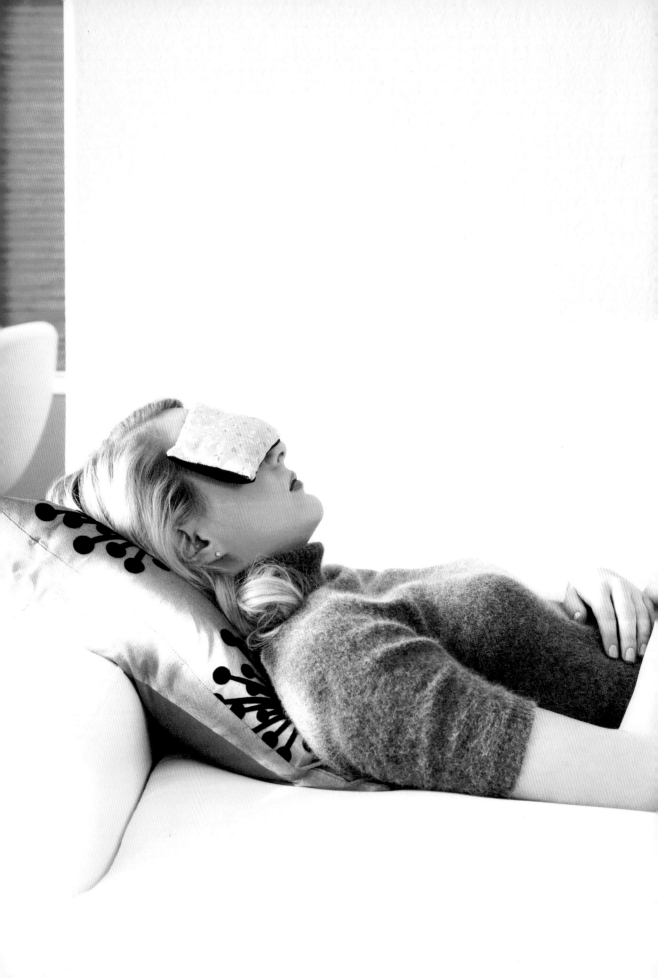

# 偏頭痛 Migraine

## 治偏頭痛茶

材料：

1 份胡椒薄荷葉

1 份薰衣草花

2 份當歸的根和葉子

240 毫升熱水

作法：

1. 混合乾燥香草後倒入熱水，蓋上蓋子，浸泡10～15分鐘。

2. 取出藥草，小口慢慢喝。

---

### 偏頭痛誘因

無論何種疾病，最好先諮詢醫生，找出造成偏頭痛的原因，身體是否有其他問題才會導致偏頭痛。記得告知醫生是否有其他症狀，以及最近生活或飲食是否有所改變。也可以去看眼科，視力問題是偏頭痛的常見原因。

偏頭痛可能源自於某種食物，維持記錄飲食的習慣，有助於找出根本原因。

常見的偏頭痛誘因如下：

- 酒精
- 咖啡因（咖啡因有時卻有助於緩解偏頭痛）
- 巧克力
- 荷爾蒙變化
- 肌肉緊張
- 紅酒
- 壓力
- 天氣突然變化

---

### 能緩解偏頭痛的藥草

- 藥水蘇
- 忍冬
- 款冬
- 薰衣草
- 芫荽籽
- 菩提
- 當歸
- 毛蕊花
- 吳茱萸
- 胡椒薄荷
- 小白菊
- 迷迭香
- 生薑
- 冬綠樹
- 啤酒花
- 纈草
- 辣根
- 柳樹

---

### 舒緩眼枕

這款草本眼枕可視需要放在冰箱冷藏或用微波爐加熱，仰躺時可放在眼睛上。剪下一塊23公分×25公分的棉布或兩塊23公分×13公分的布。將大塊的布對折或將兩塊較小的布重疊。將三個邊縫合，其中一個短邊不縫。把袋子往外翻，讓接縫處隱藏在袋子內側。倒入¾杯亞麻籽和½杯乾燥香草（薰衣草、迷迭香或胡椒薄荷），可添加精油讓香味更濃郁。將布的開口折疊起來之後縫合。

有個更簡單的作法，找個乾淨的襪子，放入亞麻籽和香草，打個結就大功告成了。

# 多發性硬化症
## Multiple Sclerosis

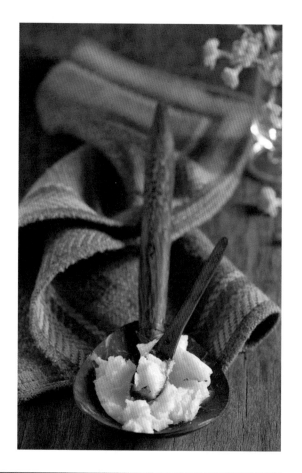

### 椰子油

椰子油可促進鎂的吸收，鎂是維持神經系統健康不可或缺的礦物質。中鏈脂肪酸會產生酮體，這是大腦所需的能量來源，能修復受損的腦細胞，進而改善大腦與身體之間的交流。

---

### 椰子油怎麼吃

- 塗在吐司上
- 用於烘焙（代替奶油或其他油脂）
- 用一大匙融化的椰子油炒蔬菜
- 將咖啡倒入攪拌機中，加入一小勺椰子油後，攪拌10～20秒，可加入蜂蜜、楓糖漿或少許肉桂調味。

---

### 針對多發性硬化症的藥草和保健食品

有許多藥草和保健食品能減輕症狀或減緩多發性硬化症的進展。請注意，一般認為多發性硬化症是自體免疫疾病，因此會增強免疫系統的藥草可能不太適合。在嘗試前請務必諮詢醫生，因為藥草可能會跟其他藥物相互抵觸，或是出於各種原因並不適合你。與藥草師或自然療法醫生討論適當的劑量；保健食品不是吃越多越好！

- 南非醉茄
- 洋甘菊
- 蔓越莓
- 蒲公英根和葉
- DHA
- 紫錐菊
- 生薑

- 銀杏
- Omega-3和Omega-6必需脂肪酸
- 胡椒薄荷
- 鼠尾草
- 聖約翰草
- 薑黃
- 維生素B1（硫胺素）

南非醉茄（Ashwagandha）也被稱為印度人參或冬櫻桃。

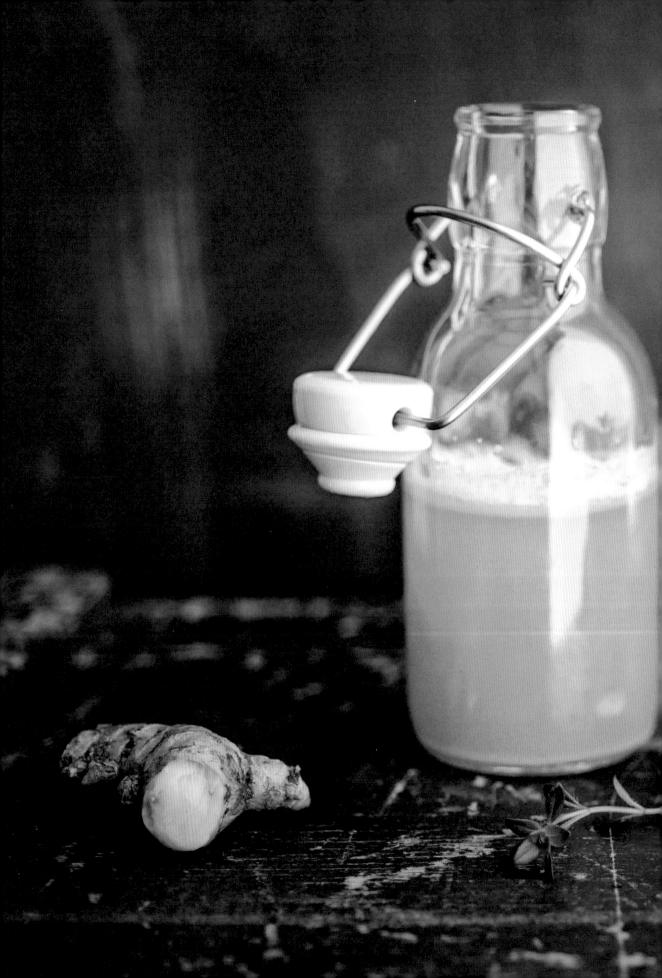

# 消化系統
## DIGESTIVE SYSTEM

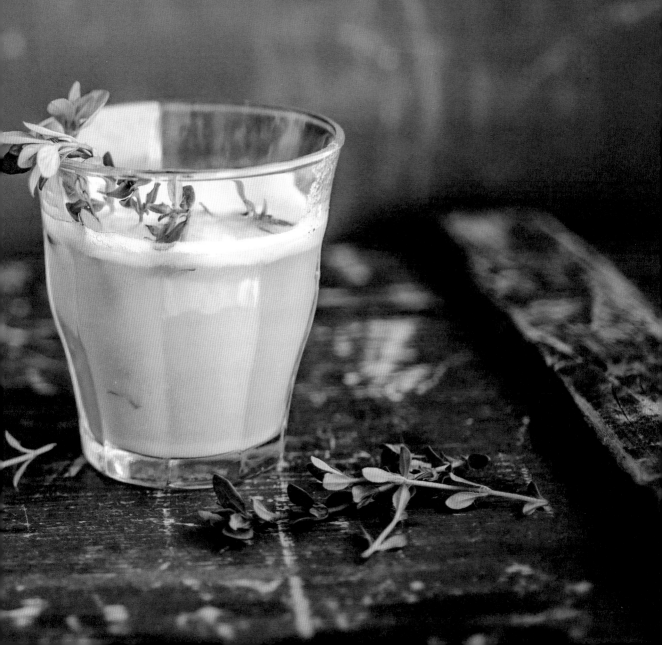

# 便秘 Constipation

## 椰子油

椰子油含有豐富纖維又容易吸收，能有效改善便秘，還能清潔消化道並維持平衡，定期服用有助於消化。

## 蘋果醋

便秘通常是由於膳食纖維含量太低所導致的。胃酸的量會隨著年齡的增長而減少，因此每個人多少都會有便秘的現象。便秘會導致嚴重的健康問題，因為消化食物在結腸停留的時間增加，導致身體吸收過多毒素，使自由基和許多衍生疾病對身體造成損害。攝取纖維含量高的飲食，是對抗和緩解便秘最有效、最天然的方法。蘋果醋含有豐富的水溶性纖維：果膠。每天喝一杯蘋果醋能補充纖維，或是嘗試營養顧問派翠西亞·布拉格（Patricia Bragg）的著名食譜：將2杯蒸餾水和¼杯亞麻籽煮十分鐘後關火，冷卻後變成凝膠狀。取一茶匙蘋果醋，與兩大匙亞麻籽凝膠混合。每天早上服用一次，晚餐飯後一小時再服用一次。

---

### 幫助消化的食物

- 蘋果醋
- 蘋果
- 朝鮮薊
- 酪梨
- 香蕉
- 莓果
- 奇亞籽
- 無花果
- 亞麻籽
- 生薑
- 克菲爾
- 奇異果
- 扁豆
- 燕麥麩
- 梨子
- 李子
- 未加工的種子和堅果
- 大黃
- 菠菜
- 地瓜
- 番茄
- 薑黃

---

### 緩解便秘的五個小秘方

- 運動。動動身體有助消化。散步、做瑜伽、在廚房跳舞。
- 多攝取纖維，尤其是可溶性纖維，例如酪梨、香蕉和燕麥片。
- 多喝水。脫水會導致便秘。
- 食用益生菌。嘗試乳酸菌發酵醃黃瓜或酸泡菜、康普茶、優格或補充優質益生菌。
- 喝咖啡。咖啡因是一種興奮劑，能讓消化系統的肌肉動起來。

*請參考第160頁的西洋菜。*

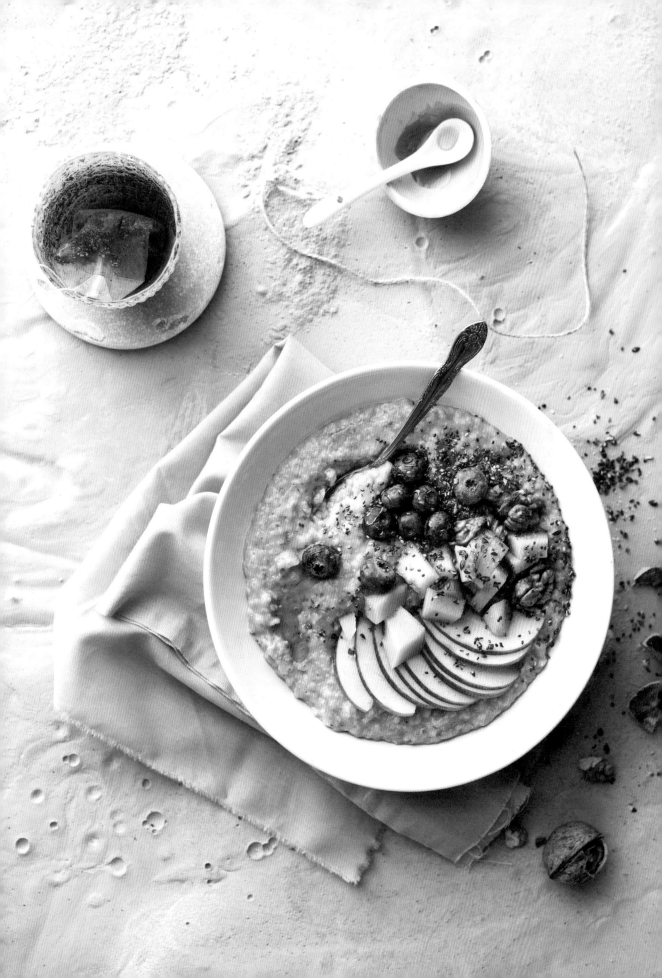

# 克隆氏症
## Crohn's Disease

### 椰子油和克隆氏症

克隆氏症是一種慢性腸道發炎疾病，會造成消化系統嚴重潰瘍，使患者無法吸收營養和水分，導致脫水和營養不良。椰子油能減輕克隆氏症的症狀和後遺症，有助於消化道潰瘍癒合，也能促進鈣、鎂等基本營養素的吸收。克隆氏症患者會因吸收不良而流失電解質，喝椰子水能補充大量電解質，有益於健康。

---

### 減緩慢性腸道發炎症狀的小秘方

- 選擇含有豐富益生菌和益生元的食物，或補充好的菌種。
- 薑黃能減輕發炎，可用於烹飪、飲品或茶飲，或補充薑黃保健食品。新鮮薑黃比薑黃粉更容易被人體所吸收。
- 嘗試瑜珈或其他溫和的運動
- 壓力會使發炎症狀復發，找到讓自己放鬆的方法，例如：旅行、散步、深呼吸、擺脫不必要的負擔。

---

### 益生菌食物

（Probiotic Foods，可改變菌相平衡、對人體健康有益的菌群）

- 克菲爾
- 韓式泡菜
- 康普茶
- 乳酸菌發酵醃黃瓜
- 乳酸菌發酵酸泡菜
- 味噌
- 優格

### 益生元食物

（Prebiotic Foods，無法被人體消化道消化或吸收，但有助於益生菌生長的物質）

- 蘋果
- 蘆筍
- 香蕉
- 大麥
- 牛蒡根
- 菊苣根
- 鷹嘴豆
- 可可粉
- 蒲公英嫩葉
- 亞麻籽
- 大蒜
- 韭蔥
- 燕麥
- 洋蔥
- 皺葉甘藍
- 海藻

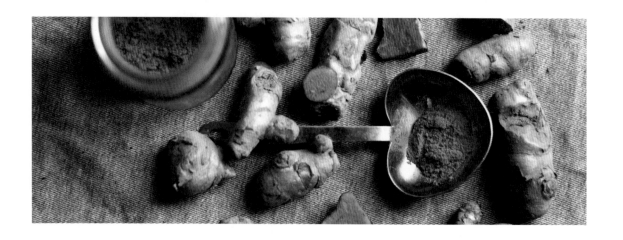

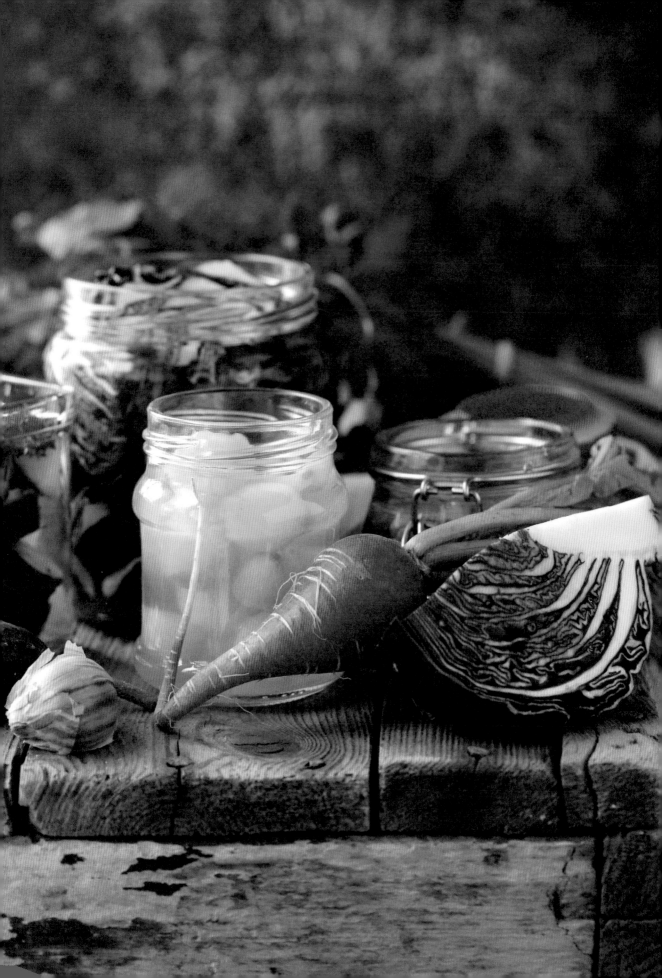

# 腹瀉 Diarrhea

## 止瀉膠囊

### 材料：

蔬菜膠囊

6 滴黑胡椒精油

2 滴胡椒薄荷精油

2 滴洋甘菊精油

2 滴茴香精油

椰子油

### 調製方法和使用說明：

1. 打開蔬菜膠囊。

2. 加入6滴黑胡椒精油和胡椒薄荷、洋甘菊、茴香精油各2滴。

3. 加入椰子油。

4. 關上膠囊。

5. 搭配開水、椰子水或椰奶服用膠囊。

## 止瀉按摩油

### 材料：

1 茶匙甜杏仁油（或其他基底油）

3 滴洋甘菊精油

2 滴甜橙精油

1 滴生薑精油

### 調製方法和使用說明：

1. 取下精油蓋子。

2. 將1茶匙甜杏仁油倒入手掌中。

3. 在手掌中加入3滴洋甘菊、2滴甜橙和1滴生薑精油。

4. 混合精油後塗抹在整個腹部。

5. 蓋上精油蓋子。

## 功效：

- 腹瀉常伴有噁心的感覺。生薑精油能緩解噁心感，而且具有抗腹瀉作用。

- 腸躁症通常會導致痙攣性腹瀉，胡椒薄荷精油對腸躁症尤其有用。胡椒薄荷精油能減少腸道痙攣，調節消化，讓腸道有足夠時間吸收糞便中的液體。

- 洋甘菊能抑制痙攣，鎮靜腸胃。

- 黑胡椒含有胡椒鹼等成分，具有鎮痙和解痙作用。黑胡椒精油能幫助腸道恢復正常的消化速度。

- 甜橙精油能減少腹瀉的疼痛感，並緩解導致腸胃不適的壓力。

- 檸檬香蜂草有助於減輕壓力。

- 從古印度、希臘、羅馬到美國殖民時期，歷史上茴香一直被用來幫助消化。

## 【小提醒】

兩歲以上的兒童即可使用止瀉按摩油。兩歲以下的兒童，可以使用稀釋至0.5%的洋甘菊精油。

　　直接攝取（而不是以膠囊的形式服用）胡椒薄荷精油會引起胃食道逆流，而檸檬精油可以保護胃部，減少胃食道逆流。

# 脹氣 Flatulence

## 蘋果醋

脹氣是身體的自然現象，通常是由於食物未消化完全，因此吞下了其產生的空氣和氣體。我們在吞嚥食物和唾液時，本來就會吞下少量空氣。如果不是從嘴巴吐出空氣，就會沿著消化道從直腸排出。豆類和高麗菜等食物比其他食物更容易產生氣體，但個人的食物耐受性也決定了哪些食物會讓身體產生更多氣體。飯前喝一大匙蘋果醋加水能幫助消化，減少脹氣量和頻率。

## 迷迭香有益消化茶

使用自家種植的迷迭香來泡茶是最棒的！飯前和飯後來一杯，都能幫助消化。

**材料：**

1～2枝新鮮迷迭香，或1～1½茶匙乾燥迷迭香

2 杯開水

蜂蜜（自選）

**作法：**

1. 迷迭香分小段，放進鍋裡加水和蜂蜜煮沸。
2. 完全沸騰後關火，靜置5分鐘。
3. 時間到後，過濾茶葉。

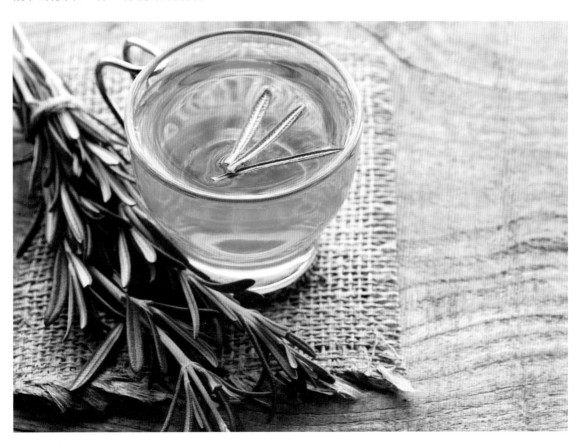

# 腸躁症
# Irritable Bowel Syndrome

## 胡椒薄荷油

美國約有2200萬至4400萬人患有腸躁症,如果你也有腸躁症,建議你現在就開始在後院種植胡椒薄荷。胡椒薄荷油能有效舒緩腸躁症所引起的腹痛和不適。一項研究發現,每天服用兩次薄荷油腸溶膠囊,持續四週,可減少50%的腸躁症症狀。

## 肚子乖乖茶

**材料:**

1 份檸檬香蜂草葉

1 份生薑根

2 份抽筋樹皮

240 毫升熱水

**作法:**

1. 將以上材料混合,倒入熱水,蓋上蓋子,浸泡10～15分鐘。

2. 取出藥草,小口慢慢喝。

## 助消化酊劑

**材料:**

2 份生薑

1 份蒲公英根

1 份洋甘菊

溶劑

*請參考第204頁的酊劑製作說明。*

## 康普茶

康普茶是一種藥用飲料,富含有助於消化和免疫系統的健康益生菌。它是使用大量酵母和細菌發酵釀造而成的,形成康普茶培養物的細菌則稱為紅茶菌(細菌和酵母的共生菌落)。每一批康普茶都會增加一層新的紅茶菌,可以剝下、共享或丟棄。開始做康普茶的最好方法,就是向已經在釀造康普茶的人索取一層紅茶菌,以及幾杯康普茶,或是在網路上購買紅茶菌。不要省略加糖的步驟,糖是發酵過程中不可缺少的材料。細菌會把糖吃掉,成品會是有點氣泡、幾乎沒有甜味的茶。

**材料:**

1440 毫升的水

½ 杯砂糖

4 個綠茶或紅茶茶包

1 個紅茶菌

1 杯已釀造康普茶

**作法:**

1. 把水燒開後關火,加糖和茶包。靜置讓茶發酵,變成溫水後取出茶包。

2. 加入已釀造康普茶,倒入1920毫升乾淨的玻璃罐中。放入紅茶菌,用紗布或紙巾蓋住罐口,並用橡皮筋綁緊。

3. 將罐子放在室溫下,例如櫥櫃或是陽光無法直射處。釀造時盡量不要去動罐子。大約一週後,紅茶菌周圍會看到漂浮的氣泡。將少許茶倒入玻璃杯中,品嚐看看。如果有氣泡,就是可以喝了。倒入一個新的玻璃罐,放入冰箱冷藏,原先的罐子保留一些康普茶和紅茶菌維持原樣,留到下次釀造康普茶時使用。如果你希望氣泡多一點,就再多發酵幾天。

【小提醒】

檢查紅茶菌是否有發黴。一旦有綠點，就代表紅茶菌已經壞掉。將康普茶和紅茶菌丟掉，重新製作。

## 腸躁症和壓力

壓力和焦慮會使腸躁症症狀加劇，擁有足夠的睡眠和運動，有助於減少精神和情緒困擾。其他自我保健方法還包括深呼吸、按摩、針灸和對話治療，以解決潛在的情緒問題。

## 緩解腸躁症症狀的藥草

- 山桑子（用於腸道痙攣、發炎和腹瀉）
- 洋甘菊（舒緩和鎮靜消化道）
- 抽筋樹皮（用於緩解腹部和背部疼痛，有解痙效果）
- 茴香
- 生薑
- 檸檬香蜂草
- 甘草（減少腸道發炎）
- 胡椒薄荷
- 滑榆
- 野山藥（用於腸躁症症狀的一般治療）

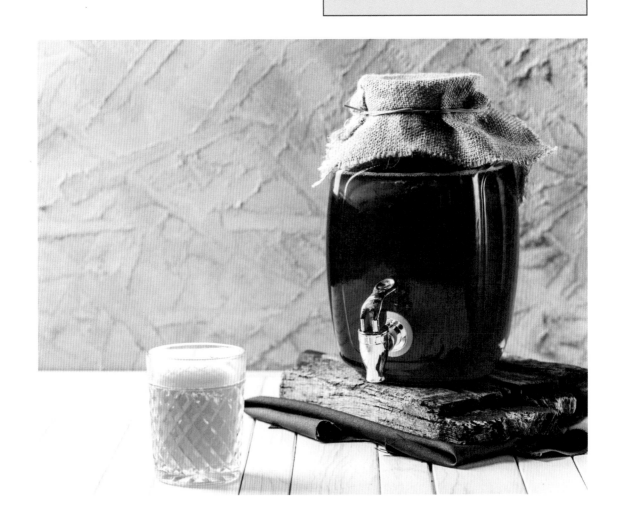

# 胃灼熱和胃食道逆流
## Heartburn and Acid Reflux

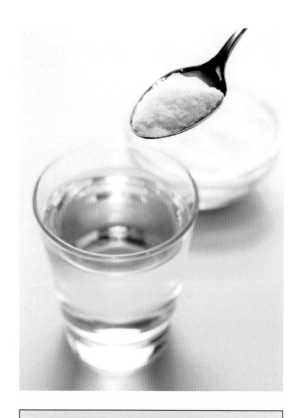

### 舒緩胃灼熱茶
材料：

1 份綠薄荷葉

1 份茴香籽

1 份同花母菊

1 份有機橙皮

1 份啤酒花

作法：

1. 用於緩解消化不良、胃灼熱、胃脹氣、痙攣或腹脹。將以上材料混合，挖滿滿的1大匙，倒入1½杯熱水，製作花草茶（參考第194頁）。

2. 蓋上蓋子，浸泡15分鐘。

3. 過濾茶葉，飯後小口慢慢喝3杯。如果想要有點變化，可以準備更多的量，倒入冰棒模具中冷凍，就像吃冰棒一樣。

### 緩解胃灼熱或胃食道逆流的小秘方

- 穿寬鬆的衣服。
- 避免完全平躺。站立、坐直，或在斜躺時用枕頭支撐上半身。
- 在一杯水中加入一茶匙小蘇打，攪拌至溶解，然後慢慢飲用。
- 不要吃太飽。暴飲暴食會導致胃灼熱。
- 避免在睡前進食。
- 嘗試低碳水化合物飲食。
- 避免飲酒。
- 減少咖啡因的攝取。

# 噁心和嘔吐
## Nausea and Vomiting

### 健胃茶

**材料：**

1 份生薑根

2 份胡椒薄荷葉

240 毫升熱水

**作法：**

1. 將乾燥香草混合，倒入熱水，蓋上蓋子，
   浸泡10～15分鐘。
2. 取出藥草，小口慢慢喝。

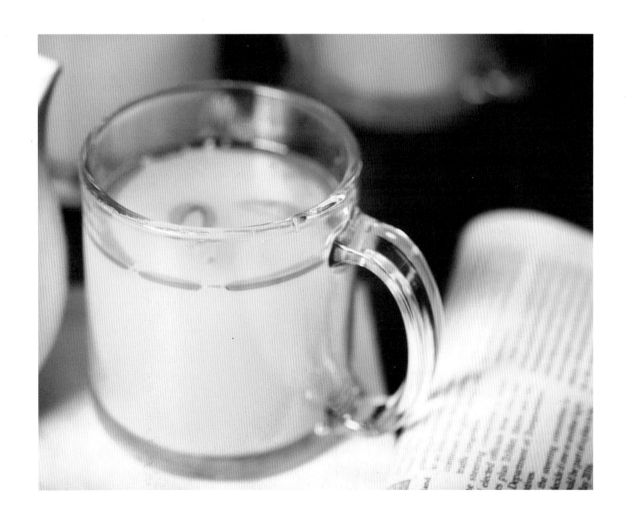

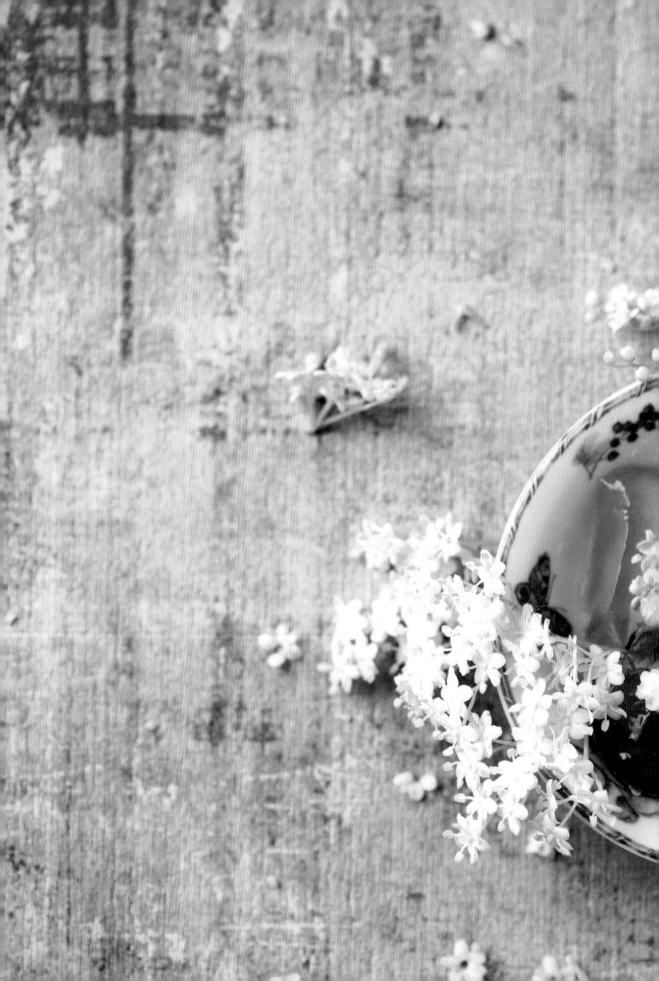

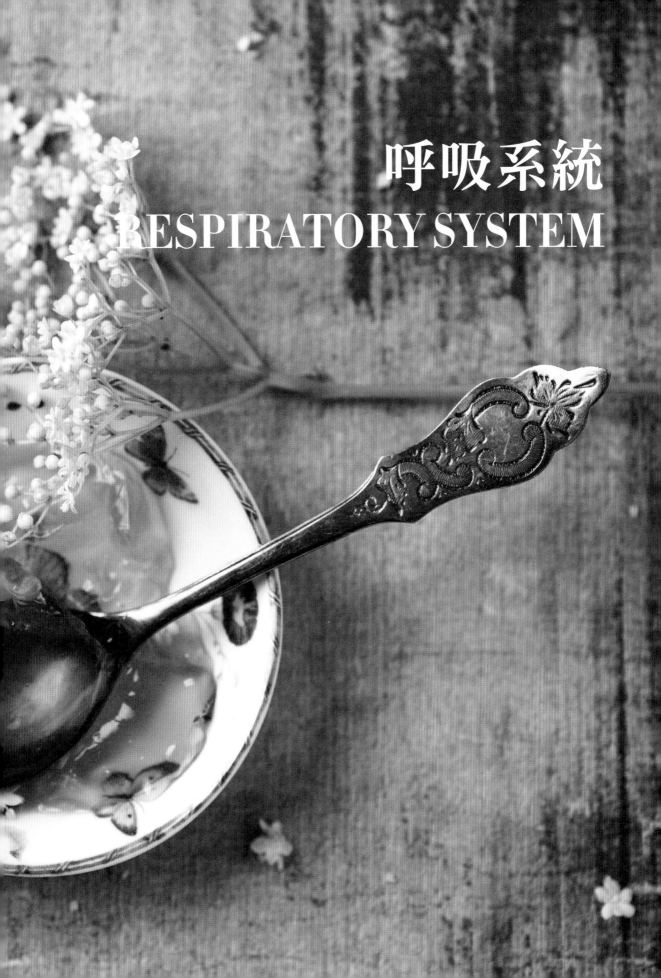

呼吸系統
RESPIRATORY SYSTEM

# 氣喘 Asthma

## 椰子油

氣喘是由發炎引起，發炎通常也會抑制食物營養的吸收。椰子油不僅具有抗發炎作用，還有助於吸收營養，讓你更強壯、更健康。椰子油中的脂肪酸有助於修復肺部組織和維持健康，每天服用可抑制氣喘的症狀。

## 蘋果醋

研究發現，蘋果醋能增強肺部和免疫系統，這兩者都是氣喘患者必須多加強的部分。蘋果醋加入蜂蜜有助於恢復體內酸鹼平衡，能抑制氣喘發作時伴隨的喘息。在氣喘發作的30分鐘內，小口喝下半杯溫水加上1大匙蘋果醋和1茶匙蜂蜜，能讓你適時得到緩解。如果喝完半小時後仍持續喘息，請再喝一杯，不過應該不太需要，因為呼吸困難的症狀此時應已緩解。如果第一杯蘋果醋加蜂蜜不管用，另一個有效的療法則是將兩塊化妝棉浸泡在蘋果醋中，然後在喝第二杯時將蘋果醋塗抹在手腕內側，之後呼吸應該更比較順暢。

## 毛蕊花茶

毛蕊花是一種祛痰劑，有助於化痰，讓痰比較容易咳出來，而且有助於舒緩黏膜。這道茶飲作法簡單，有助於改善所有類型的咳嗽或呼吸問題。

### 材料：

1½ 杯水
1～2 茶匙新鮮或乾燥毛蕊花的葉子和花
1 茶匙蜂蜜

### 作法：

1. 將乾燥毛蕊花放入濾茶球中，或使用紗布和細繩自己製作茶包。
2. 將水燒開後倒入。浸泡10～15分鐘。

---

### 緩解氣喘的藥草和食物

研究發現以下食物有助於緩解氣喘症狀，但無法取代吸入器或其他藥物治療，尤其是在氣喘發作或慢性氣喘的情況下。請注意，有些藥草可能會和氣喘藥物相互抵觸，有些則不適合兒童服用。請先諮詢醫生。

- 大蒜
- 生薑
- 人參
- 蜂蜜
- 毛蕊花
- 薑黃

---

*請參考第154頁的鼠尾草、第158頁的百里香。*

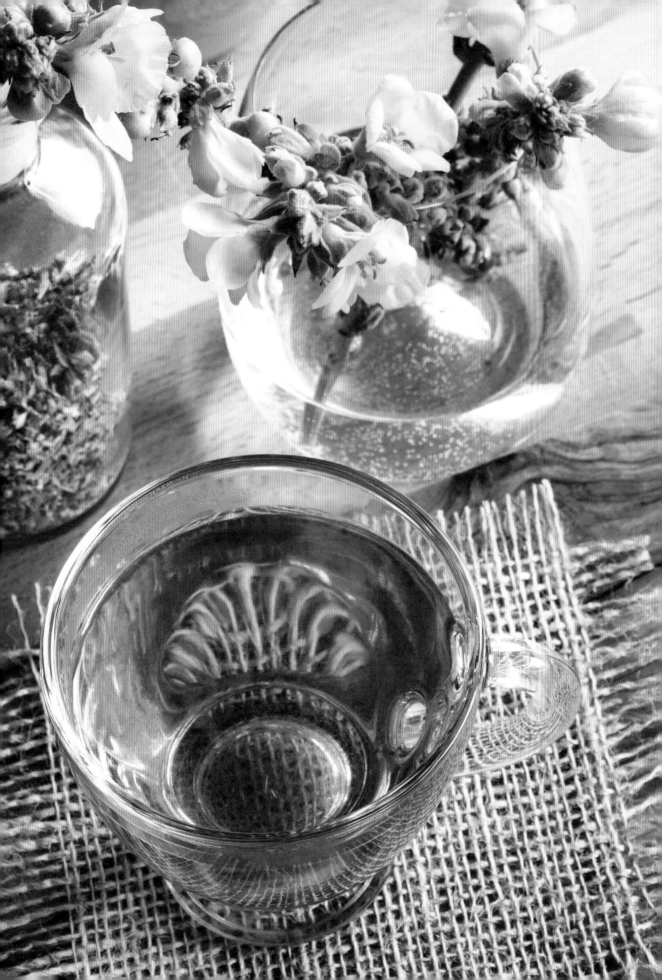

# 普通感冒
# Common Cold

## 西洋蓍草玫瑰果伏冒飲
材料：

3 大匙乾燥西洋蓍草花
　（或4大匙新鮮西洋蓍草花，切碎）
1 茶匙乾燥綠薄荷葉
1 茶匙甘草根
2 茶匙乾燥玫瑰果
3 茶匙新鮮生薑根
3 個丁香果
½ 茶匙荳蔻籽
2 根肉桂棒，弄碎
1 顆新鮮檸檬或柳橙搾成汁
6 杯水
卡宴辣椒粉（隨意）

作法：

1. 將所有材料放入大鍋中，製作一天的飲用量。水煮沸後轉小火，蓋上鍋蓋煮15分鐘後過濾。
2. 每1～2小時喝一杯。可視需要加糖。兒童和成人有感冒或流感症狀時皆可服用，可減少疼痛和促進身體出汗，緩解身體不適，例如頭昏腦脹、喉嚨痛、咳嗽、頭痛、發燒、焦躁、流淚、胃痛和全身痠痛等症狀。

## 感冒糖漿

這個配方中的接骨木果和紫錐菊能增強免疫力，肉桂、丁香和生薑則能增加風味。可以提前製作大量感冒糖漿儲存在冰箱中，為寒冷季節做好準備。建議成人每天服用一大匙，兒童每天服用一茶匙，可增強免疫力。如果是普通

感冒或流感等急性病，一天可服用糖漿數次。
注意：一歲以下兒童不可食用蜂蜜。

材料：

1 杯乾燥完整接骨木果（也可使用2/3杯接骨木粉或2杯新鮮接骨木果）
2 大匙紫錐菊根
2 大匙新鮮生薑根
1 根肉桂棒
½ 茶匙完整丁香
3½ 杯水
¾～1½ 杯生蜂蜜（依照個人喜好添加）

作法：

1. 將蜂蜜以外的材料放入湯鍋中，用中小火煮30～45分鐘。
2. 使用網狀過濾器或紗布過濾液體。
3. 讓液體冷卻至不燙的程度，加入蜂蜜攪拌均勻。放入冰箱冷藏，需要時取出服用。

## 胸悶鼻塞順暢飲

這個簡易療法有助於舒緩喉嚨，增強免疫系統，並減少黏液積聚。

材料：

1 大杯熱水
2 大匙檸檬汁
2 茶匙蘋果醋
1 茶匙蜂蜜

作法：

1. 將水煮沸後倒入馬克杯。
2. 加入檸檬汁、蘋果醋和蜂蜜攪拌均勻。這個飲品簡單清爽，能緩解鼻塞、黏液和痰，並增強免疫系統、舒緩喉嚨不適。生病時建議一天喝幾次。

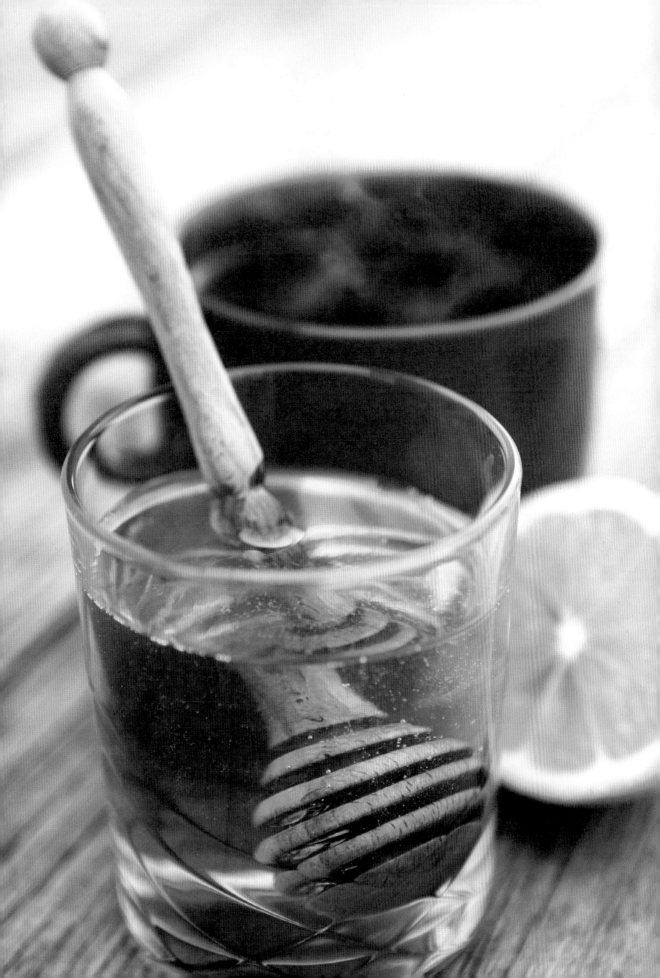

## 鼻塞暢通茶湯

有時生病時，你會感覺鼻腔正在獨自對抗病毒。身體感覺還好，但頭部卻彷彿快要爆炸。這個配方能清潔鼻腔，增強免疫力。

### 材料：

1½ 杯水

2 根青蔥

1 滴生薑精油

### 作法：

1. 平底鍋加水煮沸。
2. 轉小火，加入2根青蔥。蓋上蓋子，煮5分鐘。
3. 蔥湯過濾後倒入陶瓷杯中冷卻。
4. 蔥湯冷卻至可飲用溫度，仍在冒熱氣時，加入1滴生薑精油，用金屬湯匙攪拌均勻。

### 使用說明：

1. 吸入杯子中的蒸氣約1分鐘。
2. 蔥湯冷卻至可飲用溫度時，趁熱飲用。

### 功效：

- 青蔥和生薑根煮成的「茶湯」，是民間常見的治感冒偏方。用生薑精油取代傳統配方，濃縮的效果更明顯。
- 生薑精油能對抗病毒、增強免疫力。兩者的組合能提供身體對抗普通感冒時的強力後援。

## 感冒和流感酊劑

### 材料：

2 份紫錐菊花

2 份接骨木果

1 份金印草

1 份貫葉澤蘭

½ 份生薑

½ 份百里香

¼ 份大蒜

¼ 份本地產生蜂蜜

請參考第204頁的酊劑製作說明。出現嚴重的感冒或流感症狀（例如發燒、全身痠痛、嚴重鼻塞、喉嚨劇痛和咳嗽）時，可使用此配方。

## 治療感冒和流感的椰子油

椰子油的抗病毒特性，是治療感冒和相關症狀的絕佳選擇。每天食用一到三大匙以增強免疫力。鼻塞時，可將固體椰子油與幾滴精油混合，塗抹在胸前。頭痛或發燒時，可將椰子油塗在太陽穴上按摩。將一小塊椰子油放入熱水中做成一杯熱茶，能舒緩和治療喉嚨痛。每天服用椰子油能舒緩咳嗽，因為椰子油會消滅引起咳嗽的細菌。將椰子油放入熱水中攪拌，這杯熱茶會帶來舒緩和治療效果。

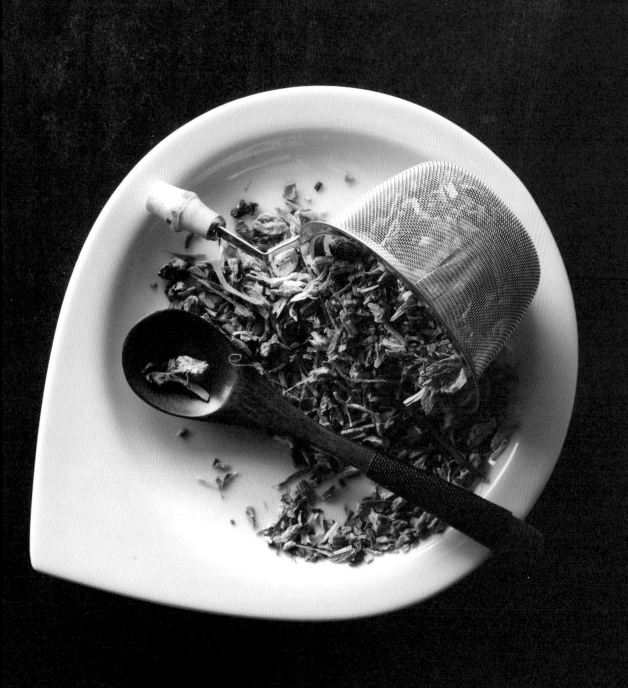

# 咳嗽 Coughs

雛菊葉富含葉綠素和高纖維，具有舒緩黏液的特性。葉子和花朵都能加入湯、沙拉、燉菜和三明治中食用，不過懷孕和哺乳期間應避免服用。

## 雛菊養肺茶

材料：

2 茶匙雛菊的花和葉子

½ 茶匙百里香藥草

1 茶匙甜紫羅蘭的藥草和花

½ 茶匙大茴香籽

作法：

1. 將所有材料放入杯中，倒入1杯熱水。

2. 蓋上蓋子，浸泡15分鐘後過濾，成人一天飲用3杯。

## 奧勒岡椰子鼻塞舒緩膏

材料：

1 滴奧勒岡精油

1 滴檸檬精油

1 大匙未精製椰子油

作法：

1. 用湯匙將以上材料混合，並儲存在密封的容器中，讓質地稍微硬化至適合外用的程度。

2. 先在一小塊皮膚上進行測試，然後塗抹在胸前，可舒緩季節性過敏和鼻塞。也可以擦在鼻孔上，為乾燥的皮膚補水；精油有助於清潔鼻道，使呼吸暢通。

一有感冒症狀時，睡覺前可將藥膏擦在腳底。精油會透過足弓薄薄的皮膚被吸收，對肺部進行殺菌，提高睡眠時的免疫活性；這個簡單的配方對預防感冒大有幫助。請記住，精油是高度濃縮的，應充分稀釋。如果你的皮膚比較敏感，可增加配方中椰子油的含量。

## 藥膏DIY

你可以嘗試不同的精油，為自己量身訂做最適合的藥膏。尤加利和胡椒薄荷的功效最明顯，請至少使用40滴（全部精油加起來）。之後，再從薰衣草、檸檬、迷迭香、樟樹、肉桂和澳洲茶樹精油中做選擇。如果藥膏會使用在兒童身上，請先確認兒童的年齡適合使用。

材料：

¼ 杯椰子油

¼ 杯乳木果油

60～75 滴精油（見上文）

作法：

1. 拿出有攪拌槳的桌上型攪拌機，將椰子油和乳木果油舀入攪拌盆中。

2. 攪拌直到油變成打發後的奶油質地。

3. 加入精油混合。

4. 放入密封的玻璃罐中。使用時，在胸前擦一點。

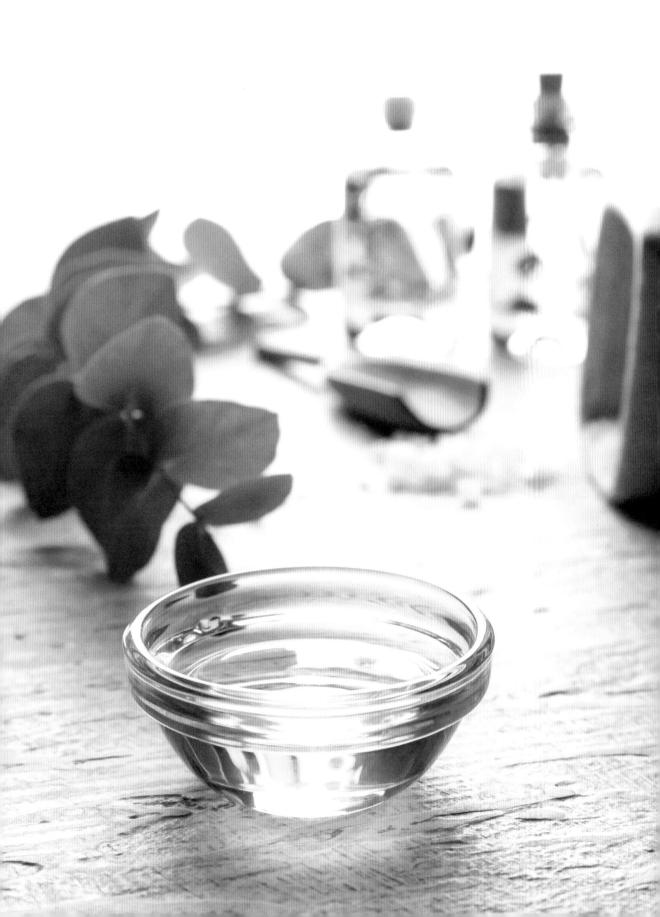

# 流感 Flu

## 流感炸彈停戰協議

與普通感冒不同,流感經常突然襲來,完全出乎意料。原本你覺得沒什麼,結果在不到一個小時內,你就開始疼痛、發燒,感覺痛不欲生。當你感到喉嚨發癢或頸部疼痛時,就表示流感即將爆發,幸運的是,你隨時可以利用這個配方。此配方同時也適用於普通感冒,這是一大優點!立刻開始使用這個配方。病毒量越低,這個配方和其他措施搭配就越有效果。記得多休息是讓身體專注對抗流感或其他感染的最佳方式。

　　以下有五個配方,都能提供身體在抵抗流感時需要的強大後援。以下將一一詳述材料、調製方法和使用說明,可全部用上以早日中止跟流感的戰爭。

## 抗菌水

材料:

480 毫升水

1 茶匙蜂蜜

1 滴檸檬精油

1 滴肉桂精油

1 滴檸檬香茅精油

### 調製方法:

1. 在480毫升玻璃杯中,加入1茶匙蜂蜜,檸檬、肉桂和檸檬香茅精油各1滴。
2. 加入480毫升水。

### 使用說明:

把玻璃杯的水全部喝光。

## 抗流感漱口水

材料:

30毫升水

1 滴丁香精油

1 滴迷迭香精油

1 滴奧勒岡精油

1 滴檸檬精油

1 滴澳洲茶樹精油

1 滴肉桂精油

### 調製方法:

1. 在60毫升玻璃杯中,加入30毫升的水,再加入丁香、迷迭香、奧勒岡、檸檬、澳洲茶樹和肉桂精油各1滴。

### 使用說明:

1. 將抗流感漱口水倒入喉嚨。
2. 漱口1～2分鐘。
3. 吐掉。

## 抗流感胸頸按摩油

材料:

2 茶匙甜杏仁油(或其他基底油)

3 滴絲柏精油

2 滴黑胡椒精油

2 滴澳洲茶樹精油

1 滴羅勒精油

### 調製方法和使用說明:

1. 取下精油瓶蓋。
2. 將2茶匙甜杏仁油倒入手掌中。
3. 加入3滴絲柏精油、2滴黑胡椒精油、2滴澳洲茶樹精油和1滴羅勒精油。
4. 雙手搓揉後,按摩肩膀、頸部和胸部。
5. 將精油瓶蓋蓋好。
6. 吸入雙手搓揉的香氣。

## 抗流感足部按摩油

**材料：**

1 大匙特級初榨橄欖油

1 個中型蒜瓣，壓碎

1 滴奧勒岡精油

**調製方法：**

1. 用壓蒜器壓碎1個中型蒜瓣。

2. 把壓碎的大蒜刮到一個小玻璃碗裡。

3. 加入1大匙特級初榨橄欖油。

4. 加入1滴奧勒岡精油混合。

**使用說明：**

1. 用手舀出一部分按摩油。

2. 按摩腳底。

3. 按摩腳趾間，刺激淋巴系統的反射點。

4. 按摩腳底外側拇指球，刺激肺部的反射點。

5. 將剩餘的按摩油倒入手中，按摩整個足部。

6. 穿上乾淨的襪子。

## 活力雞湯

**材料：**

2 杯雞湯

1 大匙特級初榨橄欖油

1 個中型蒜瓣，切碎

2 滴食品級檸檬精油

2 滴食品級黑胡椒精油

**調製方法：**

1. 將2杯雞湯和蒜末放入鍋子，在爐子上加熱。

2. 湯在加熱時，準備一個小玻璃碗，放入1大匙特級初榨橄欖油、檸檬和黑胡椒精油各2滴混合均勻。

3. 湯均勻加熱後關火，倒入碗中（不要用塑膠碗）。

4. 冷卻至可食用溫度後，加入步驟2的材料，攪拌均勻。

**使用說明：**

一邊吸入蒸氣，一邊舒服地喝著湯。

---

### 可對抗流感的精油

- 肉桂和檸檬香茅精油具有高度抗菌性，能消滅病毒、細菌、真菌和原生動物。

- 丁香、奧勒岡、迷迭香、檸檬、羅勒和澳洲茶樹精油具有廣泛的抗菌作用，能消滅並抑制多種細菌、病毒和真菌。

- 絲柏和羅勒精油能增強呼吸和心血管系統。

- 檸檬精油能促進肝臟功能，改善整體健康。

- 黑胡椒是最常用的香料，不只因為能增添風味，而且也因為其藥效。黑胡椒精油含有一種名為石油醚的高度抗氧化物質，能抗癌並增強免疫，對健康好處多多。

# 花粉過敏 Hay Fever

## 椰子油

用棉花棒在兩邊鼻孔內側塗抹一層薄薄的椰子油,有助於預防花粉刺激鼻腔。

## 花粉症緩解劑*

材料:

1 大匙本土產野生蜂蜜

1 滴胡椒薄荷精油

1 滴檸檬精油

1 滴薰衣草精油

### 調製方法和使用說明:

1. 將1大匙本土野生蜂蜜倒入大金屬湯匙中。
2. 加入胡椒薄荷、檸檬和薰衣草精油各1滴。
3. 將以上材料混合後吞下。

*請務必使用食品級精油。並非所有精油都可以安全食用。

## 花粉症緩解香氛

材料:

水

4 滴薰衣草精油

4 滴檸檬精油

4 滴胡椒薄荷精油

### 調製方法和使用說明:

1. 香氛機裝水至滿水線。
2. 加入薰衣草、檸檬和薄荷精油各4滴。
3. 打開香氛機。
4. 吸入香氛機釋放的蒸氣。

功效:

- 食用本土蜂蜜能減少對當地花粉的過敏反應。
- 檸檬能淨化空氣和身體。
- 胡椒薄荷能打開呼吸道,減少過敏性鼻炎的影響。
- 薰衣草具有抗發炎作用,可舒緩受刺激的鼻腔通道。

### 【小提醒】

以上配方適用於六歲以上的兒童和成人。六個月至六歲的兒童,使用花粉症緩解香氛請省略胡椒薄荷精油,請勿服用花粉症緩解劑。可在一茶匙基底油中混合薰衣草和檸檬精油各一滴,擦在孩子胸前。

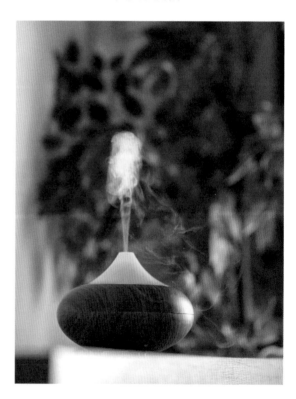

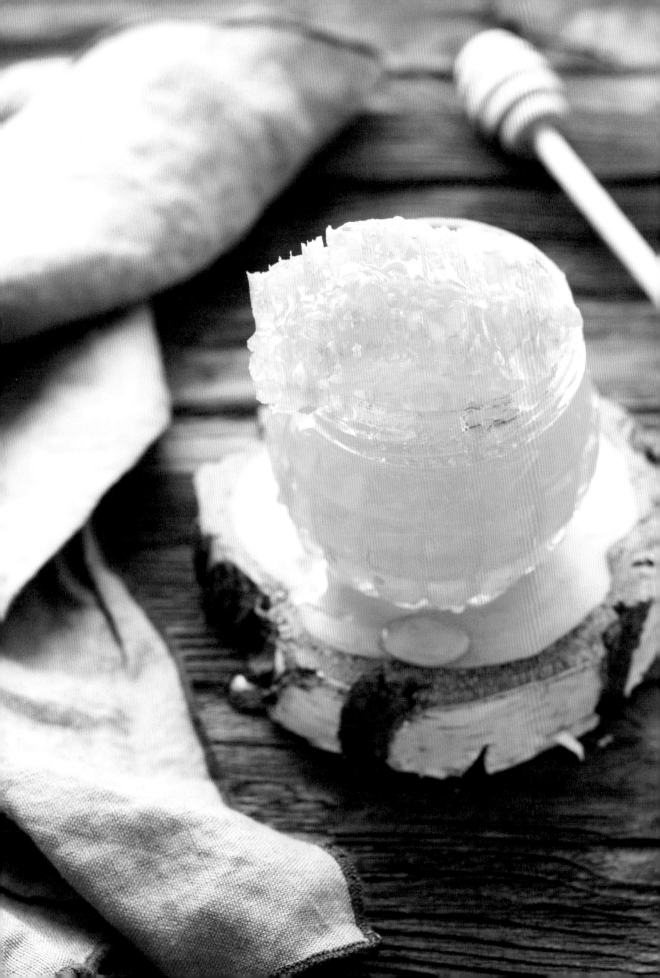

# 肺炎和支氣管炎
# Pneumonia and Bronchitis

## 支氣管炎藥劑

這個配方參考格里芙夫人（Mrs. Grieve）的《現代藥草》（*A Modern Herbal*）網站，根據傳統支氣管炎藥劑稍作調整。

材料：

60 克葵花籽，烤至微褐色

10 克毛蕊花的葉子和花

15 克八角或茴香籽

¾ 杯白蘭地

½～¾ 杯有機蔗糖

作法：

1. 鍋裡加入4杯水，將稍微烤過的葵花籽放入，煮沸後轉小火，煮至剩下1½杯。

2. 關火前10分鐘，加入毛蕊花和八角或茴香籽。蓋上蓋子，小火煮10分鐘後過濾。

3. 加入¾杯白蘭地和¾杯有機蔗糖。裝瓶。

4. 成人如有間歇性乾咳，可視需要服用，每次1～2茶匙，每天3～4次。

## 鼠尾草櫻桃止咳糖漿

治療間歇性乾咳的神奇袪痰劑，可用於治療感冒和流感、支氣管炎和肺炎。

材料：

2 茶匙鼠尾草葉

2 茶匙毛蕊花的葉子或花

2 茶匙車前草葉

½ 茶匙茴香籽

1 茶匙生薑根

4 杯水

白蘭地

⅓ 杯黑櫻桃濃縮液

蜂蜜或糖

作法：

1. 水煮沸後將藥草放入，轉小火，蓋上鍋蓋煮20～30分鐘，水量剩下一半即關火，蓋上蓋子再泡10分鐘。

2. 過濾後測量液體，加入相同分量（比例為1：1）的蜂蜜。

3. 加入黑櫻桃濃縮液混合。加入白蘭地作為天然防腐劑，並增加風味。

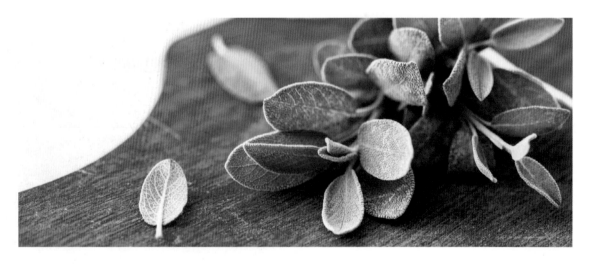

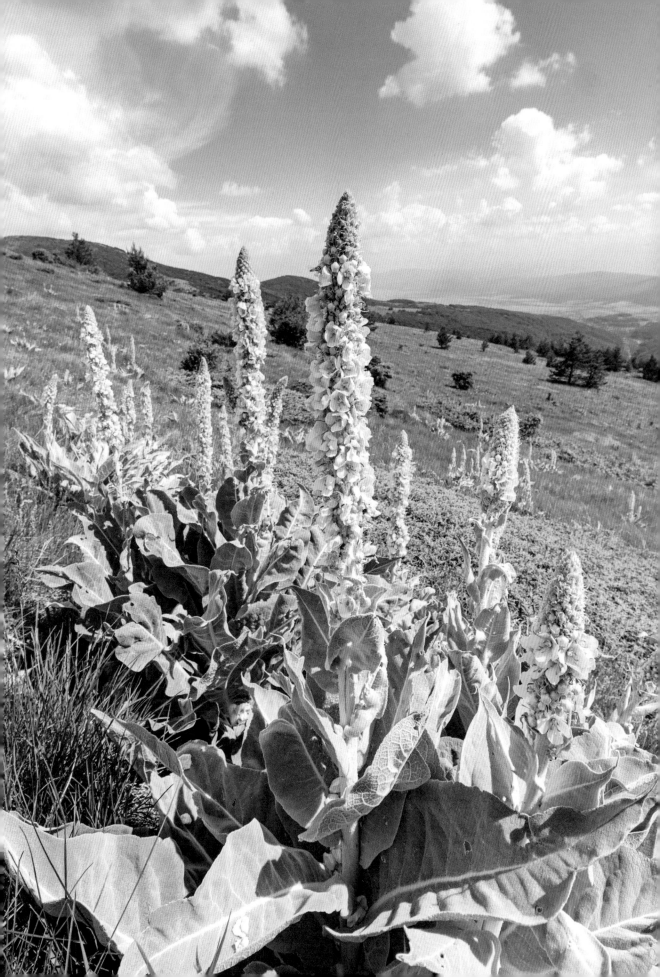

# 鼻竇炎 Sinusitis

## 舒緩鼻竇藥草蒸氣

材料：

1 茶匙乾燥洋甘菊花

1 茶匙乾燥迷迭香葉

1 茶匙乾燥綠薄荷葉

4 滴尤加利精油

作法：

1. 將水燒開，倒入大碗中，加入藥草。

2. 蓋上蓋子，浸泡至少5分鐘。使用前加入精油。

3. 小心不要被熱碗或熱蒸氣燙傷。用毛巾包住頭，讓毛巾吸入蒸氣。蒸氣和殺菌精油疏通鼻道時，會讓人感到神清氣爽。兒童使用時，可用毛巾包覆碗底以防燙傷。用毛巾包住手腕，先從蒸氣去感覺熱度，確認沒問題後才讓肌膚特別敏感的幼兒接觸蒸氣。

---

### 緩解鼻竇炎的小秘方

- 多喝水和清流質飲食
- 食用生薑、大蒜、洋蔥、生蜂蜜和辛辣食物
- 洗個熱水澡，吸入蒸氣
- 吃富含維生素C的食物或是補充維生素C
- 晚上在臥室使用加濕器
- 尤加利精油擴香
- 使用洗鼻壺
- 多休息

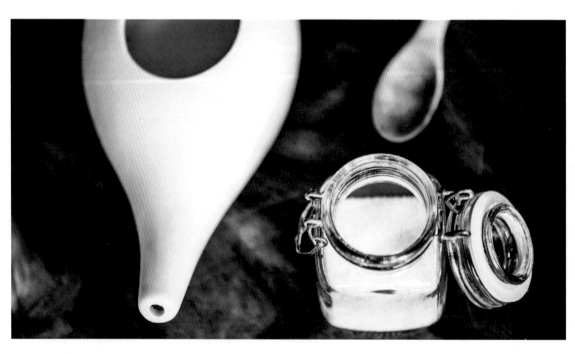

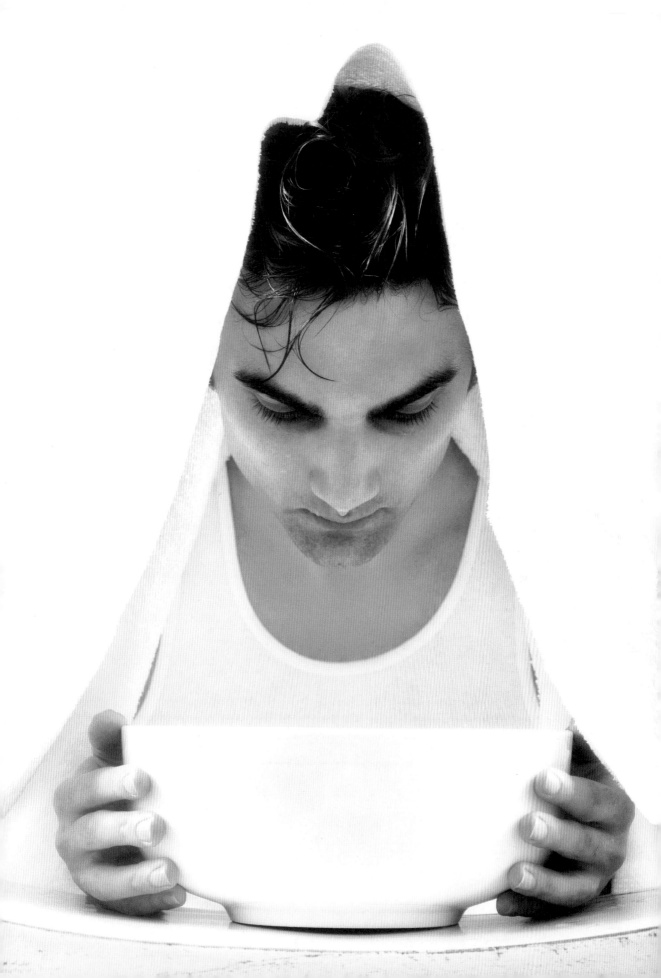

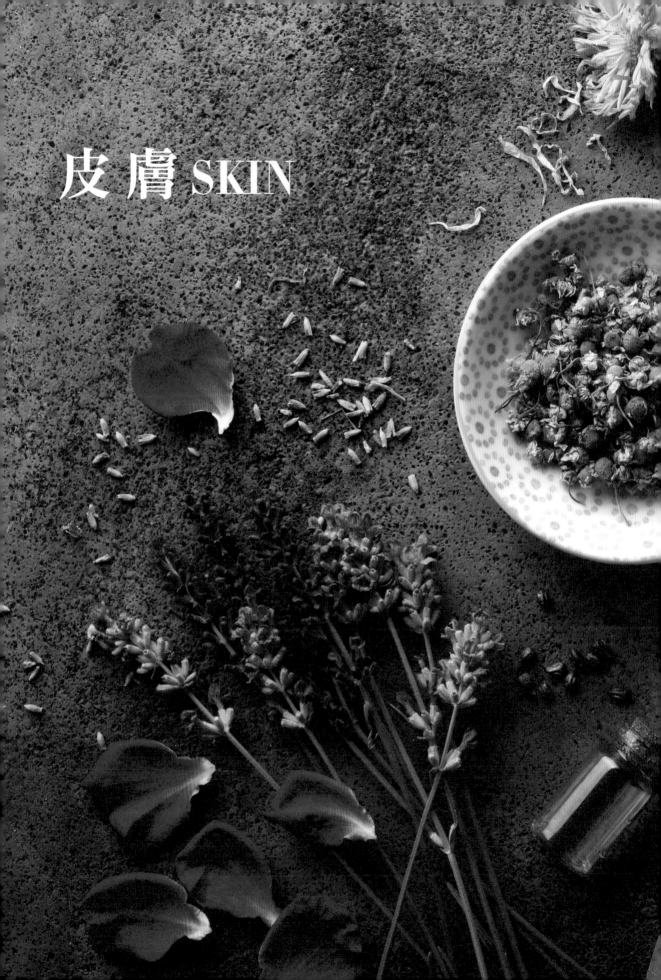

皮膚 SKIN

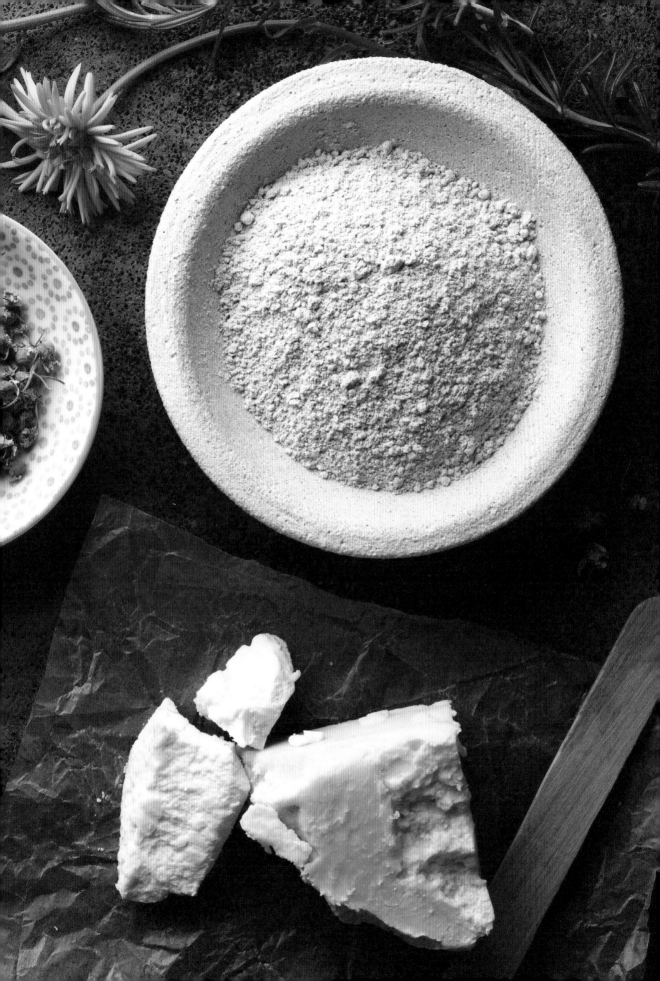

# 痤瘡
（或稱粉刺、青春痘）

## Acne

### 蘆薈面霜

提到臉部補救配方，不能忽略具有驚人效果的蘆薈凝膠。自己種植並製作蘆薈凝膠，可避免商店購買的蘆薈產品中所有添加物、防腐劑和其他看不懂的成分。有了這個配方，你將獲得純淨、天然、親膚的乳霜，以及向所有朋友和家人吹噓自己DIY的功力是如此高強。

**材料：**

從小片蘆薈葉取出凝膠

½ 杯特級初榨椰子油

幾滴自選精油（推薦天竺葵、薰衣草和依蘭依蘭）

**作法：**

1. 從小片蘆薈葉中取出凝膠放入攪拌機中。攪拌凝膠至輕盈起泡。

2. 將攪拌後的蘆薈凝膠和½杯椰子油倒入碗中，使用電動手持攪拌器攪拌約5分鐘至輕盈的稠度，就像蛋糕糖霜一樣。

3. 添加幾滴自選精油。薰衣草對皮膚很好，能減緩刺激，而且氣味令人感到放鬆和平

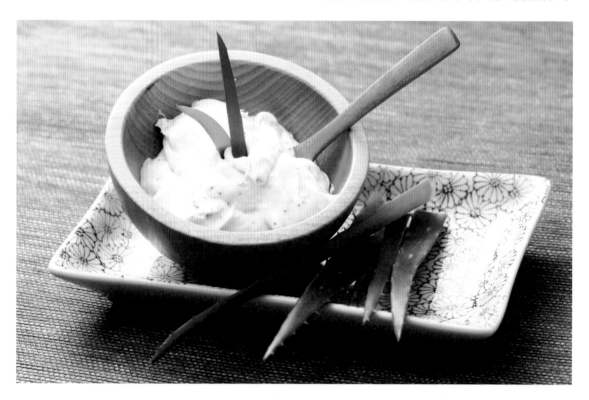

靜。天竺葵能平衡油脂的產生和調理皮膚，而且有保濕效果。依蘭依蘭有助於治療痤瘡和油性皮膚，而且能刺激細胞生長延緩老化！如果你覺得臉部狀況不太好，何不每種精油各加一滴？

4. 加入精油後再攪拌一次。完成後，將乳液放入玻璃容器中，放入冰箱冷藏。身體的每個部位都可以使用，早上、淋浴後、睡前、無聊時，隨時都可以！乳液在冰箱中可保存數週，請務必在過期前使用。

## 盡情使用

這個配方對皮膚很好，因為它結合了兩種最親膚的成分：椰子油和蘆薈凝膠。椰子油有抗細菌和抗真菌效果，具有驚人的保濕能力，而且隱含熱帶的氣息，比其他油脂更能深入滲透皮膚——因為它的分子重量較輕，更能與蛋白質結合（這是有科學根據的）。因此，椰子油能減少皮膚上的細菌感染，並有助於防止粉刺爆發；椰子油也是很好的防曬保護，能提供四倍的天然防曬係數。這東西太棒了，可惜我們沒辦法自己在家裡種。椰子油和蘆薈能提供絕佳保濕效果，讓你看起來更年輕，並散發純真自然的氣息。請盡情使用。把乳液塗在身上，就像你即將參加一場泥漿摔跤比賽一樣。你的皮膚將來會感謝你的。

---

### 痤瘡的原因和治療

造成成人痤瘡的原因眾多，包括食物過敏；對乳液、肥皂、化妝品或洗衣粉的成分過敏；壓力或荷爾蒙失衡；睡眠不足等等。請諮詢醫生，可能必須進行測試才能找到原因。令人沮喪的是，成人痤瘡並沒有萬能的解決方案，在減少攝取某樣食物或改變生活方式後，可能需要數週時間才會有明顯變化。想要找出導致痤瘡的因素，必須跟醫生密切合作。

- 喝大量的水。乾性皮膚（以及油性皮膚）會導致痤瘡，多喝水有助於將毒素排出體外。
- 使用椰子油代替洗面乳或乳液。用椰子油按摩臉部，溫水洗淨後擦乾。

- 製作蜂蜜和肉桂面膜（2份蜂蜜和1份肉桂）。在乾淨的皮膚上按摩，保留10分鐘後再洗掉。
- 將1滴澳洲茶樹精油與10滴水混合，輕拍粉刺部位。
- 吃富含omega-3脂肪酸的食物（鮭魚、奇亞籽、核桃、亞麻籽），或補充保健食品。
- 將1份白糖和1份椰子油混合，可用來去角質（輕輕按摩皮膚，沖洗乾淨，拍乾皮膚）。每天使用一次或數天一次。
- 與醫生討論，嘗試減少某些食物的攝取並記錄每天飲食。常見的痤瘡誘因包括麩質、乳製品、糖和其他高升糖食物，以及巧克力。

# 香港腳
## Athlete's Foot

### 椰子油

椰子油有抗真菌效果，能治療香港腳。晚上淋浴後，用椰子油塗滿整隻腳，然後用塑膠袋包起來。之後再穿上襪子，讓塑膠袋不會移位。至少維持三個小時，持續整晚更好。隔天一早，脫掉襪子和袋子，用紙巾擦乾腳。持續夜間治療，直到真菌感染消失。整個療程大約需要五次才能完全消滅香港腳。

### 蘋果醋

將雙腳浸泡在一半蘋果醋和一半水的溶液中，每天兩次，直到症狀消退，或是直接在患處塗抹蘋果醋以緩解症狀，一天數次，睡前再一次。

### 澳洲茶樹精油

將一份澳洲茶樹精油與一份荷荷芭油、杏仁油或橄欖油混合，每天在患處塗抹兩到三次。或是在一盆水裡加幾滴澳洲茶樹精油，泡腳20分鐘。

### 小蘇打

臉盆中倒入約3.8公升的水，加入½杯小蘇打，泡腳20分鐘。泡腳後不要沖水，用吸水的毛巾拍乾。一天兩次。香港腳會透過接觸傳播，毛巾請勿重複使用。

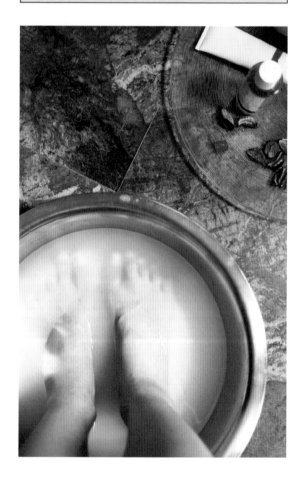

**香港腳足浴**

泡腳能有效擺脫香港腳。除了蘋果醋和小蘇打，也可以在水中加入以下材料，泡腳15～20分鐘。

- 新鮮奧勒岡葉或幾滴奧勒岡精油
- 2～3大匙鹽
- 1茶匙芥末粉
- 幾滴山茶花、肉桂皮、澳洲茶樹、薰衣草、天竺葵或芫荽精油

# 唇皰疹 Cold Sores

## 椰子油

椰子油的抗病毒特性能有效對抗引起唇皰疹的皰疹病毒。每天塗抹三次椰子油、口服一劑椰子油，以防止或減少病毒爆發。

---

### 唇皰疹誘因

唇皰疹爆發可能由許多因素引起，包括高燒、壓力、荷爾蒙變化、睡眠不足、疾病或暴露於極端天氣。

---

### 緩解唇皰疹症狀的小祕方

- 用薄布包裹冰塊敷在唇瘡上。
- 將蘆薈凝膠塗在唇瘡上。
- 有些精油有助於減少發炎和促進癒合。用幾滴可食用的基底油（如杏仁油、荷荷芭油或橄欖油）稀釋一滴食品級精油，例如薰衣草、檸檬香蜂草、胡椒薄荷、丁香、洋甘菊、澳洲茶樹或百里香精油。
- 將維生素E塗抹在唇瘡上。
- 將玉米澱粉和水製成糊狀，塗在唇瘡上。

請參考第143頁的檸檬香蜂草和132頁的金盞花。

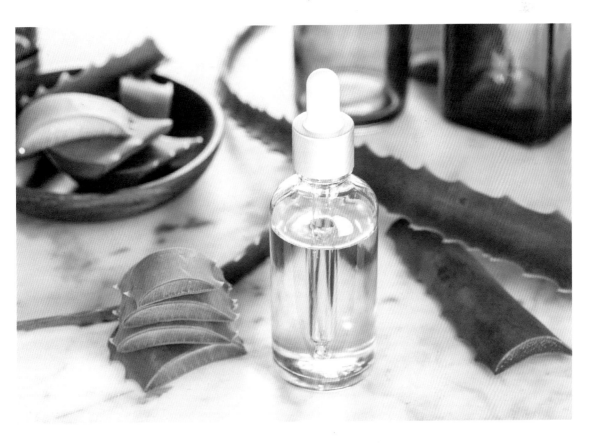

# 雞眼 Corns

## 椰子油

雞眼是堆積在腳上的錐形死皮腫塊,令人痛苦不堪,通常是由於鞋子不合腳所造成的壓力。每晚使用椰子油能軟化雞眼。

　　永久去除雞眼的最佳方法是泡腳,在溫水中加入½杯海鹽和½杯小蘇打。泡腳20分鐘後,用浮石輕輕摩擦腳,然後塗上椰子油。請用塑膠袋和襪子包覆足部,過一個晚上再拿掉,效果會更好。每晚重複一次,直到雞眼消失。

### 雞眼和老繭足浴

- 除了海鹽和小蘇打,也能加入以下材料軟化雞眼和老繭:
- 瀉鹽
- 幾滴澳洲茶樹精油
- 幾滴胡椒薄荷精油
- 幾滴德國洋甘菊精油

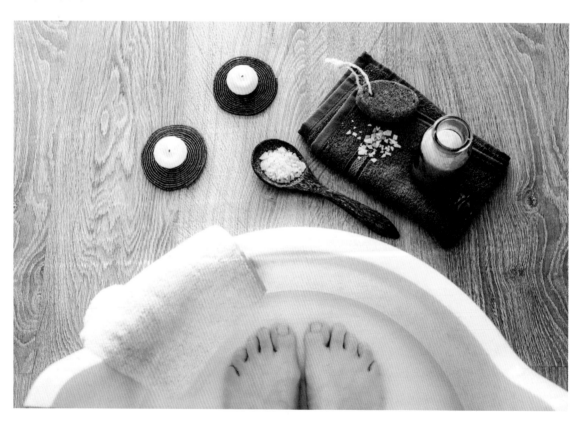

# 傷口和潰瘍
## Cuts and Sores

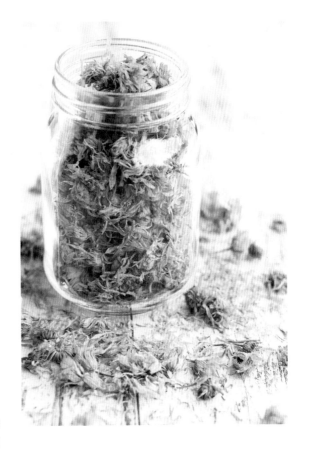

### 卡宴辣椒粉

卡宴辣椒是一種止血藥草！它有什麼作用？它能止血！我習慣把卡宴辣椒粉放在急救櫃中，萬一有開放性傷口或受傷時能立即取用。將粉末撒在流血的傷口上，觀察血是否止住。

### 金盞花消毒酊劑

**材料：**

乾燥金盞花

伏特加

**作法：**

1. 將金盞花裝入玻璃容器中（如果是整朵金盞花，建議弄散，增加和酒精接觸的面積）。

2. 按照酊劑單元（第220頁）的酊劑製作說明。浸漬3週。

3. 過濾和裝瓶。內外部消毒均可使用。

### 椰子油

椰子油是一種有效的天然抗菌劑，在傷口上塗抹一層薄薄的椰子油有舒緩作用，而且能消滅細菌。

*請參考第158頁的百里香。*

# 頭皮屑 Dandruff

## 蘋果醋

回收舊的洗髮精瓶罐並倒入蘋果醋。將全濃度的蘋果醋塗抹在頭髮和頭皮上，稍微按摩讓頭皮吸收，半小時後再洗掉。這樣做能消滅導致頭皮屑的細菌或真菌。

## 椰子油

將幾大匙椰子油均勻塗在頭皮上，15分鐘後再洗掉。

## 檸檬汁和蘆薈

將幾大匙檸檬汁塗在頭皮上，按摩頭皮，大約1分鐘後再沖洗。或是將檸檬汁與一大匙蘆薈混合，之後按照相同的步驟。

## 小蘇打

在頭皮上撒一大匙小蘇打，按摩頭皮，1分鐘後再沖洗。

## 綠茶

讓頭皮吸收綠茶精華，或在上述的蘋果醋中加入綠茶，5分鐘後再沖洗。

## 澳洲茶樹精油

在以上配方或洗髮精中加入幾滴澳洲茶樹精油。

---

### 乳痂

乳痂可以視為嬰兒的頭皮屑，在嬰兒頭皮上會有厚厚的鱗片或薄片。可以用柔軟的刷子或梳子鬆開薄片，讓它們從頭髮中掉落。也可以在頭皮上用椰子油按摩，15分鐘後再用嬰兒洗髮精洗掉。選擇適合的嬰兒洗髮精，因為某些品牌可能會刺激嬰兒的頭皮或是讓頭皮變得太乾。

---

*請參考第150頁的迷迭香和第274頁的頭髮護理。*

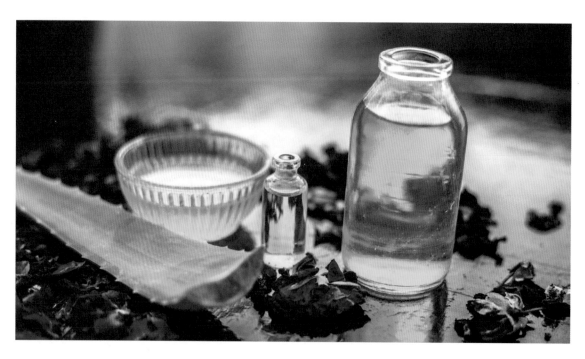

# 濕疹 Eczema

## 濕疹乳膏

無論是兒童和成人，濕疹都會很癢和不舒服。抓癢只會讓情況變得更糟，而且很難讓六個月大的孩子不要去抓。幸運的是，這款濕疹乳膏只要六個月以上就可以使用。因此，與其眼睜睜看著自己或孩子的皮膚有乾燥、脫皮、發癢的症狀，一味地希望疼痛和搔癢能自己停止，還不如拿起濕疹乳膏，直接跟搔癢說拜拜。

### 材料：

¼ 杯蜂蠟

¼ 杯乳木果油

¼ 杯月見草油

1 大匙乾燥薰衣草（自選）

20 滴薰衣草精油

10 滴乳香精油

10 滴羅馬洋甘菊精油

### 調製方法：

1. 將耐熱玻璃碗放入一鍋沸水中，達到隔水加熱效果。
2. 在碗中融化¼杯蜂蠟。
3. 在融化的蜂蠟中加入¼杯乳木果油，讓乳木果油融化。
4. 轉動玻璃碗讓蜂蠟和乳木果油混合均勻。
5. 關火。
6. 加入¼杯月見草油並攪拌。
7. 慢慢冷卻，但不要到變硬的程度。
8. 加入1大匙乾燥薰衣草（自選）。
9. 加入20滴薰衣草、10滴乳香和10滴羅馬洋甘菊精油。
10. 將所有材料攪拌在一起。
11. 倒入矽膠模具中，讓成品乾燥變硬（約1～2小時）。
12. 硬化後從模具中取出，並儲存在密封的玻璃容器中。

### 使用說明：

1. 從密封容器中取出乳膏。
2. 直接擦在濕疹的區域。
3. 輕輕按摩讓皮膚吸收。
4. 把乳膏放回密封容器中。

### 功效：

- 研究發現，月見草油作為外用，可減輕兒童和成人異位性皮膚炎的嚴重程度。
- 乳木果油是非洲的傳統保濕劑，具有抗發炎和止痛效果，能舒緩濕疹造成的皮膚發炎和搔癢。
- 薰衣草可緩解濕疹引起的疼痛和搔癢。
- 薰衣草、乳香和羅馬洋甘菊都是抗發炎和抗氧化精油，有助於舒緩、鎮靜和治療濕疹。

## 椰子油

濕疹的症狀是皮膚乾燥、搔癢和發炎。椰子油的抗細菌、抗真菌和抗微生物特性，能治癒皮膚並防止二度感染，椰子油的質地對皮膚也有舒緩作用。每天在受影響的皮膚上塗抹薄薄的一層，直到濕疹消失為止。每天喝一劑椰子油可以增強免疫系統，加速癒合並防止濕疹進一步爆發。

*請參考第136頁的繁縷、第138頁的雛菊和第160頁的西洋菜。*

# 痔瘡
# Hemorrhoids

## 椰子油

椰子油能舒緩並清除感染。用棉球小心擦乾患處後，輕輕塗上一層椰子油。每次排便後重複此步驟。

## 蘋果醋

將全濃度蘋果醋使用在痔瘡上，能減少刺痛並促進收縮。每天喝一杯蘋果醋滋補飲（參考高血壓單元）可以軟化大便，減少排便壓力，有助於消除痔瘡發生的主要原因。

## 緩解痔瘡不適的小秘方

- 用瀉鹽泡個熱水澡。
- 將金縷梅塗抹在患處。
- 將蘆薈直接塗抹在患處。
- 冰敷。
- 穿寬鬆的衣服。

請參考第160頁的西洋菜。

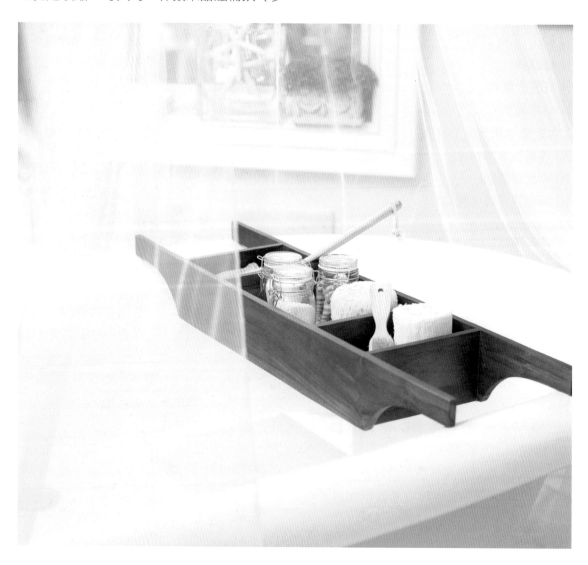

# 蚊蟲叮咬
## Insect Bites

### 同花母菊防蚊液
**材料：**

25 克乾燥同花母菊

10 克乾燥雛菊花

200 毫升葡萄籽油

4 滴香茅精油

4 滴薰衣草精油

4 滴雪松精油

10 滴維生素E油

**作法：**

1. 將乾燥同花母菊和雛菊花浸泡在葡萄籽油中。
2. 過濾並加入精油和維生素E。裝瓶。
3. 需要防蚊時，擦在皮膚上。

### 蚊蟲拜拜止癢膏

需要時就補做一批，隨時都能派上用場。作法很簡單，用自己做的藥膏一下子就能止癢，比你花時間買市面上的藥膏還省事。澳洲茶樹精油剛開始可能有點刺痛（如果要用在兒童身上，請留意這一點），但它具有重要的抗菌效果。

**材料：**

1 大匙小蘇打

1 大匙膨潤土

1～2 茶匙乳木果油，足夠做藥膏的量

2 滴澳洲茶樹精油

把全部材料放入一個小碗混合均勻。

**用途：**

舒緩戶外活動時蚊蟲咬傷造成的搔癢或疹子。

### 蘋果醋

如果蜘蛛和蚊蟲叮咬讓你產生過敏症狀，請務必進行適當的處理。全濃度蘋果醋可用於減輕蜜蜂、火蟻、蚊蟲、黃蜂和蜘蛛叮咬所造成的疼痛和腫脹。被水母蜇傷時如果當下沒有熱水或刺痛不太嚴重，也可以使用蘋果醋。去海灘或自然公園遊玩時，包包裡絕對不能忘了塞一瓶蘋果醋。

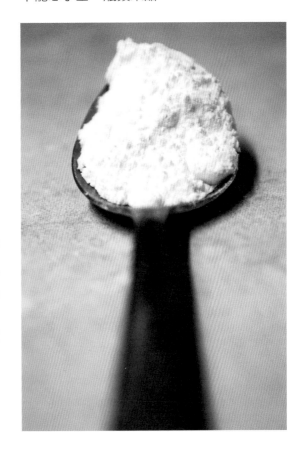

# 毒藤 Poison Ivy

## 毒藤舒緩浴

**材料：**

2 杯瀉鹽

1 杯小蘇打

浴缸中放好冷水

5 滴薰衣草精油

3 滴胡椒薄荷精油

棉毛巾

**作法：**

1. 將所有材料放入浴缸。在浴缸中溶解晶體，然後放鬆泡澡。

2. 加入冰塊降溫。將棉毛巾浸濕，根據需要貼在患處。

如果只有局部區域，可將材料放入水盆，並加入冰塊降溫，舒緩不適。泡澡後將小蘇打粉糊（加少許水弄成糊狀）塗抹在疹子上。小蘇打和胡椒薄荷精油能減輕搔癢感。

## 止癢燕麥糊

就像平常準備早餐一樣，在爐子上煮少量燕麥片。冷卻後再塗抹，以確保不會燙傷（在手腕上塗抹少量進行測試），然後將燕麥糊直接塗抹在皮膚上。加入適量的水，使燕麥片變濃稠並緊貼或黏在皮膚上，等到燕麥片完全冷卻後再沖洗皮膚，能舒緩毒藤、搔癢皮疹和皮膚炎。可添加小蘇打和1～2滴胡椒薄荷精油增加止癢效果。

## 椰子油

毒藤含有一種名為漆酚（urushiol）的有毒樹脂，會引起極度刺激性的皮膚發炎。以溫熱的椰子油按摩患處，能有效緩解搔癢並消除毒素。

---

### 可舒緩毒藤症狀的精油

可在基底油（融化的椰子油、荷荷芭油、橄欖油、杏仁油）中加入幾滴精油，輕輕按摩皮膚患處，或在止癢燕麥糊中加入幾滴精油。

- 絲柏
- 尤加利
- 天竺葵
- 薰衣草
- 沒藥
- 胡椒薄荷
- 羅馬洋甘菊
- 玫瑰
- 澳洲茶樹

---

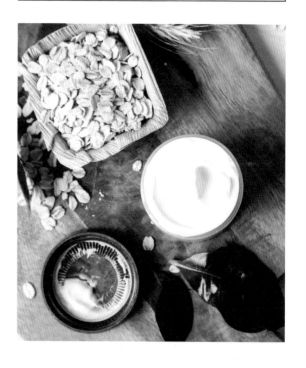

# 乾癬 Psoriasis

## 蒲公英消膿腫敷料

幾千年來，蒲公英一直被用來治療膿腫、潰瘍、濕疹、牛皮癬、皮疹和其他我們不願談論的身體不適症狀。製作以蒲公英為基礎的敷料，能治癒並解決這些令人難受的皮膚問題。敷料通常由藥草製成、作為外用。利用家中種植的神奇藥草製作敷料，簡單、經濟、又有趣。

這款蒲公英敷料適合各種皮膚問題，如皮膚搔癢和乾燥、痤瘡、濕疹、皮疹，甚至瘀傷。與製作莫吉托（mojito）類似，請拿出研缽和杵，動動肌肉，將藥草搗成糊狀。製作敷料未必是件苦差事；步驟很簡單：收集新鮮的葉子然後搗碎。使用的藥草量可自行決定；取決於需要覆蓋多少皮膚。

### 材料：
新鮮蒲公英葉子
研缽和杵或攪拌機

### 作法：

1. 將蒲公英葉子切碎後，放入研缽中用研杵搗碎藥草成糊狀。不必搗成泥狀般光滑，只要搗碎到汁液有點流出的狀態即可。
2. 將藥草放入攪拌機或食物處理機中，也有相同效果。
3. 將搗碎的藥草塗抹在需要治療的皮膚上。接著用紗布或綿布覆蓋以固定敷料。敷料可以敷一個晚上或一整天，能更有效緩解症狀。

## 椰子油

乾癬是一種慢性皮膚病，會導致皮膚發癢、脫屑。每天服用兩大匙椰子油，以改善皮膚狀況並增強免疫系統。也可塗上一層薄薄的溫熱椰子油，舒緩患處症狀。

*請參考第130頁的蘆薈。*

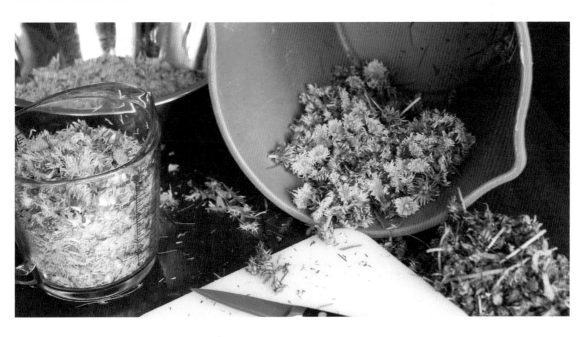

# 皮疹 Rashes

## 椰子油

每天在患處塗抹一層薄薄的椰子油，直到症狀消退。此外，每天服用一劑椰子油可改善免疫系統。

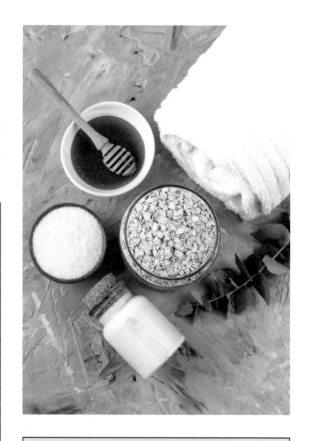

### 緩解皮疹的小秘方

皮疹可能由各種原因引起，建議諮詢醫生找出根本原因。以下方法能緩解多數皮疹造成的發炎和不適。

- 在溫水浴中加入1～2杯磨細的燕麥片、瀉鹽或小蘇打（或三者的任意組合），浸泡20分鐘。
- 用橄欖油輕輕按摩皮疹。如果你不介意有點黏，也可以加一點蜂蜜。
- 用小蘇打和水或小蘇打和椰子油，製作成糊狀物，塗抹在皮疹上，幾分鐘後再沖洗乾淨並拍乾。
- 將蘆薈塗抹在患處。
- 沖泡洋甘菊茶，等茶冷卻後，用乾淨的布將茶汁輕拍在皮膚上。
- 將金盞花油塗抹在皮疹上。

請參考第130頁的蘆薈、138頁的雛菊和132頁的金盞花。

### 壓力引起的蕁麻疹

如果造成皮疹的原因已排除疾病或過敏反應，罪魁禍首可能是壓力，尤其是身體長了被稱為「蕁麻疹」的紅腫或紅斑時。蕁麻疹可能是身體告訴你要多休息、多運動，或是要找到應對生活壓力的方法。

# 曬傷 Sunburn

**舒緩曬傷噴霧**

材料：

50 毫升蘆薈汁或凝膠

20 毫升金縷梅蒸餾純露

10 滴薰衣草精油

3 滴胡椒薄荷精油

20 毫升綠薄荷浸泡液

10 毫升蒸餾水

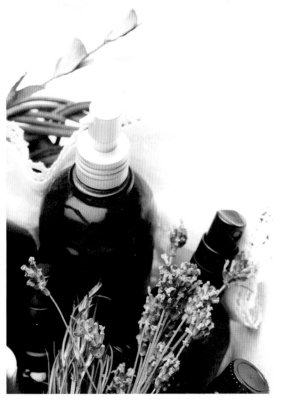

**作法：**

1. 將所有材料放入噴霧瓶後搖勻。
2. 有需要就噴，減輕曬傷造成的不適。

## 椰子油

當惡劣天氣破壞皮膚細胞時，椰子油能刺激
細胞再生。身體被曬傷或因風吹發炎時，可
塗抹一層薄薄的椰子油，隨時視需要再塗一
次，直到症狀消失。

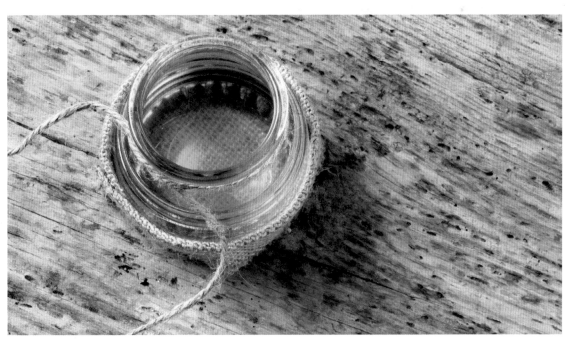

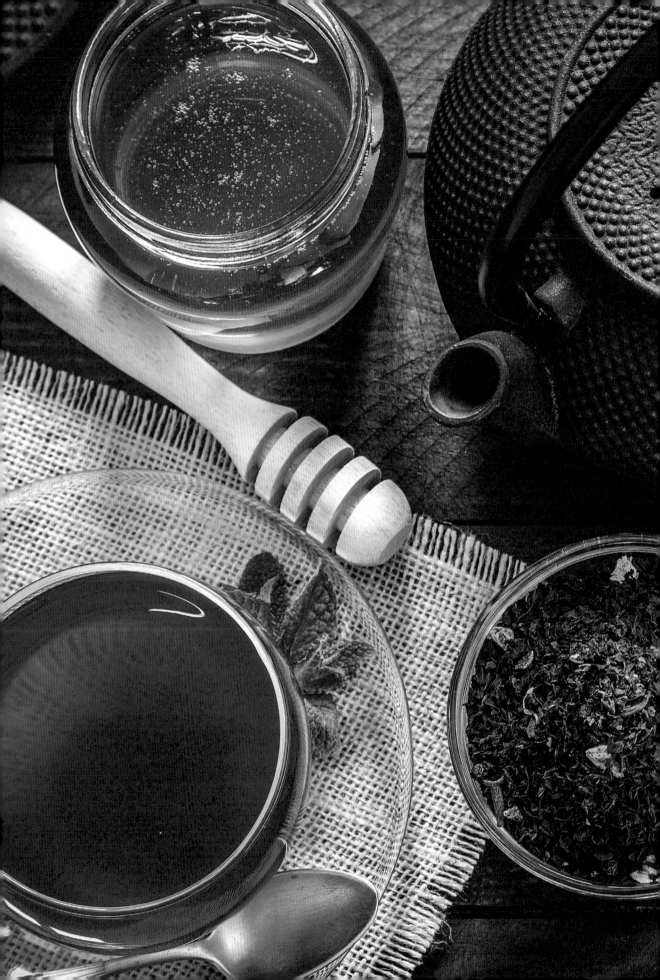

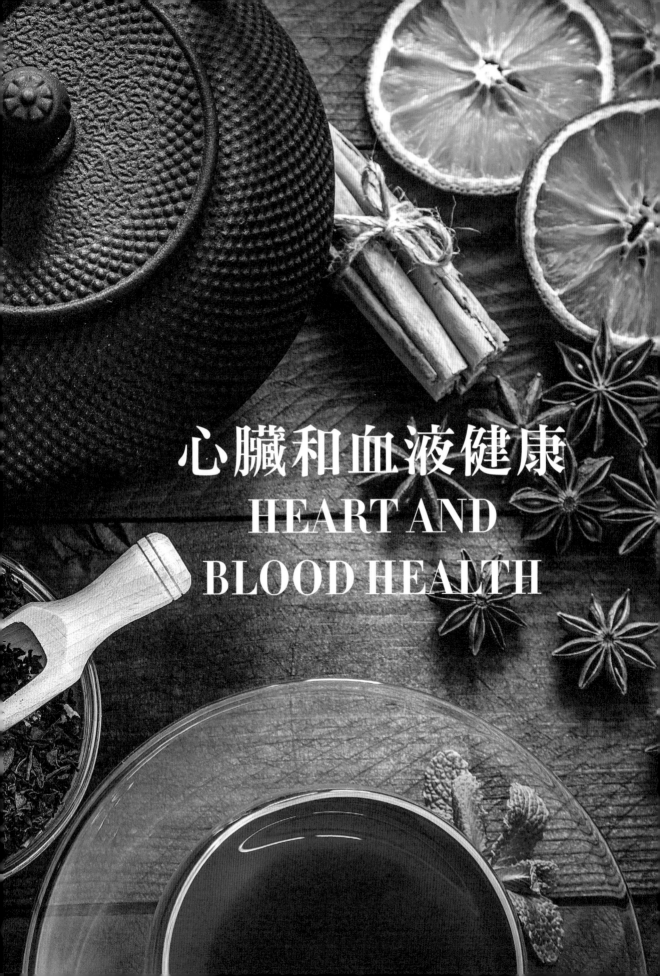

# 心臟和血液健康
## HEART AND
## BLOOD HEALTH

# 貧血 Anemia

黑糖蜜含鐵量高，萊姆汁則含有豐富的維生素C，有助於鐵質吸收。

## 鐵和能量糖漿

材料：

2 份皺葉酸模

1 份蕁麻

1 份蒲公英根

¼ 份海藻

¼ 份黑糖蜜

此配方可每天飲用，尤其是含鐵量過低導致身體疲勞時。懷孕期間含鐵量可能會下降，因此也很適合服用。

## 抗貧血雞尾酒

材料：

2 杯水

1 大匙黑糖蜜

½ 顆萊姆

作法：

1. 將水和黑糖蜜倒入玻璃杯或梅森罐，混合均勻。

2. 將½顆萊姆擠汁倒入後攪拌。

### 能幫助身體吸收鐵質的食物

如果身體無法吸收鐵質，多吃富含鐵質的食物也無濟於事。除了吃富含鐵質的肉類、豆類和蔬菜外，也應多攝取富含維生素C和A的食物，有助於鐵質吸收。

- 杏子
- 甜椒
- 青花菜
- 蘿蔔
- 柑橘類水果和果汁
- 深綠色蔬菜
- 甜瓜
- 桃子
- 草莓
- 地瓜

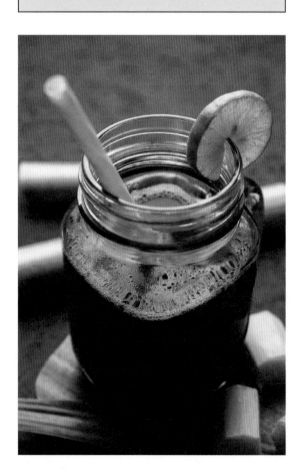

### 貧血的症狀

以下是常見的貧血症狀。

- 手腳冰涼
- 注意力不集中
- 難以入睡
- 頭暈
- 疲勞或虛弱
- 頭痛
- 暴躁易怒
- 腿抽筋
- 骨骼、關節或腹部疼痛
- 皮膚蒼白
- 呼吸急促

# 膽固醇 Cholesterol

目前市場上降低膽固醇的藥物（他汀類藥物）大都有明顯的副作用。以下藥草能自然降低膽固醇，在整體醫學領域常被視為更安全的替代品。首選藥草是生薑、人參和綠茶，同時具有降低血壓的效果。人類臨床研究發現，將常喝綠茶和不喝綠茶的男性加以比較，常喝綠茶的人膽固醇濃度有顯著降低，生薑、人參也有相同效果。

## 降膽固醇茶

**材料：**

1 份生薑根

2 份綠茶葉

240 毫升熱水

**作法：**

1. 將乾燥藥草混合後，倒入熱水，蓋上蓋子，浸泡10～15分鐘。

2. 取出藥草，小口慢慢喝。

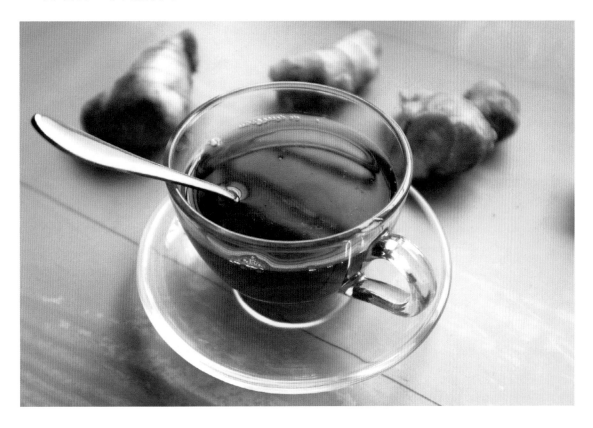

# 高血壓
# High Blood Pressure

## 蘋果醋滋補飲

蘋果醋含有鉀，能平衡身體的鈉濃度，進而降低血壓。長期定時服用，能有效緩解高血壓造成的不適。蘋果醋還含有鎂，能放鬆血管壁，有效降低血壓。

### 材料：

250 毫升水

1～2 大匙蘋果醋

有機生蜂蜜調味（自選）

### 作法：

1. 將所有材料放入一個大玻璃杯，混合均勻。
2. 有空時就喝。
3. 感覺身體的變化！

- 攝取富含鎂的食物，如全穀物、豆類和有機肉類。
- 攝取適量的黑巧克力或可可
- 減少精製糖和碳水化合物的攝取
- 定期運動
- 每晚睡八小時以上
- 找到減輕壓力的方法
- 戒菸

### 降低血壓的小秘方

- 減少酒精攝取
- 每天喝一兩杯綠茶取代咖啡。咖啡因會使血壓升高，而綠茶經研究證實可有效降低血壓。
- 攝取富含鉀的食物，如酪梨、香蕉、綠色蔬菜、地瓜、堅果、種子和豆類。
- 攝取富含鈣的食物，如有機乳製品、綠色蔬菜、豆類和豆腐。

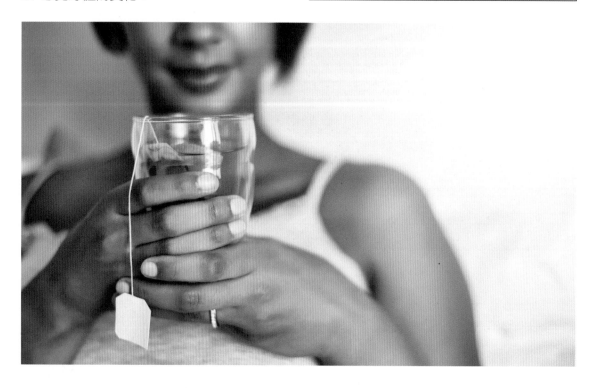

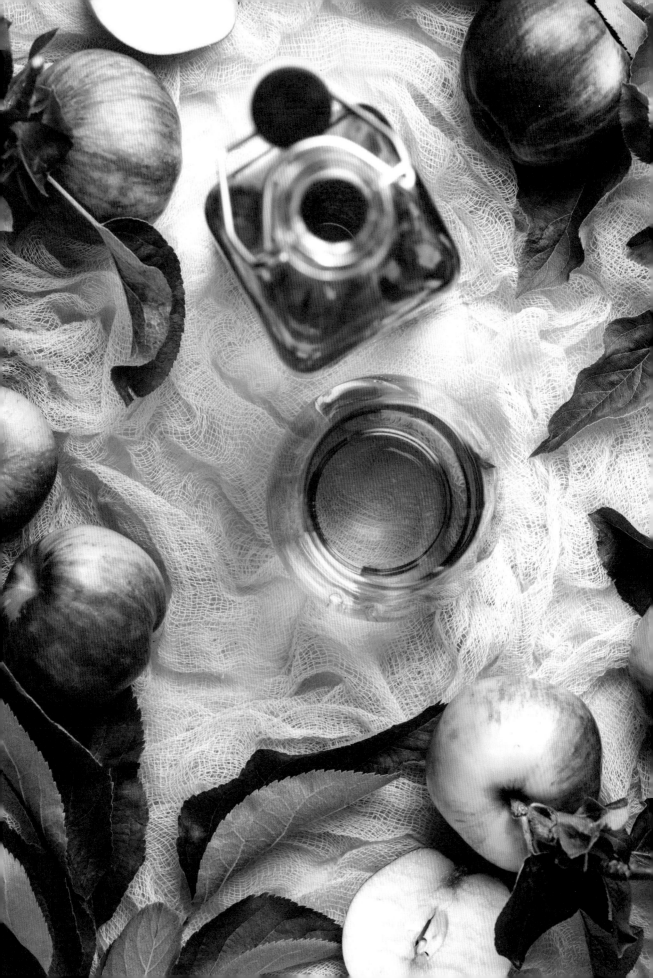

# 靜脈曲張
## Varicose Veins

### 金盞花靜脈擦劑
材料：

2 大匙乾燥金盞花

2 大匙西洋蓍草花

1 大匙夏枯草藥草

大約100毫升金縷梅蒸餾純露（可於保健食品店或藥局購買）

作法：

1. 擦劑的作法跟酊劑完全一樣，但擦劑僅供外用，做好後記得貼上標籤上註明。倒入足夠的金縷梅純露，讓乾燥藥草完全泡在裡面。浸漬2週。

2. 過濾裝瓶後，放入冰箱。

3. 直接塗抹於發炎和靜脈曲張處。或是剪下適當大小的棉布，將擦劑倒在棉布上，蓋在發炎的地方，能讓發炎組織立即感到涼爽並緩解發炎。

**治療靜脈曲張不適的小秘方**

- 攝取富含類黃酮的食物，如可可、大蒜、柑橘、櫻桃和青花菜。
- 攝取富含鉀的食物，如酪梨、香蕉、綠色蔬菜、地瓜、堅果、種子和豆類。
- 進行低強度的運動，例如散步、游泳或瑜伽。
- 按摩能有效促進血液流動，但應避免直接對靜脈施加過大壓力。
- 穿彈力襪。

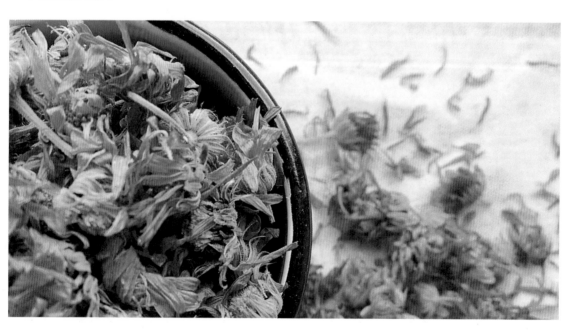

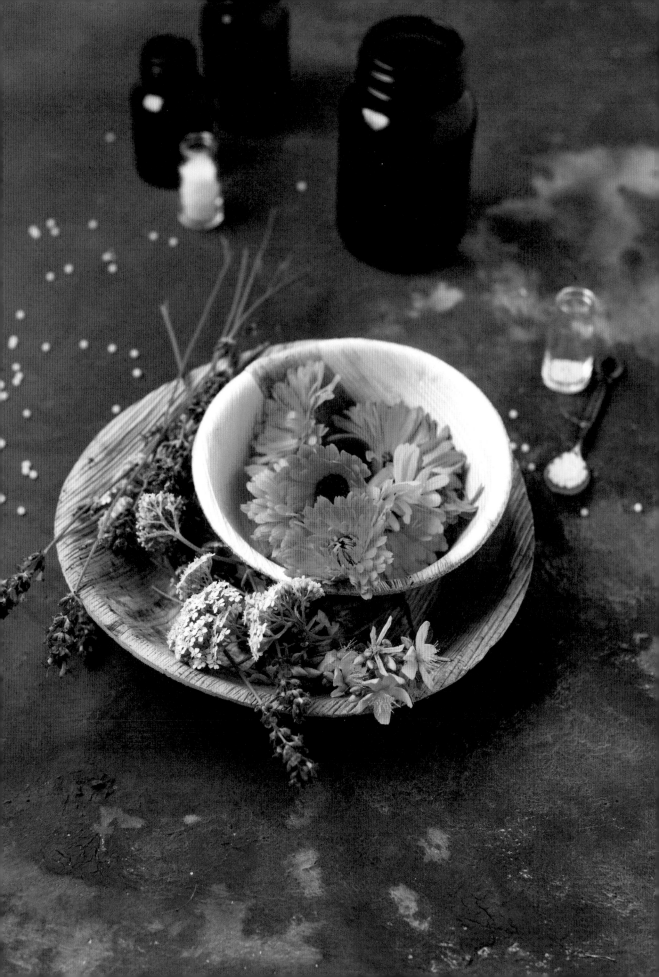

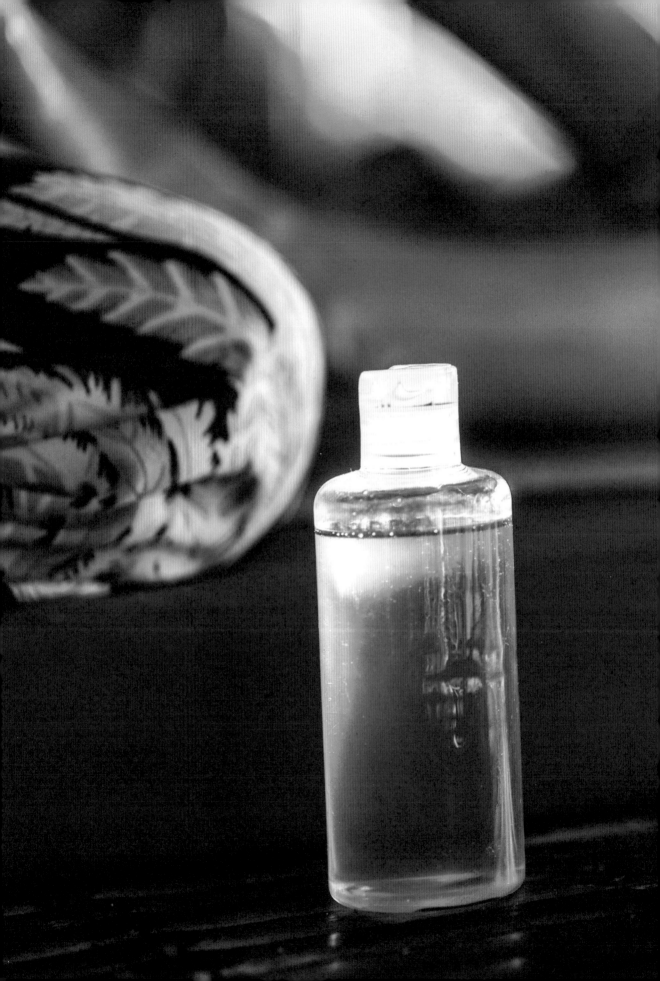

# 骨骼、肌肉、關節
# BONES, MUSCLES, AND JOINTS

# 關節炎 Arthritis

## 按摩油

關節炎是一種痛苦的疾病，種類繁多，最常見的是骨關節炎和類風濕性關節炎。這兩種關節炎有不同成因：骨關節炎是由於關節磨損所導致的，而類風濕性關節炎則是一種自體免疫性疾病。兩種關節炎都會引起關節疼痛和發炎。按摩能降低這兩種關節炎的嚴重程度，按摩時添加精油則能提升抗發炎和疼痛治療效果。

### 材料：

1 茶匙芝麻油
1 滴乳香精油
1 滴生薑精油
1 滴杜松子精油
1 滴沒藥精油
1 滴羅馬洋甘菊精油

### 調製方法和使用說明：

1. 取下精油瓶蓋。
2. 在手掌中倒入1茶匙芝麻油。
3. 加入乳香、生薑、杜松子、沒藥和羅馬洋甘菊精油各1滴。
4. 用按摩油按摩受到關節炎影響的關節。
5. 將精油瓶蓋蓋好。

### 功效：

- 芝麻油有止痛效果，研究發現可緩解關節炎引起的發炎。
- 羅馬洋甘菊具有抗發炎和緩解風濕性疼痛的作用。
- 乳香有助於軟骨的維護，進而減緩骨關節炎惡化。
- 沒藥具有抗發炎特性，在印度、東非和沙烏地阿拉伯，常用來治療類風濕性關節炎。
- 杜松和生薑精油具有鎮痛作用，可抑制疼痛感，且同樣具有抗發炎特性。

## 椰子油

椰子油是一種強大的抗發炎藥，有助於增加鎂的吸收，鎂對肌肉、關節和神經系統而言都是很好的礦物質。每天口服一劑椰子油，以緩解短期和長期症狀。

## 蘋果醋

蘋果醋雖然無法治癒關節炎，卻能緩解疼痛，研究證實有效。蘋果醋中的鉀有助於防止關節中鈣的累積，而鈣是導致僵硬和疼痛的原因。此外，關節炎所造成的關節疼痛可能是由於關節中的毒素累積所引起的，而蘋果醋的果膠有助於吸收毒素並將其從體內清除。蘋果醋是一種天然的解毒劑，有助於淨化全身。用餐時可倒一匙蘋果醋加水喝下，有助於緩解疼痛。

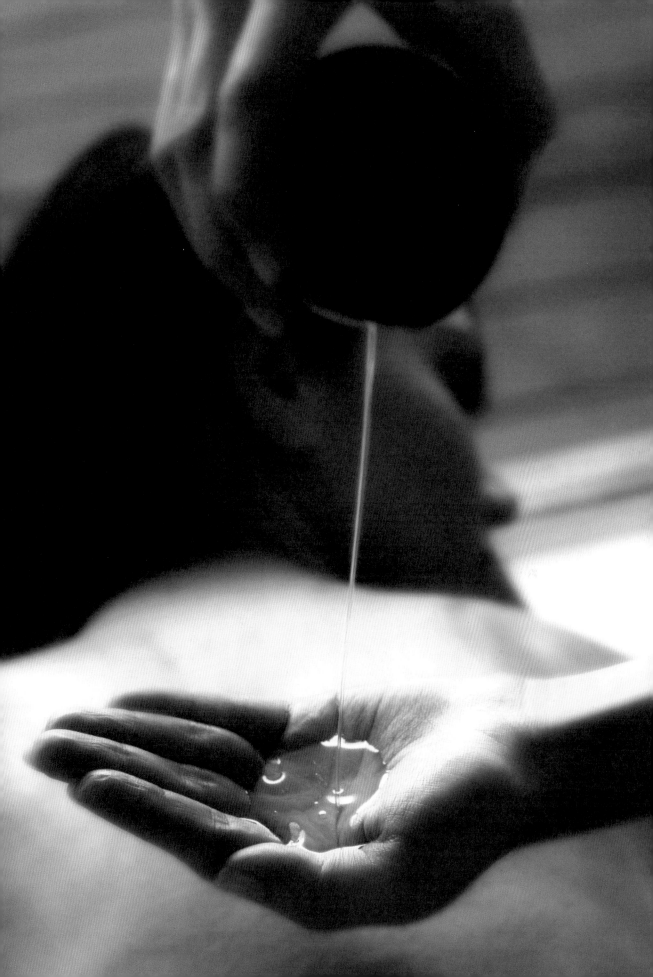

# 全身痠痛
## General Pain

### 薰衣草浴鹽

經過漫長的一天後，浴鹽是讓自己放鬆的好方法，而且對肌肉有神奇的效果。瀉鹽的鎂含量很高，是一種天然的抗發炎藥。許多運動員會在劇烈運動後泡在瀉鹽中，正是因為其好處多多。根據估計，有高達80%的人缺乏鎂，鎂是調節體內三百多種酶、幫助排毒和修復DNA必需的礦物質！可說是小兵立大功。

　　瀉鹽加上薰衣草能讓你徹底放鬆，讓大腦休息、肌肉放鬆，並有助身體排毒。

**材料：**

¾ 杯瀉鹽

½ 杯死海鹽

2 大匙乾燥薰衣草花苞

1 大匙紅花油

1/8 茶匙維生素E油

8～10 滴薰衣草精油

**作法：**

1. 將所有材料放在一個碗裡混合均勻。
2. 倒入密封容器中，最好是玻璃容器。
3. 靜置幾天，讓鹽吸收精油和藥草的精華。大功告成！把鹽倒入浴缸中泡個舒服的熱水澡。

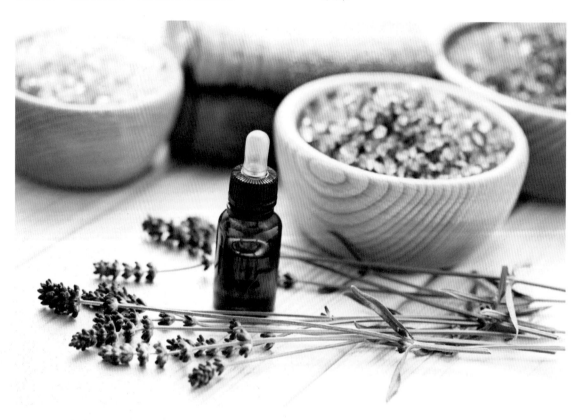

# 骨質疏鬆症
## Osteoporosis

### 蘋果醋

蘋果醋含有鎂、錳、磷、鈣、矽等礦物質，對強壯健康的骨骼很重要，還含有微量礦物質硼，有助於鈣和鎂的新陳代謝，並提高體內雌激素和睪固酮濃度，進而使骨骼強壯。定期服用蘋果酒滋補飲（參考高血壓單元），能補充礦物質，維持骨質密度，並有助於預防骨質疏鬆等退化性骨骼疾病。

### 骨頭強健茶

**材料：**

1 份馬尾草葉
1 份紅花苜蓿
240 毫升熱水

**作法：**

1. 將乾燥香草混合後加入熱水，蓋上蓋子，浸泡10～15分鐘。
2. 取出藥草，小口慢慢喝。

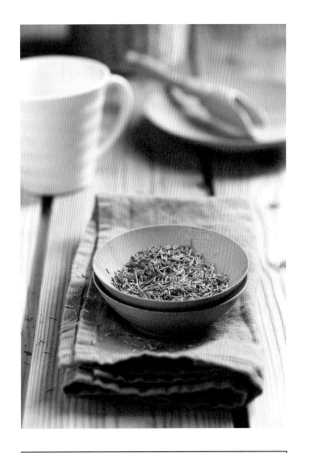

### 馬尾草

神奇的馬尾草能促進骨細胞再生、增加骨組織的形成，因此常用於骨骼的重建和修復。馬尾草會提供身體大量容易吸收的鈣，並富含身體用來修復和重建受傷組織的礦物質，紅花苜蓿也有助於骨骼健康。牛奶不一定對身體有好處，但這些藥草絕對有幫助。

# 扭傷和肌肉拉傷
## Sprains and Pulled Muscles

## 超級止痛膏

固體止痛膏方便攜帶，能快速緩解所有類型的關節和肌肉疼痛，適用於運動、健行或農作等身體勞動所引起的疼痛。

*以下材料可製作240毫升的固體止痛膏。*

### 材料：

1 把（約50克）乾燥香料：例如丁香、黑胡椒、生薑，或是薑黃、印度乳香、黑胡椒（塗抹時會使皮膚稍微有點金色），根據你喜歡的香氣混合香料。

⅓ 杯（80毫升）椰子油

3 大匙（45毫升）蜂蠟

½ 杯（120毫升）浸泡CBD（大麻二酚，大麻植物中具醫療效果的成分）的木魯星果棕脂

2 克或2毫升液體向日葵卵磷脂

### 椰子油加香料：

1. 拿一個湯鍋裝水。準備一個乾淨的玻璃罐和新的蓋子，將乾燥香料和椰子油放入玻璃罐中，蓋緊蓋子後放入湯鍋。

2. 開小火讓湯鍋的水慢慢沸騰，加熱45分鐘。

3. 關火，小心地取出玻璃罐。靜置冷卻，透過流理台的毛巾觸摸是溫熱的，但油不至於變硬。玻璃罐充分冷卻後，小心地打開；加熱過程可能使玻璃罐呈現密封狀態。

4. 用紗布過濾藥草，輕輕擠壓香料，盡量在小平底鍋中收集更多的油。

### 製作止痛膏：

1. 在平底鍋中倒入香料椰子油，加入蜂蠟、浸泡CBD的木魯星果棕脂、向日葵卵磷脂，用小火融化並混合均勻。

2. 將香膏倒入容器中。放在流理台上5分鐘後蓋上蓋子，放入冰箱冷凍20分鐘讓香膏完全變硬。冷凍步驟能防止香膏產生顆粒。

3. 從冰箱取出後即可使用，並放置室溫下儲存。6個月內使用效果最佳。

## 椰子油

用椰子油潤滑肌肉和關節能增加血液循環。每天服用一劑椰子油能改善肌力和肌肉張力，用溫熱的椰子油按摩，能舒緩和治療疼痛部位。

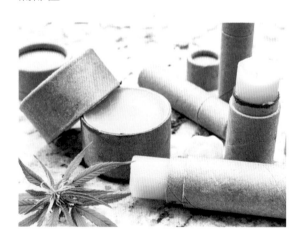

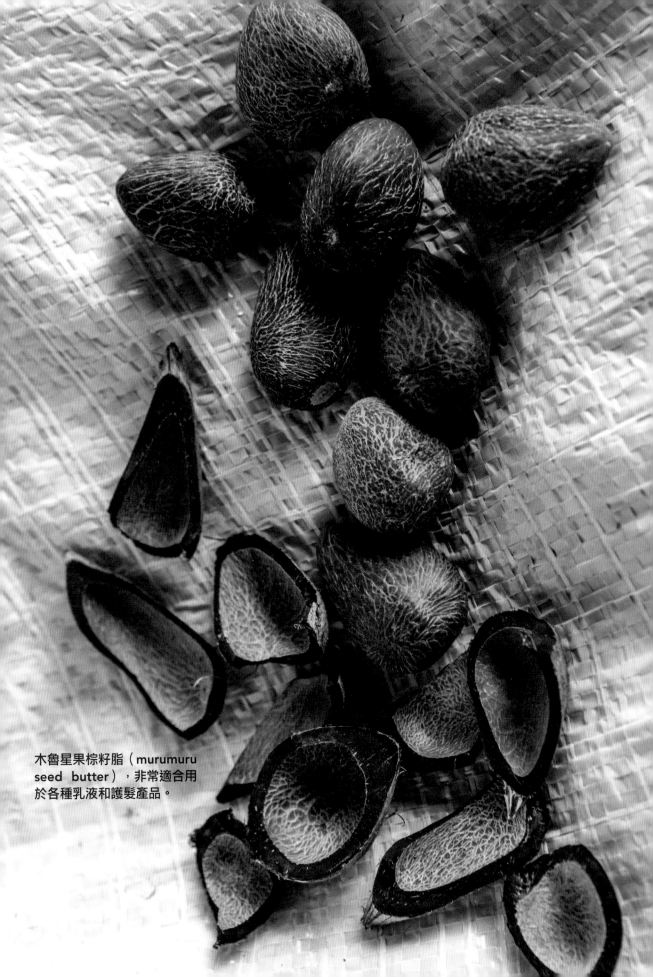

木魯星果棕籽脂（murumuru seed butter），非常適合用於各種乳液和護髮產品。

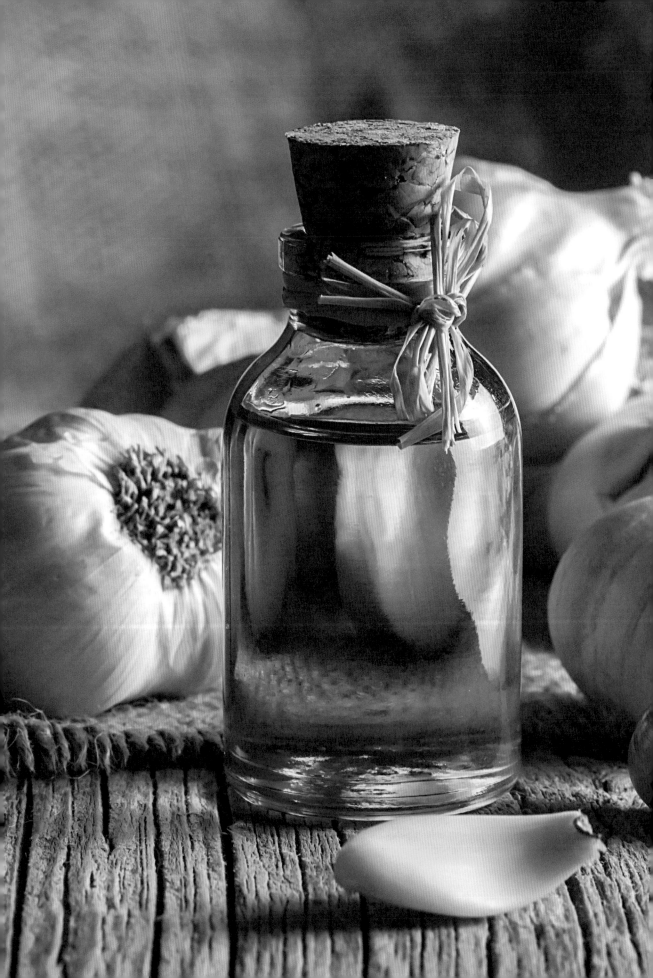

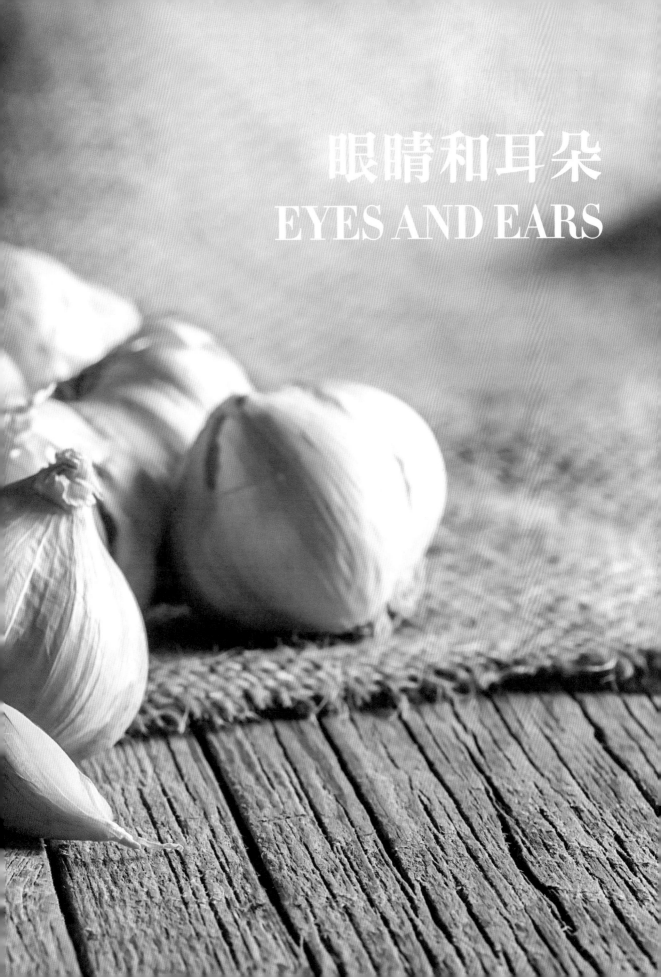

眼睛和耳朵
EYES AND EARS

# 耳垢堆積
## Earwax Buildup

### 毛蕊花大蒜耳油
材料：
5 克乾燥毛蕊花
5 克乾燥夏枯草的花或藥草
2 瓣大蒜，去皮切碎
50 毫升橄欖油
4 滴澳洲茶樹精油

作法：
1. 將毛蕊花、夏枯草和大蒜放入玻璃瓶，倒入橄欖油淹過所有藥草，靜置3天。
2. 過濾後加入澳洲茶樹精油。

使用說明：
有中耳炎、積液性中耳炎，或感冒、流感症狀時，可將耳油以滴劑方式滴入耳朵。

耳油
以滴劑方式將耳油滴入耳道，對中耳炎、感冒或流感引起的症狀、呼吸道感染、腮腺炎、積液性中耳炎或感染都有療效。配方中的抗菌和消炎藥草，能減輕腫脹和疼痛，清除感染，並潤濕耳道中阻塞的耳垢。

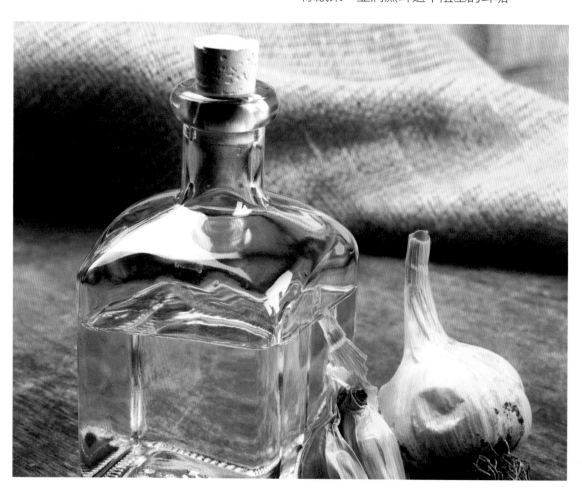

# 眼睛疲勞 Eyestrain

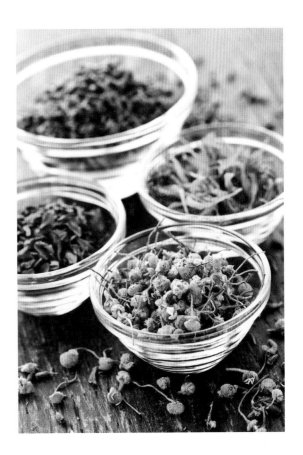

## 洋甘菊洗眼液

材料：

1 茶匙乾燥洋甘菊

1 茶匙乾燥金盞花

1 茶匙乾燥覆盆子的葉子

作法：

1. 使用蒸餾水製作浸泡液（參考第194頁）。
2. 仔細過濾後，趁著微溫時倒入洗眼杯清洗眼睛。

### 改善視力的胡蘿蔔

胡蘿蔔真的能幫助你在黑暗中看得更清楚嗎？某種程度上是的。胡蘿蔔的 β-胡蘿蔔素是身體製造維生素A必需的營養素，而維生素A則有助於大腦透過眼睛處理光線。維生素A對角膜（眼睛的保護外層）的健康也很重要。

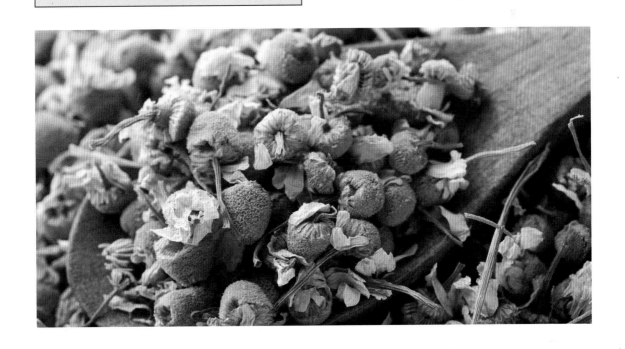

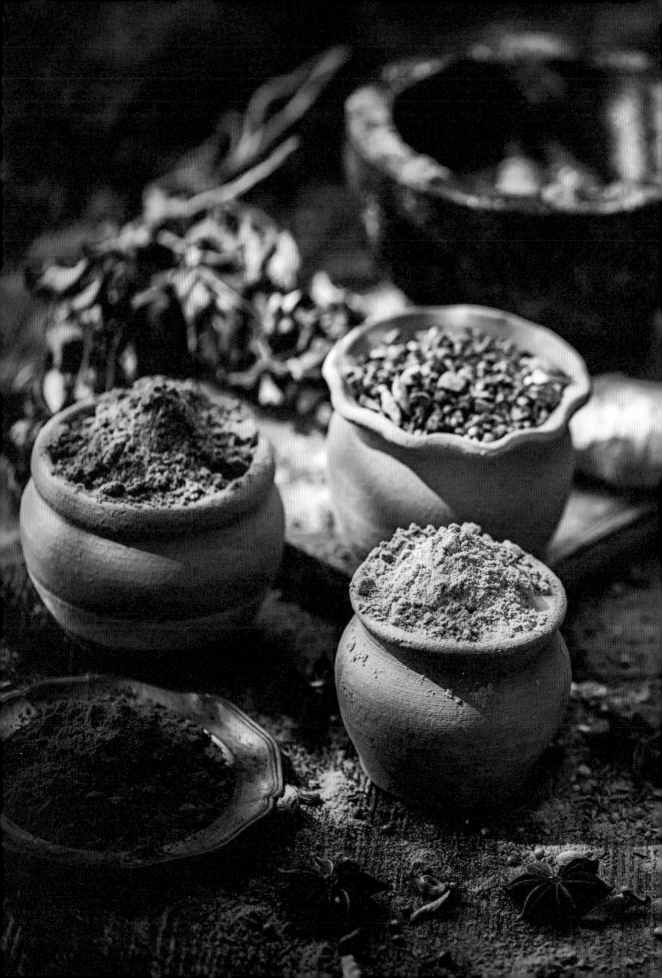

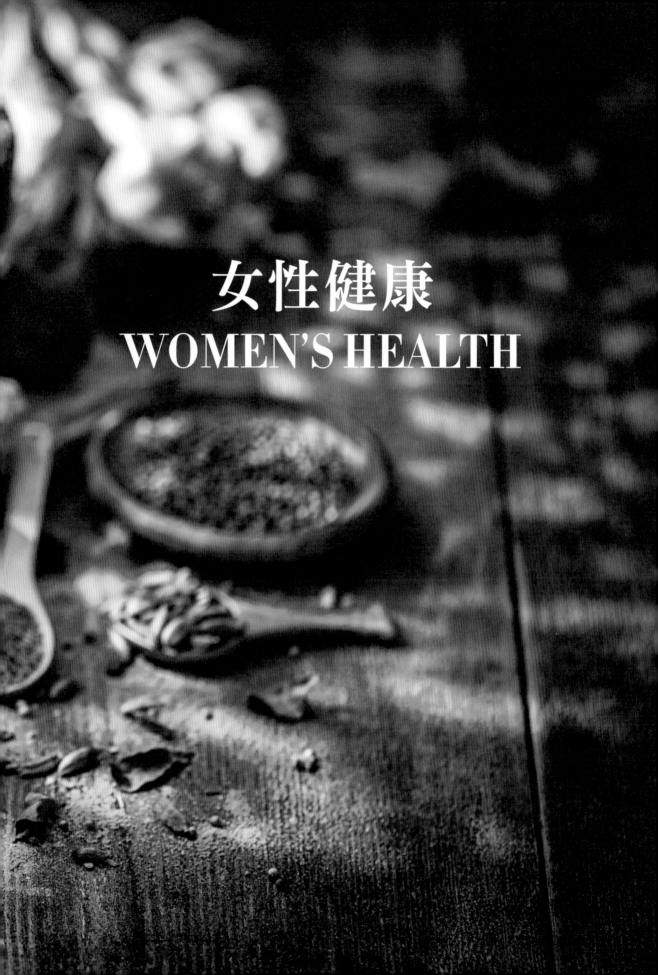

女性健康
# WOMEN'S HEALTH

# 哺乳 Breastfeeding

## 疼痛破皮的乳頭

### 胡椒薄荷

對於嘗試餵母乳的女性來說，胡椒薄荷水有助於預防初為人母的乳頭皸裂和疼痛。雖然餵母乳對嬰兒的好處多多，新手媽媽的乳房卻未必能承受重擔。將乳頭泡在胡椒薄荷水中，能擺脫疼痛和不適，順利完成哺乳的任務。

### 金盞花

金盞花能減少發炎，讓餵母乳後的乳頭立即癒合，能作為乳霜、敷料、草本洗劑或浸泡油使用。針對乳腺炎、腮腺炎或腺體發炎，請準備敷料。

## 泌乳刺激

研究證明，許多被稱為催乳劑的藥草，可促進並增加新手媽媽的泌乳量，而且是安全有效的。

懷孕和哺乳期間，在使用藥草前應先諮詢藥草師。

### 有助於哺乳的藥草

- 大茴香
- 茴香
- 葫蘆巴
- 蕁麻

## 泌乳茶

**材料：**

1 份大茴香籽

1 份蕁麻葉

2 份葫蘆巴籽

240 毫升熱水

**作法：**

1. 將乾燥香草混合後倒入熱水，蓋上蓋子，浸泡10～15分鐘。
2. 取出藥草，小口慢慢喝。

---

### 哺乳和卡路里

餵母乳每天會消耗大約200～500卡路里的熱量。一旦乳量減少、經常感覺飢餓，或是體重突然下降，就可能需要增加卡路里攝取量。飲食以攝取健康的脂肪和穀物為主，並加入水果和蔬菜。酪梨、堅果和種子富含好的營養素，可隨時攝取，讓餵母乳更順利。

---

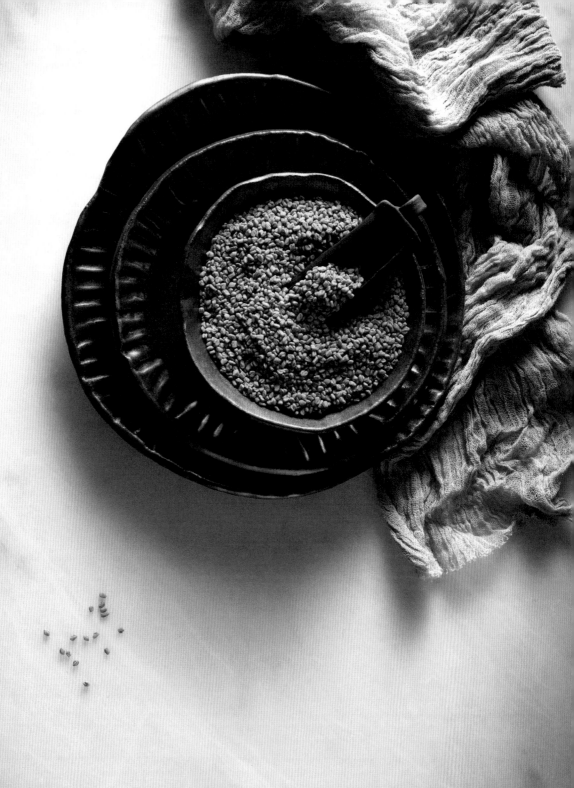

葫蘆巴籽能促進乳汁分泌，適合哺乳期間補
充營養或泡茶喝。

# 不孕 Infertility

## 葉酸

如果你正在準備懷孕，飲食的關鍵是葉酸的攝取量。從停止使用避孕措施那刻起，就應開始補充葉酸。葉酸也被稱為維生素B9，早餐麥片等強化食品中都含有葉酸，應多攝取富含葉酸的天然食物。

### 劑量：
- 在準備懷孕前至少兩個月開始服用葉酸
- 至少在懷孕12週內補充葉酸
- 劑量：每天0.4毫克

### 如有以下情況，建議提高劑量至5毫克：
- 正在服藥，例如控制癲癇的藥物，可能會抑制葉酸的吸收。
- 已有一個患有神經管缺損的孩子
- BMI（身體質量指數）超過30
- 有糖尿病病史

### 哪些食物含有天然葉酸？
- 綠色蔬菜
- 酪梨
- 覆盆子
- 柑橘類水果
- 蘆筍
- 豆類、豌豆和扁豆
- 糙米

## 鈣和脂肪酸

除了多攝取富含葉酸的食物、補充葉酸保健品，以及多吃富含蔬菜和蛋白質的飲食外，食用大量富含脂肪酸和鈣的食物也能提高受孕機會。

最近的研究發現，鈣對於促進胚胎的生長十分關鍵。這種礦物質有助於鹼化子宮頸，為精子和卵子創造適合的環境。每天應攝取約1000毫克的鈣，可多吃乳製品和綠色蔬菜，或額外補充鈣。

脂肪酸，也被稱為「好」脂肪，包括omega-3、omega-6和omega-9，是健康飲食不可或缺的部分，尤其在準備懷孕時，其中omega-3最有助於受孕。

### Omega-3：
- 調節荷爾蒙，增加子宮頸粘液，增加流向子宮的血流量
- 存在於高油脂魚類（如鯖魚）和綠色蔬菜中

### Omega-6：
- 加強細胞結構並減少體內發炎
- 存在於種子、堅果和多數植物食用油中

### Omega-9：
- 有助於增強免疫系統、平衡膽固醇濃度
- 存在於種子、堅果和酪梨中，其中又以橄欖油含量最高

## 改變生活方式

想要懷孕的女性和男性可以改變生活方式以提高受孕機會。不健康的生活習慣包括吸煙、飲酒過量和使用非法藥物，研究證實這些行為會降低生育能力，對胎兒健康產生負面影響，並增加流產的風險。儘管改變生活方式可能很困難，但為了自己和寶寶的健康，一切都是值得的。

### 抽菸：

- 有抽菸習慣的女性，要多花上一年的時間才能懷孕，是不抽菸者的1.5倍。
- 香菸煙霧含有7000種化學物質（包含尼古丁），會損害女性的卵子和生殖器官，造成排卵問題。
- 懷孕期間抽菸會增加早產、嬰兒體重過輕和猝死的風險。
- 男性抽菸者經常有勃起功能障礙，精子也會因抽菸而受損。

### 酒精：

- 研究證實，每週飲酒超過六個單位的女性，懷孕的可能性會降低18%。
- 懷孕女性一旦飲酒過量，會導致胎兒酒精症候群，這是一系列異常的總稱，例如生長、智力和感官知覺受損。
- 懷孕期間沒有所謂的飲酒安全量或安全期。

### 藥物：

- 有些合法和非法藥物，已證實會對生育機率和懷孕期間造成危害；有些藥物影響則不大。
- 研究證實，使用大麻會阻礙女性排卵。
- 安非他命、甲基安非他命、可卡因和海洛因的使用，與胎盤早期剝離（胎盤提早和子宮分離）和流產有關。

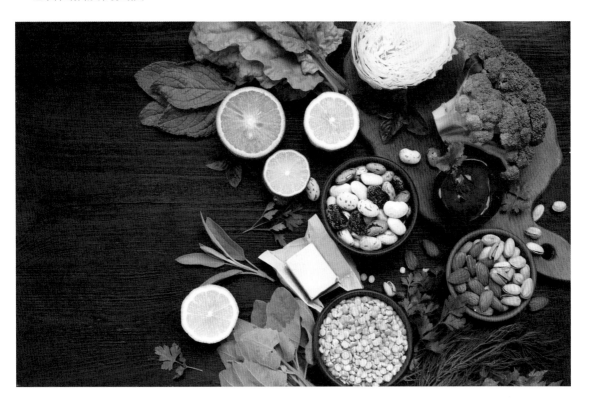

# 月經週期和經前症候群
# Menstrual Cycle and PMS

## 止痛滋補飲

材料：

2 大匙西洋蓍草藥草

1 大匙覆盆子葉

2 大匙小白菊葉

1 大匙生薑根莖

2 大匙啤酒花根莖

伏特加（約150～200毫升）

### 作法：

1. 針對月經疼痛和不規則，有調節和止血作用。製作酊劑（參考第220頁），2週後過濾，可作為止痛藥使用。從月經前2天開始，每天服用3次以預防疼痛，並根據需要每小時服用一次。

## 月經呼呼按摩油

月經來潮和疼痛的範圍從輕微到嚴重不等。月經疼痛被稱為經痛，會對世界各地女性的日常生活產生負面影響。長期以來，精油和按摩一直被用來緩解與經痛相關的疼痛和痙攣。月經呼呼按摩油可緩解經痛，減少經期痙攣，甚至有助於緩解月經週期的潛在情緒影響。

材料：

1 大匙初榨椰子油

3 滴天竺葵精油

3 滴生薑精油

3 滴薰衣草精油

2 滴快樂鼠尾草精油

2 滴茴香精油

2 滴馬鬱蘭精油

1 滴肉桂精油

1 滴丁香精油

### 調製方法：

1. 將1大匙初榨椰子油放入玻璃、陶瓷或金屬容器中。

2. 加入天竺葵、生薑和薰衣草精油各3滴。

3. 加入快樂鼠尾草、茴香和馬鬱蘭精油各2滴。

4. 加入肉桂和丁香精油各1滴。

5. 用金屬湯匙或叉子混合均勻。

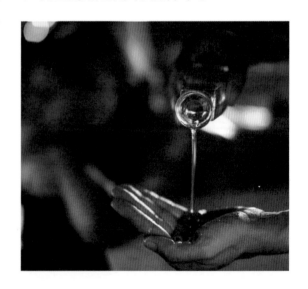

## 使用說明：

1. 將⅓～½按摩油倒入手中。
2. 按摩骨盆區域。
3. 再將⅓～½按摩油倒入手中。
4. 按摩下背部。
5. 將剩下的按摩油按摩其他痙攣或疼痛的部位。

## 功效：

- 丁香、馬鬱蘭和薰衣草精油是鎮痛劑，可減輕疼痛感。薰衣草能減少對疼痛的焦慮，影響大腦對疼痛感的認知，在疼痛感知中發揮心理上的作用。
- 快樂鼠尾草和天竺葵精油能平衡荷爾蒙，減少月經引起的疼痛和情緒失衡。
- 生薑和肉桂是溫暖、抗發炎的精油。
- 茴香精油可降低子宮過度收縮，進而減少月經引起的痙攣和疼痛。
- 初榨椰子油具有鎮痛和抗發炎特性。

## 月經舒服茶

### 材料：

2 份覆盆子葉

1 份蕁麻

½ 份肉桂

¼ 份聖潔莓

¼ 份當歸

¼ 份茴香籽

¼ 份巴西利

### 作法：

1. 將乾燥香草混合後加入熱水，蓋上蓋子，浸泡10～15分鐘。
2. 取出藥草，小口慢慢喝。

這款茶飲可促進規律的月經週期，有助於緩解經期腹痛和經前綜合症，讓女性在月經期間更輕鬆。富含維生素和礦物質，可調理生殖系統、促進血液健康。

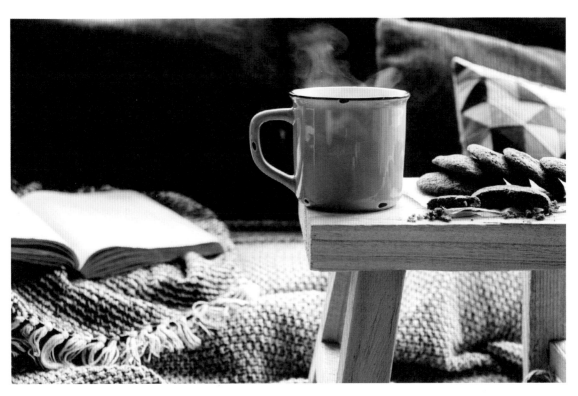

# 孕吐 Morning Sickness

## 預防和治療

預防和緩解孕吐可以這樣做：

1. 多休息，因為疲勞會引發嘔吐。
2. 在手腕上佩戴按壓穴位防吐手環。
3. 早上起床後在床邊吃些餅乾。
4. 避免接觸氣味強烈的食物和化學物品。
5. 少量多餐，讓胃部維持飽足感，飢餓會讓人想吐。
6. 喝花草茶，如茴香、胡椒薄荷或洋甘菊，可能會有所幫助*。
7. 攝取含有生薑的食物，例如茶、餅乾或薑汁汽水，有助於安定胃部。
8. 補充充足的水分，隨身攜帶一瓶水。

*懷孕期間並非所有花草茶都適合孕婦飲用。有任何疑慮，請諮詢醫生。

## 蘋果醋

消化不良有時是胃酸過少所引起，而孕吐有時則是胃酸過少造成的結果。經過一晚的休息後，身體缺少刺激，沒能產生足夠的胃酸而導致孕吐。早上喝一杯蘋果醋滋補飲（參考第88頁的高血壓），能使胃酸達到舒適的平衡。

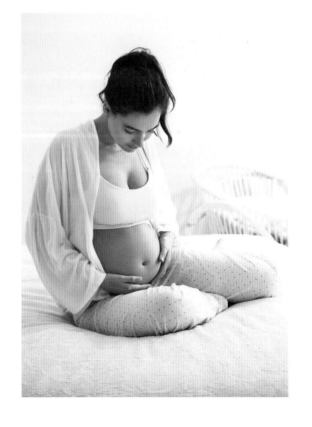

### 精油與懷孕

有些精油並不適合孕婦使用。妊娠第一期應避免使用任何精油。妊娠第二期和第三期，在使用藥草或精油前請進行研究。以下是妊娠第二期和第三期相對安全的選擇：

- 佛手柑
- 洋甘菊
- 尤加利
- 乳香
- 天竺葵
- 生薑
- 葡萄柚
- 薰衣草
- 檸檬
- 檸檬香茅
- 萊姆
- 柑橘
- 橙花
- 廣藿香
- 苦橙葉
- 胡椒薄荷
- 羅馬洋甘菊
- 奧圖玫瑰
- 花梨木
- 檀香
- 甜橙
- 澳洲茶樹
- 依蘭依蘭

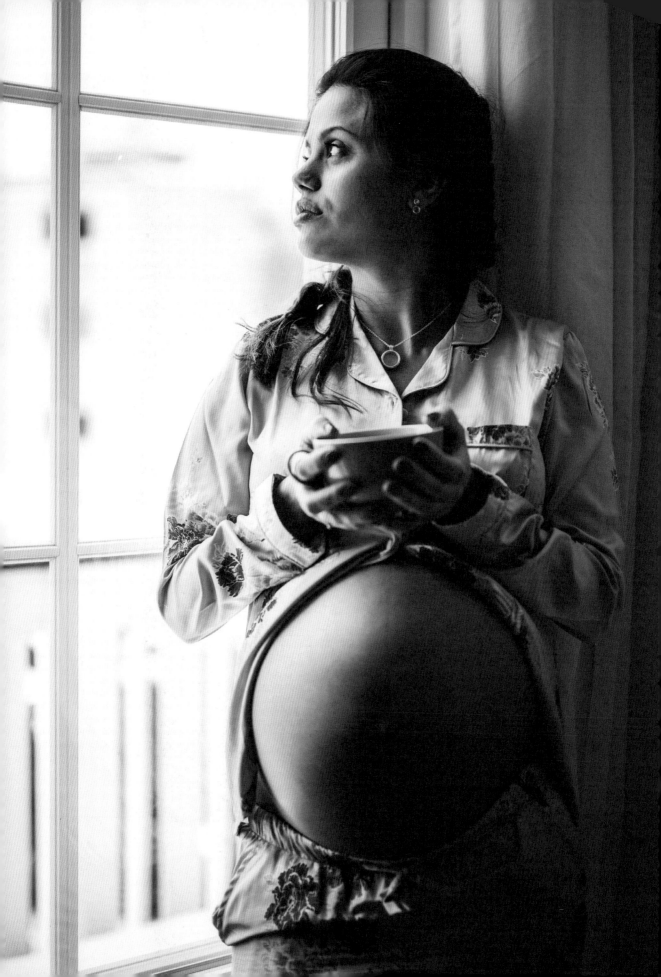

# 泌尿道感染
## Urinary Tract Infection

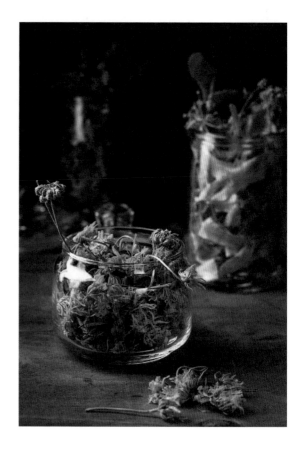

### 椰子油

泌尿道感染的特徵是排尿頻繁、疼痛，可能伴有發燒、噁心或出血。泌尿道感染應及時治療，以防止進一步的腎臟感染。椰子油是很好的天然藥物，加上椰子水效果更好。椰子油能殺死細菌並舒緩泌尿道，椰子水則有助於舒緩和治療泌尿道，並讓身體的電解質濃度保持平衡。每天服用三劑椰子油，一天喝三大杯含有椰子油的溫水。

### 金盞花茶

金盞花茶有助於治療泌尿道感染，讓你不再每五分鐘就想上廁所。如果你是容易有泌尿道感染的人，定期喝金盞花茶可預防復發。

金盞花茶也有助於改善喉嚨痛，能舒緩喉嚨痛和發癢的感覺，幫助消化，改善口腔潰瘍或口瘡等症狀。

用自己種植的室內植物泡茶既簡單又健康。只需將花曬乾，用熱水浸泡即可。就是這麼簡單！

**材料：**
1 小把乾燥金盞花
熱水

**作法：**

1. 把乾燥金盞花放入杯子，倒入熱水，浸泡15分鐘。
2. 15分鐘後，把金盞花過濾掉，就可以喝了！

---

#### 治療泌尿道感染的蔓越莓汁

蔓越莓汁能讓細菌不容易附著在子宮壁上，以預防或治療泌尿道感染。請選擇添加其他果汁以增加甜味、不含高果糖玉米糖漿的蔓越莓汁。請注意，如果患有腎結石，不適合飲用含有豐富草酸的蔓越莓汁。

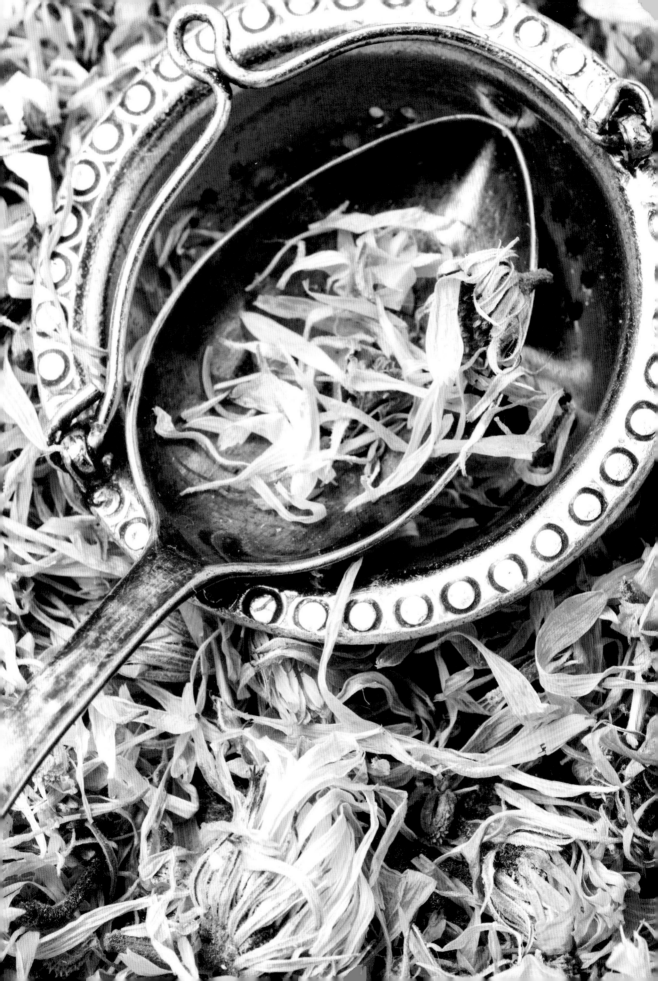

# 陰道念珠菌感染
## Yeast Infection

### 局部清洗液

針對陰道念珠菌感染和白帶：以等量的金盞花、百里香和洋甘菊製作浸泡液（參考第194頁），作為局部清洗液。

### 蘋果醋

將2大匙蘋果醋倒入960毫升溫水中，每天灌洗陰道兩次，直到症狀消失。或在浴缸中加入一杯蘋果醋，也能減緩陰道不適。

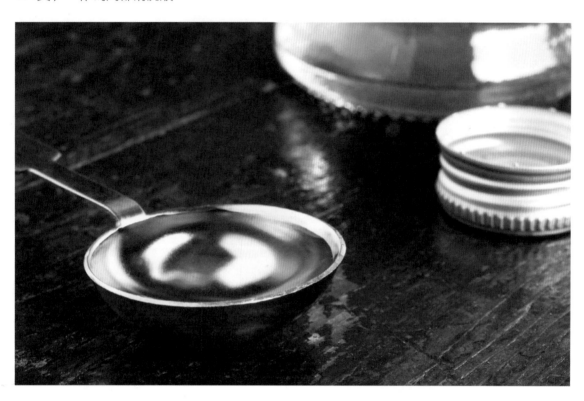

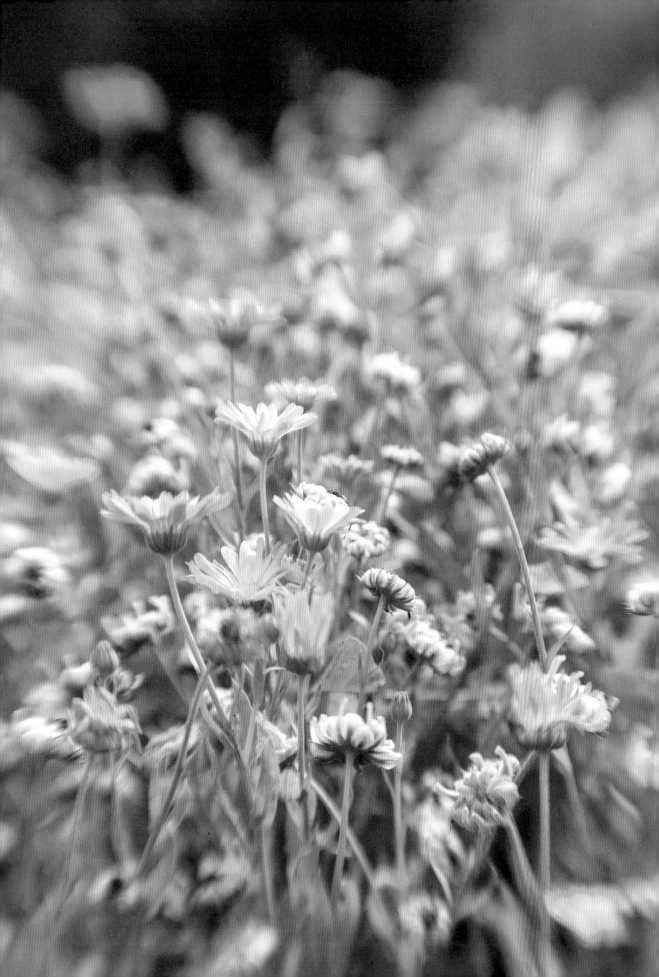

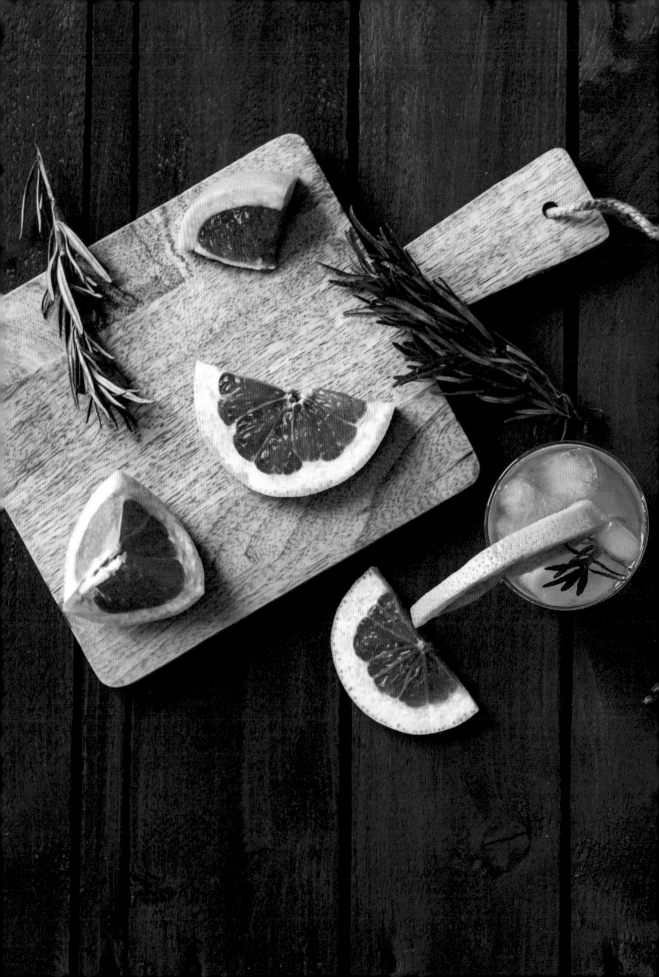

# 男性健康
# MEN'S HEALTH

# 禿頭 Baldness

## 迷迭香洗髮精

自己製作洗髮精既快速又能促進頭髮生長，不僅味道好聞，而且有助於修復毛囊受損的頭皮。

**材料：**

¼ 杯蒸餾水

2 大匙乾燥迷迭香

裝洗髮精的瓶子

¼ 杯液體橄欖皂

1 茶匙植物甘油

½ 茶匙荷荷芭油

7 滴迷迭香精油

5 滴胡椒薄荷精油

**作法：**

1. 將蒸餾水倒入鍋中，煮沸後關火。放入2大匙乾燥迷迭香浸泡20分鐘。

2. 20分鐘後過濾迷迭香茶液，完全冷卻後，倒入洗髮精瓶中。

3. 使用漏斗將液體橄欖皂倒入瓶中，再倒入植物甘油、荷荷芭油、迷迭香和胡椒薄荷精油。

4. 蓋上瓶蓋並充分搖勻。

5. 自製的迷迭香洗髮精完成，就是這麼簡單。把洗髮精放在陰涼乾燥的地方，最好放入冰箱冷藏，並在一個月內使用完畢。每次使用前記得搖勻。

## 護髮水

**材料：**

2 茶匙西洋蓍草的葉子和花

2 茶匙迷迭香藥草

3 杯熱水

**作法：**

1. 選擇能促進頭皮循環的藥草製作浸泡液（參考第210頁），收斂特性有助於預防掉髮。

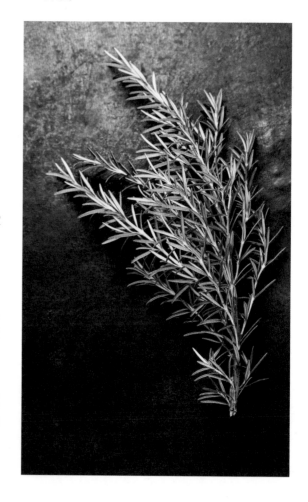

# 不孕 Infertility

## 男人能做什麼？

男性可以在日常生活中做出一些改變，提高精子數量和精子活力以幫助受孕，增加生下健康孩子的機會。

1. 調整工作內容——如果工作內容有接觸肥料等刺激性化學物質，請想辦法調整。研究發現，經常接觸化學物質會影響精子活力，並增加精子異常的風險。
2. 多吃天然、未加工的食物，攝取健康均衡的飲食——提供身體維生素和礦物質，尤其是鋅，能幫助身體產生健康的精子。
3. 規律運動——研究證實，運動能促進整體健康和減輕壓力，增加體內的睪固酮濃度，有助於提高性慾。
4. 每兩天射精一次——如果每天射精，睪丸產生精子的速度會跟不上。
5. 盡快做出改變——精子的產生需要一段時間（通常需要64天才能成熟），越早行動做出改變才能越快看到效果。

## 男人應該避免什麼？

避免讓下半身接觸高溫而無法控制睪丸的溫度，包括筆記型電腦和泡熱水澡。

戒菸，因為抽菸會對精子數量產生不良影響，研究證實會破壞包覆精子的薄膜。

避免穿太緊的內褲，讓空氣能在睪丸周圍循環。

減少飲酒——飲酒過量會減少精子的數量並降低身體的睪固酮濃度。

避免藥物和垃圾食品——會影響性慾和勃起能力。

避免導致壓力的情況——壓力會導致勃起功能障礙，並影響精子的品質。

## 有助於受孕的食物

### 鋅
- 維持高濃度睪固酮並改善精子健康
- 存在於紅肉、南瓜子和豌豆等蔬菜中

### 葉酸
- 研究證實，葉酸濃度較高的男性較少精子異常
- 蘆筍和扁豆含量最高

### 輔酶Q10
- 一種存在於堅果和種子中的抗氧化酶，尤其芝麻含量最高
- 服用輔酶Q10保健食品能提升精子活力，提高13%的生育能力

### 硒
- 這種抗氧化劑有助於形成健康的精子並增加精子活力
- 存在於巴西堅果和魚類中，如鮭魚和鮪魚

### 維生素E
- 在飲食中攝取大量維生素E可提高精子品質
- 通常存在於杏仁和其他堅果中

## 維生素C

- 除了有助於整體健康，維生素C還能增加精子數量、促進精子健康
- 最好的來源是柑橘類水果

## 脂肪酸

- 攝取Omega-3脂肪酸，有助於精液產生大量的前列腺素。精子進入子宮頸時，脂肪酸會抑製女性免疫系統對精子的攻擊
- 存在於核桃、沙丁魚和鮭魚等油性魚類中

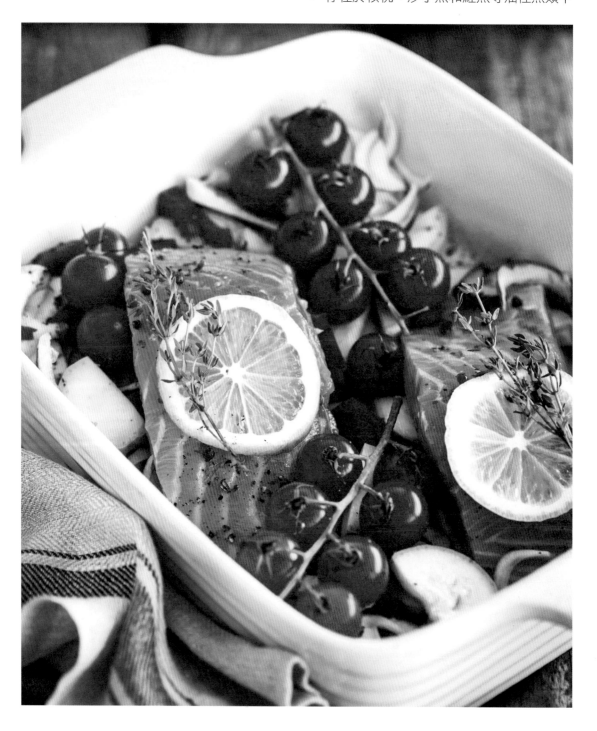

# 剃鬚護理
# Shaving Care

## 溫暖木質剃鬚膏

刮鬍子是一種藝術，需要有穩定、靈活的手和合適的工具。工具包括合適的刮鬍刀，以及剃鬚膏。此款剃鬚膏能讓你擁有服貼、順滑的體驗，使用後的皮膚保濕、療癒，感覺絕佳。

### 材料：

⅓ 杯乳木果油
1 大匙生蜂蜜或麥盧卡蜂蜜
⅓ 杯甜杏仁油
2 大匙無味液體橄欖皂（自選）
15 滴檀香精油

### 調製方法：

1. 使用炒鍋和中型玻璃碗或大型玻璃量杯隔水加熱。在鍋中加水，水量約13～25毫米高，開中小火煮至稍微沸騰。將玻璃碗或量杯放入水中。
2. 在玻璃碗或量杯中融化⅓杯乳木果油。
3. 加入1大匙蜂蜜，融化在乳木果油中。
4. 關火，加入⅓杯甜杏仁油。
5. 將碗放入冰箱，讓內容物凝固。大約30分鐘至1小時。
6. 從冰箱中取出，用手持攪拌器打發至濕性發泡（soft peak）狀態。用抹刀將碗刮乾淨，確定沒有殘留。
7. （自選）加入2大匙無味液體橄欖皂，攪拌均勻。
8. 在剃鬚膏基底加入15滴檀香精油，攪拌20～30秒。
9. 使用金屬湯匙或抹刀，將剃鬚膏裝入一個240毫升的梅森罐或兩個120毫升的梅森罐中。
10. 蓋上蓋子、貼上標籤。
11. 存放在陰冷不潮濕的地方。

### 功效：

- 乳木果油具有神奇的保濕效果，可保護皮膚免於自由基侵害，也能治癒已經發生的氧化性損傷。
- 蜂蜜是強大的抗生素，可預防細菌入侵皮膚。剃鬚時萬一有刮傷，蜂蜜能保護傷口免於感染。
- 杏仁油很容易被皮膚吸收。
- 檀香精油有清涼、抗氧化和抗痙攣特性，可作為皮膚收斂劑，舒緩臉部肌膚。
- 檀香精油能提高專注力和穩定情緒，為剃鬚過程帶來些許禪意。
- 檀香精油中的檀香醇和乙酸檀香酯具有抗菌作用，如有傷口可給予皮膚保護。

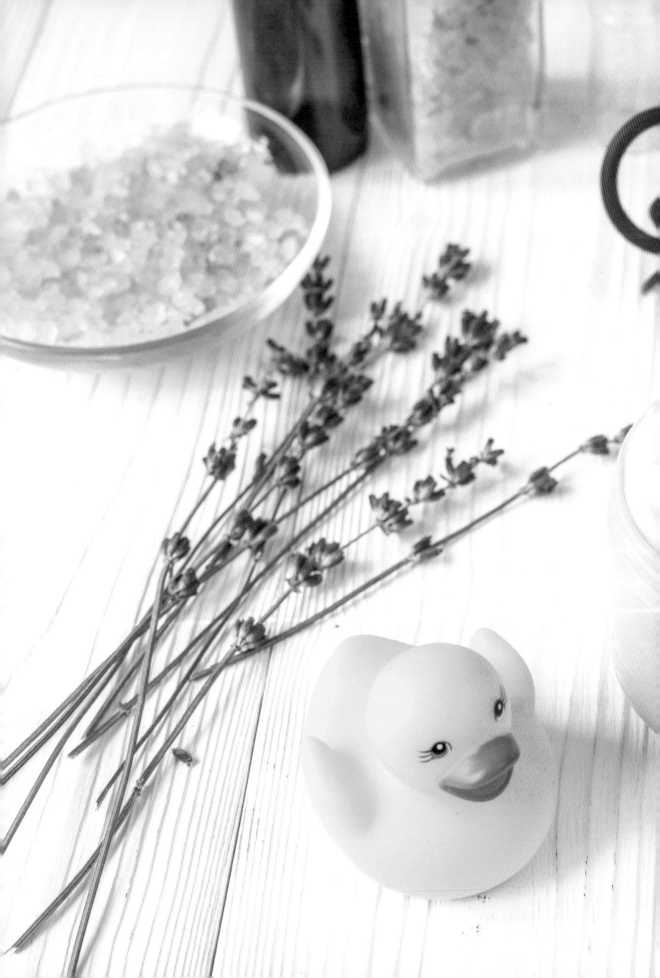

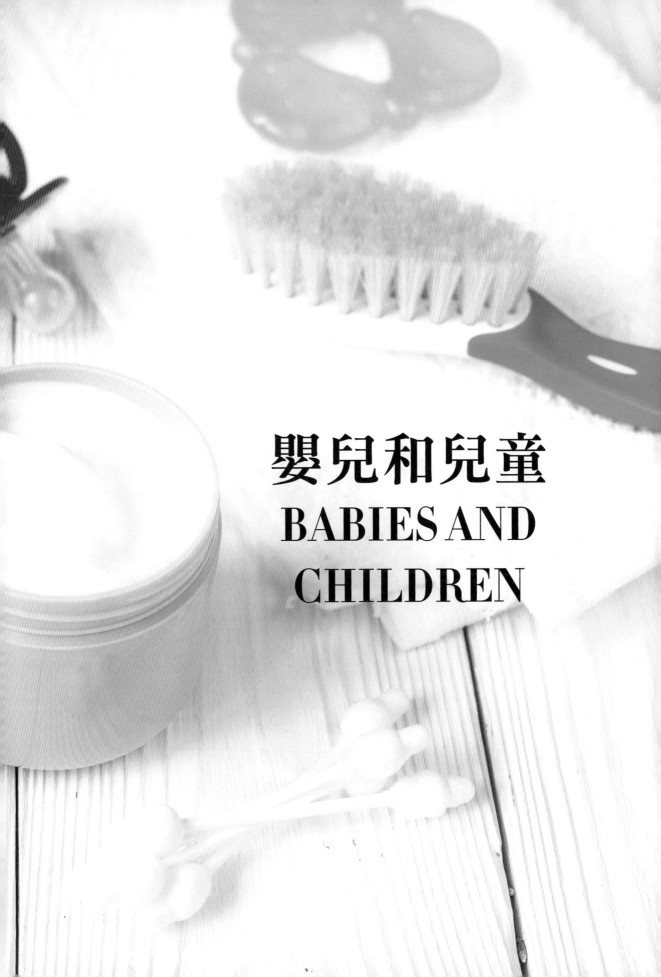

# 嬰兒和兒童
## BABIES AND CHILDREN

# 尿布疹 Diaper Rash

## 屁屁修護霜

經常更換尿布、讓嬰兒屁屁保持乾爽,是預防尿布疹的最佳方法,但有時這麼做還是不夠。尿布疹對嬰幼兒來說很痛苦,換尿布變得很困難,會讓整個家庭都不開心。屁屁修護霜能舒緩屁股疼痛,預防尿布疹。

### 材料:

½ 杯初榨椰子油

½ 杯玉米澱粉

8 滴薰衣草精油

6 滴羅馬洋甘菊精油

4 滴澳洲茶樹精油(適用於六個月以上嬰幼兒)

### 調製方法:

1. 將½杯固體初榨椰子油放入玻璃碗,使用電動手持攪拌器,攪拌至發泡狀態。過程大約10分鐘,依天氣情況而定。
2. 添加8滴薰衣草和6滴羅馬洋甘菊精油。
3. 如果孩子年齡在六個月以上,請添加4滴澳洲茶樹精油。
4. 攪拌讓精油混合均勻。
5. 加入½杯玉米澱粉,攪拌至稠度均勻的狀態。
6. 分裝至2～3個120毫升的梅森罐。

### 使用說明:

1. 雙手保持乾燥,挖取少量屁屁修護霜到手上。
2. 輕輕擦在嬰兒乾爽的臀部上。
3. 可讓嬰兒有時不穿尿布或經常更換尿布。

### 功效:

- 椰子油能舒緩皮膚,防止念珠菌在內的真菌感染。
- 澳洲茶樹精油對念珠菌和其他真菌感染也很有效。
- 薰衣草和羅馬洋甘菊精油能鎮靜皮膚,讓嬰兒放鬆。
- 薰衣草精油是一種溫和的鎮痛劑,可減輕嬰兒尿布疹的疼痛感。
- 玉米澱粉可帶走嬰兒皮膚上的水分,讓屁屁保持乾爽。

## 蘋果醋

蘋果醋具有殺菌和抗菌特性,可有效治療多種皮疹。將水和蘋果醋以1:1的比例混合,每次更換尿布時,用棉球浸泡後輕輕塗抹在屁股上。或是以1:1的比例將蘋果醋和現泡後冷卻的南非國寶茶混合,能有效舒緩尿布疹。每次更換尿布時,用棉球浸泡後輕輕塗抹在屁股上。

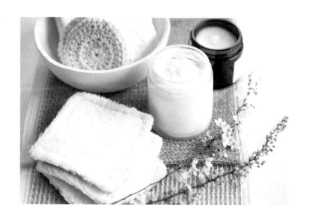

# 耳痛 Earache

## 椰子油

椰子油的中鏈脂肪酸能對抗病毒感染和細菌感染，將椰子油稍微加熱後能舒緩疼痛部位，請將油融化後用滴管小心塗抹患處。*注意，一旦耳膜受損，請先諮詢醫生，勿自行處理。

*如果要用在兒童耳朵上，請先在手腕上測試油的溫度。

## 蘋果醋

耳痛一般是耳朵感染引起，必須盡快就醫。在看醫生或讓藥物發揮藥效前，通常得花上一段時間。將1份蘋果醋和2份水倒入浴缸中，讓疼痛的耳朵進行蒸氣浴，能緩解不適並獲得療效，但要小心不要讓耳朵離蒸氣太近。這對幼兒會有效果，但不可用在嬰兒身上，如果蒸氣太熱，嬰兒可能無法適時反應。

> 三個月以下的嬰兒體溫一旦超過38°C，請致電醫生或前往急診。如果無法測得嬰兒體溫但懷疑嬰兒有發燒，請馬上去看醫生。平安總比後悔好，因為新生兒一旦發燒後果可能很嚴重。年齡較大的嬰幼兒，體溫一旦超過38.8°C，也請致電醫生。

> ### 緩解耳朵疼痛的小秘方
>
> - 在襪子放入豆子、米或粗鹽，將襪子的開口部分打結。放入微波爐加熱至溫熱（但不要太燙），在疼痛的耳朵上熱敷，也可加入薰衣草精油。
> - 用滴管吸取大蒜和毛蕊花油，放入小玻璃瓶後，把玻璃瓶放在熱水中讓油加熱。滴在手腕上測試適當溫度後，讓孩子側躺，疼痛的耳朵朝上，在疼痛的耳朵上滴兩三滴。讓孩子保持此姿勢約15分鐘，好讓油能進入耳朵。也可以將新鮮的蒜瓣切碎，加入幾大匙橄欖油用小火加熱，做成蒜油。不要讓油冒煙。油一傳來香味就關火，冷卻至不熱的程度。使用前仔細過濾蒜瓣，多餘的蒜油可放入冰箱冷藏。
> - 輕輕按摩耳後至頸部，有助於排出多餘的液體。
> - 讓哺乳期的嬰兒多喝奶。吸吮動作能緩解耳痛，而母乳能增強免疫系統，以對抗引起疼痛的各種因素。

*毛蕊花大蒜耳油，請參考第86頁。*

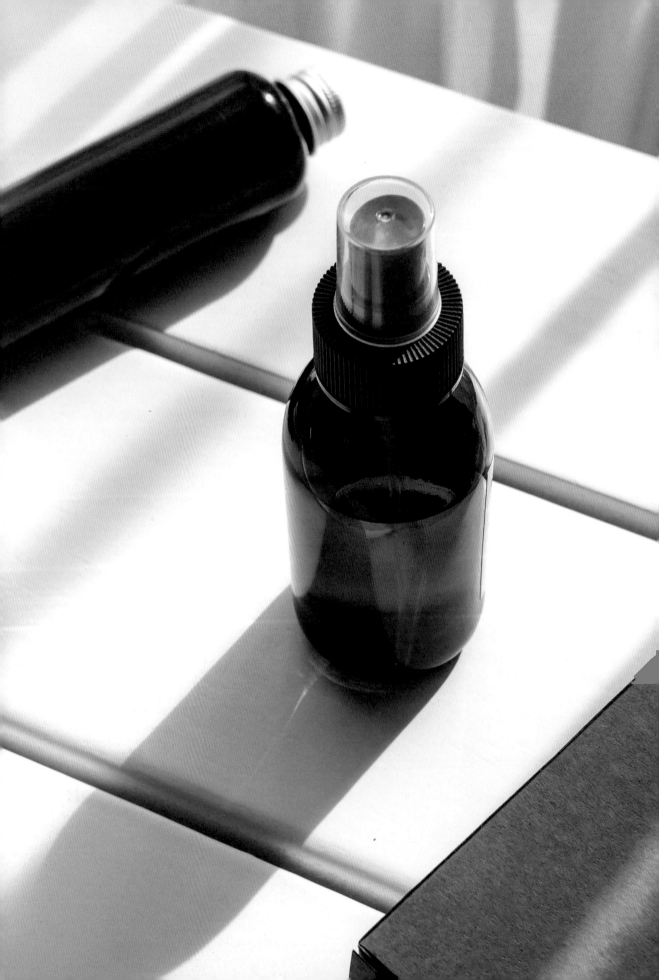

# 頭蝨 Head Lice

## 蘋果醋

如果無法取得非處方驅蝨劑或可能傷害皮膚，請嘗試用全濃度蘋果醋沖洗頭髮，然後讓頭髮自然風乾。這麼做會殺死成年頭蝨，並溶解將蟲卵與毛髮黏在一起的黏液。或用洗髮精洗頭後，在頭髮塗上橄欖油，就能看到頭髮上殘餘的頭蝨或蟲卵；用梳子將頭蝨去除後，再洗一次頭。每天重複此步驟，直到頭蝨完全消失。

## 驅蝨劑

在480毫升的玻璃噴霧瓶中裝入蒸餾水。加入30滴澳洲茶樹精油、5滴尤加利精油、5滴胡椒薄荷精油，再加入10滴自選天竺葵、薰衣草、肉桂葉或百里香精油，最後加入金縷梅填滿。輕輕搖晃後，噴在頭皮和頸後，也能噴在帽子、圍巾、梳子和其他可能將蝨子帶回家的東西上。如果噴霧瓶比較小或不需要做那麼大量，可以將配方減半。

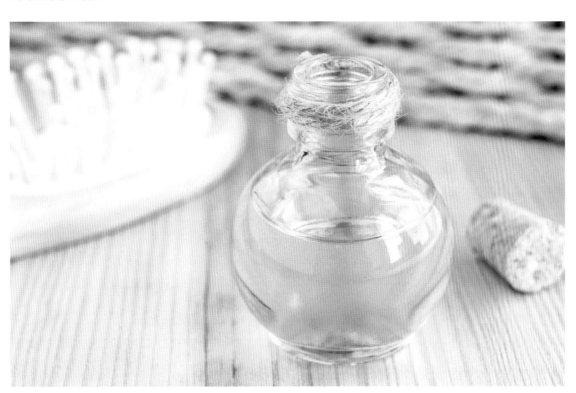

# 喉嚨痛 Sore Throat

## 舒緩喉嚨漱口水

對於年齡大到可以安全漱口的兒童來說，這是個有效的療法，但嬰幼兒不適用。

材料：

1 份百里香藥草或迷迭香
1 份金盞花
1 份豬殃殃藥草
½ 份鹽
2 杯熱水

作法：

1. 以等量的藥草或上述任何一種藥草製作浸泡液（參考第194頁）。
2. 將藥草放在容器中，倒入熱水，蓋上蓋子浸泡15分鐘。
3. 過濾後，加鹽攪拌。
4. 用來漱口，直到漱口水用完為止。突然喉嚨痛時，每天重複2～3次或每小時漱口一次。

喉嚨痛通常只是開始，接下來便是更強烈的免疫攻擊。這款漱口水中的精油，具有強大的抗病毒和抗細菌效果。

## 蜂蜜檸檬薑糖

這些小糖果也能當作潤喉糖。用蜂蜜取代加工過的糖，並加入醋和檸檬汁，比大多數商店購買的潤喉糖更健康，而且味道很好，讓你更願意嘗試。嬰幼兒可能有噎到的危險，請避免食用。

以下材料可製作480克薑糖。

材料：

½ 杯水
7.5 公分生薑根，去皮切丁
1 杯蜂蜜
2 大匙蘋果醋
2 茶匙鮮榨檸檬汁
½ 茶匙滑榆粉（自選）

作法：

1. 在烤盤上鋪上烘培紙，稍微噴點食用油。
2. 小平底鍋中放入水和生薑，煮半小時後過濾，保留液體。（可將用過的薑片拌糖後，放在烤盤上風乾，當作薑糖享用。）
3. 在中型平底鍋中，倒入薑汁、蜂蜜和醋。用金屬勺攪拌，直到蜂蜜液化。
4. 停止攪拌並插入煮糖溫度計，開火至沸騰。如果鍋子的邊緣形成糖晶體，請用濕糕點刷擦掉。
5. 糖漿達到150°C時關火，此時已是接近完成的硬裂紋階段（hard crack stage）。靜置冷卻，不再沸騰後，加入檸檬汁攪拌。
6. 加快動作，使用½茶匙的量匙讓糖漿滴在鋪了烘培紙的烤盤上，糖漿之間保留一點空間，視需要撒上滑榆粉，至少冷卻半小時。室溫下可保存約一週，或冷藏以延長保存期限。

---

### 緩解喉嚨痛的小秘方

- 用鹽水漱口
- 吃一小勺生蜂蜜（一歲以下的嬰兒不可食用蜂蜜）
- 邊洗熱水澡邊吸入蒸氣
- 多喝溫水
- 慢慢喝杯生薑、甘草根、薑黃或洋甘菊茶

---

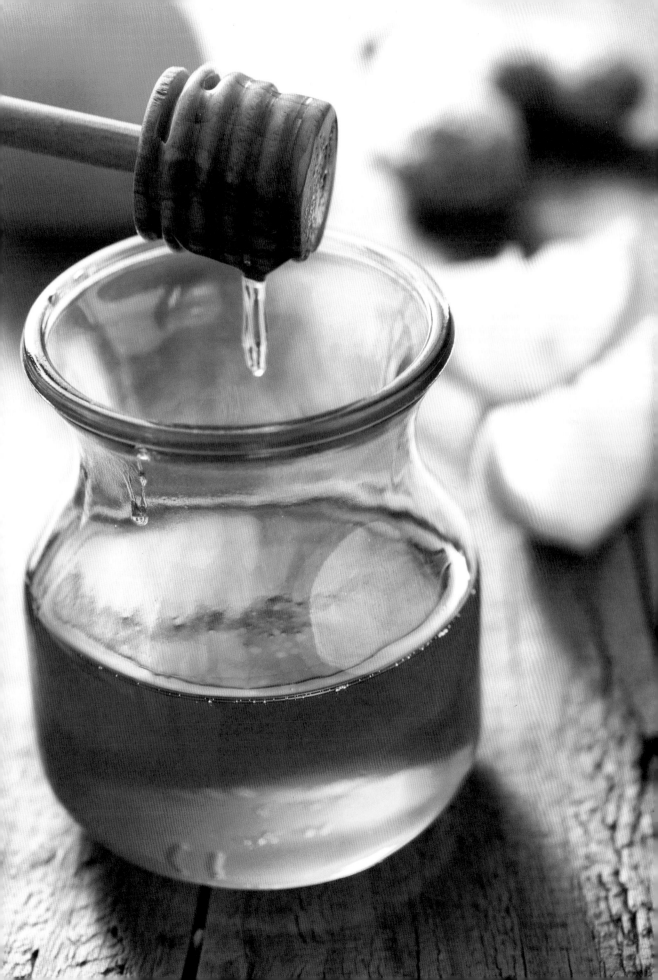

# 長牙 Teething

## 長牙平靜冰棒

**材料：**

1 份綠薄荷葉

1 份茴香籽

1 份小白菊藥草

**作法：**

1. 以等量的藥草製作浸泡液（參考第194頁），加入少量蜂蜜*，或加入切碎的芒果或桃子等水果。

2. 倒入冰棒模具中冷凍後食用，能有效緩解牙痛和喉嚨痛。（如果孩子還沒開始吃固體食物，請用水果泥取代水果。）

*如果孩子未滿一歲，請勿使用蜂蜜。

---

### 簡易安撫奶嘴

- 生薑根去皮切片後擦在嬰兒的牙齦上，可減少發炎。

- 將丁香與椰子油混合，放入冰箱冷藏後，擦在嬰兒的牙齦上。丁香有緩解疼痛的效果。

- 將毛巾浸濕，冷藏至冰涼狀態後，讓嬰兒咀嚼以舒緩牙齦不適。

- 將胡蘿蔔放入冰箱冷藏後，拿給孩子啃。不要用小胡蘿蔔，因為嬰兒的小手更難抓握，反而容易噎到。

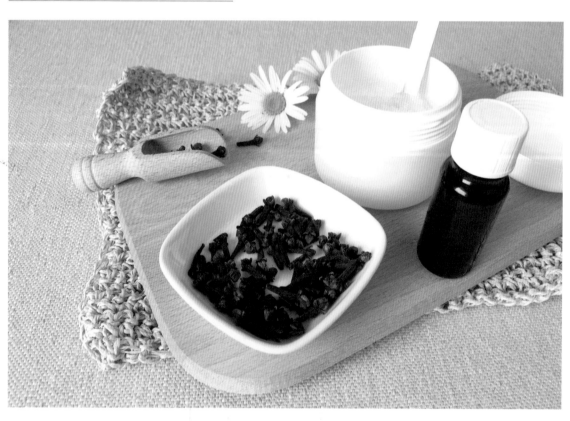

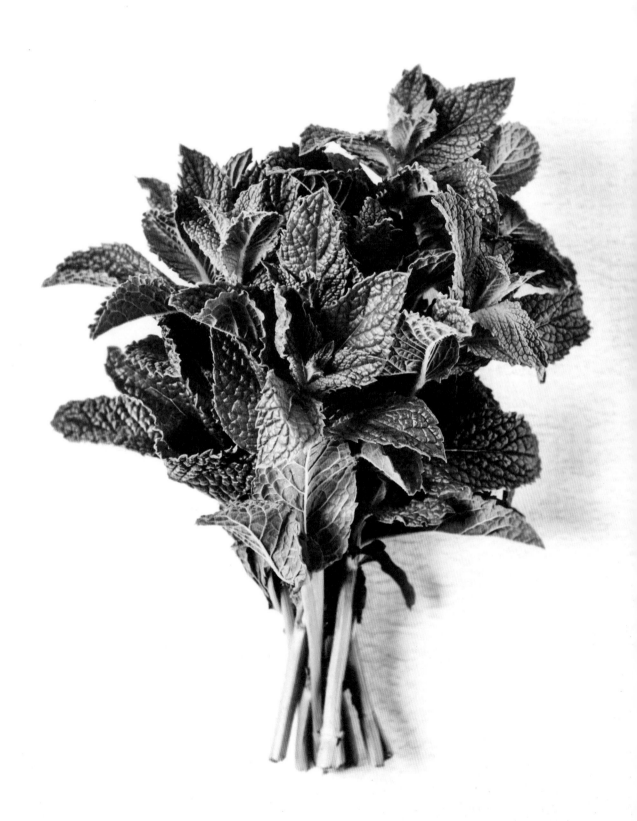

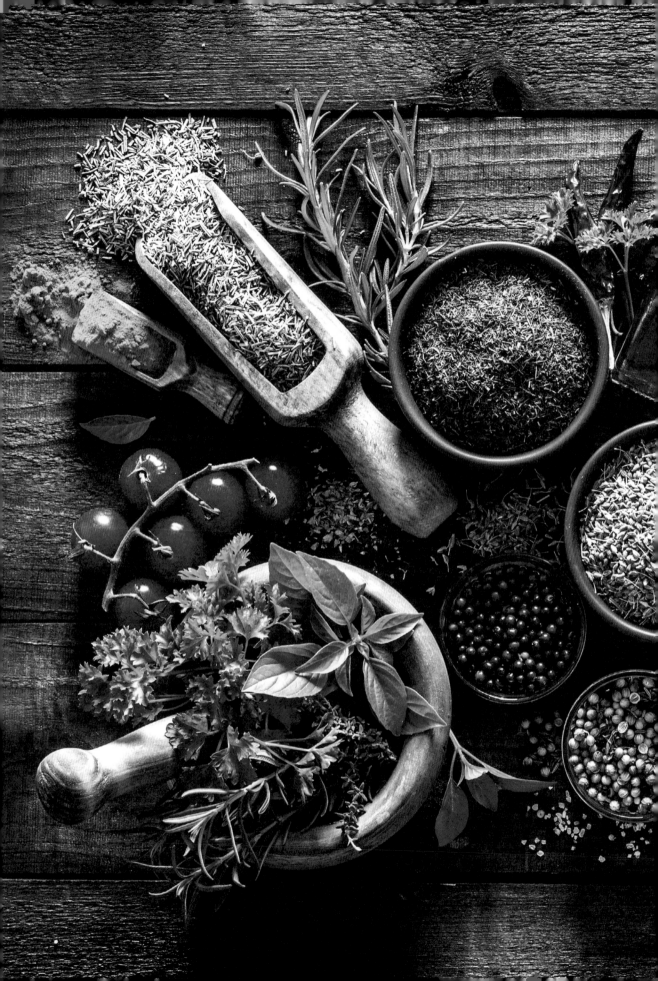

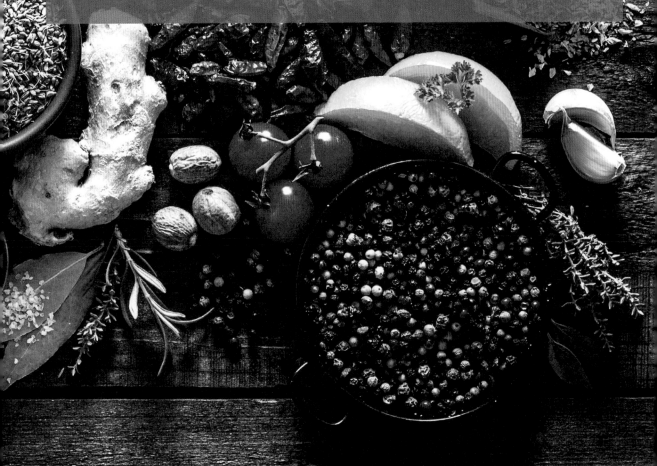

第二單元

# 治療藥草、香料和超級食物

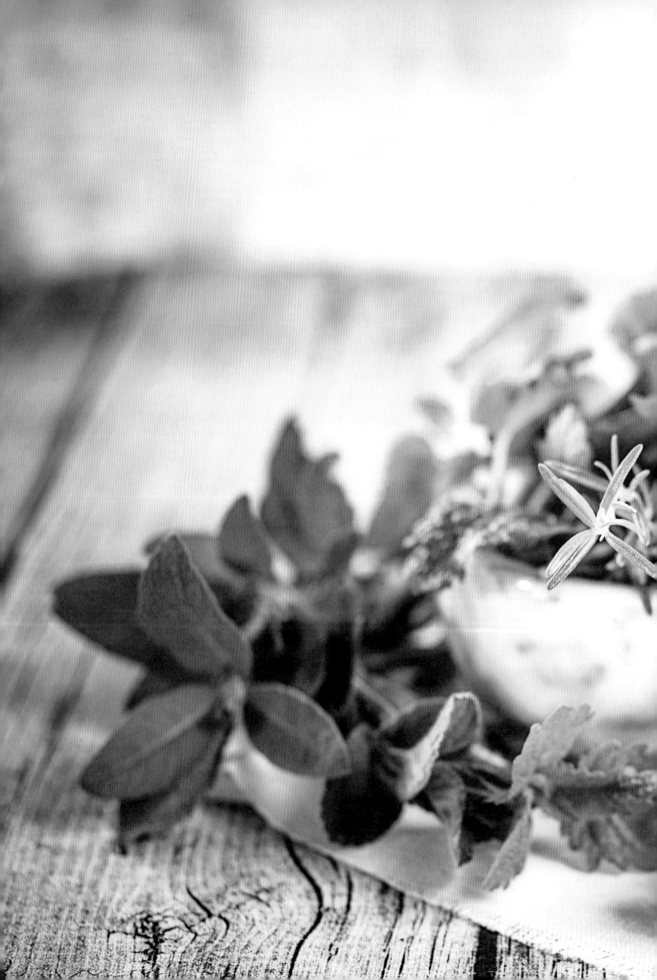

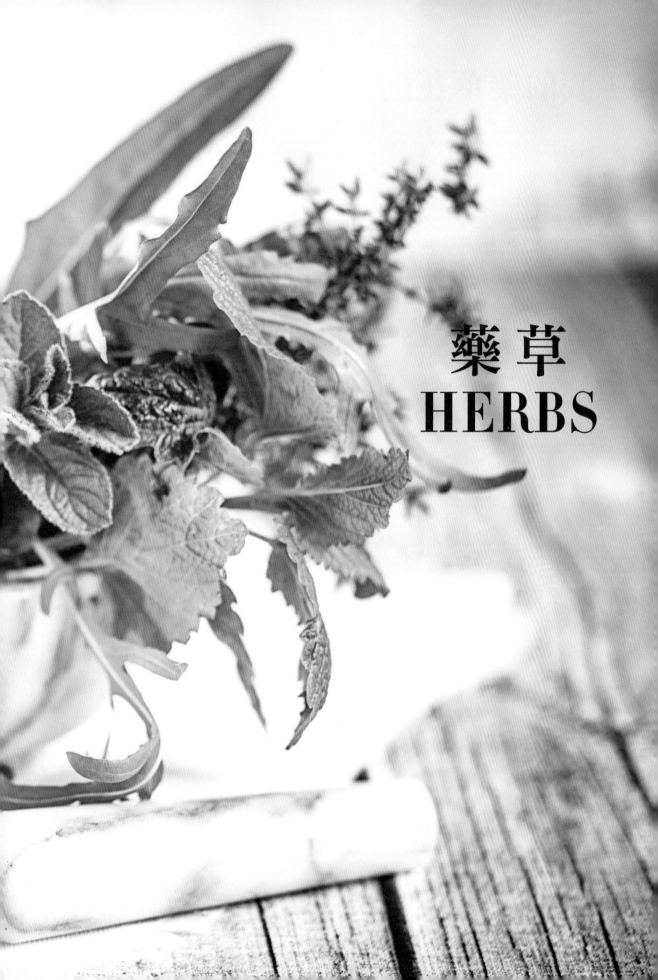

藥草
HERBS

# 我的藥草花園

## 藥草花園設計

決定要種植哪些植物、選好了地點，接下來就輪到要如何設計花園了。在進行翻土、放置花床、添加堆肥和修正等工作之前，可先在紙上進行設計，思考你想要的花園形狀、大小，要不要把花床架高等細節。

　　藥草園的設計可以簡單也可以複雜。將花園想像成一個空白的調色盤，依照個人需求和願望，去混搭各種顏色、情緒和思考。考慮花園空間安排時，不妨想像自己正在進行大地雕刻。你就是大地雕塑家！以下有幾個特別的點子提供參考，希望能激發你源源不斷的創意。

## 月亮花園

月亮花園是將花床像一輪新月的形狀擺放，中間則穿插幾條步道。月亮花園能涵蓋適合女性月經週期使用的植物，以及會長出白色葉子和白色花朵的植物。月亮花園讓人容易徜徉其中：夜晚可以在花園散步欣賞美景，尤其是在月亮出來的時候。根據《農夫年鑑》（Farmer's Almanac），月亮負責農活的古老習俗，源自於人們相信月亮主宰水分的簡單信念。公元一世紀的羅馬博物學家老普林尼（Pliny the Elder）在《自然史》（Natural History）一書中曾提到，月亮「會填滿地球；月亮靠近地球時，會填滿所有的水域，月亮遠離時，則會清空水域。」

## 曼陀羅花園

曼陀羅花園是以多個圓形擺設花床的方式，例如花床從圓心向外綻放排列。特定顏色的植物有固定的位置，而某些植物會在固定的時間開花。傳統上，在後院的小型藥草園中，多年生植物會組成花園的結構或「骨架」，而一年生植物則會填滿剩下的空間。由於每年都會種植一年生植物，因此在種植前或收成後有時會出現閒置的區域。然而，即使有些地方暫時沒有種植一年生植物，這樣的整體設計也能讓花園感覺生意盎然。多年生植物每年都會越長越高大，因此務必預留生長空間。

## 藥輪花園

藥輪花園是一個圓形的花園，通常分為四個

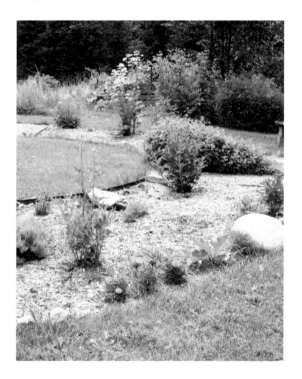

象限，東西南北四個羅盤方位各一。在世界各地的文化中，這四個方向都有與之對應的意義和象徵。

舉個簡單的例子，東方代表新的生命、誕生、開始和早晨。南方代表火、熱、生命的中期和熱情。北方代表老年、寒冷和冬天。西方代表一天的結束、睡眠、恢復活力和死亡。我在設計和種植藥輪花園時，擷取了各種傳統（主要是以大地為基礎的精神）的涵義並融入了個人的想法。

等你研究過世界各地的藥輪，理解四個方位的象徵意義，並思考何者對自己有意義後——也許來自跟你有共鳴的家族傳統、儀式或象徵——就可以開始賦予植物有意義的連結。將這些因素和花園的空間都考慮進去，再來選擇要種植哪些植物。這種類型的花園是神聖的空間，也是充滿藝術感的計畫。量身打造的花園完全屬於自己，過程是非常令人開心的。

藥草（尤其是多年生植物）生長的速度很快，請確保每個藥草都有足夠的空間，並在地面上鋪上木屑或稻草或任何你喜歡的覆蓋物。

以下是根據羅盤方位安排植物的建議：
**東方**：益母草、金盞花、鼠尾草、薰衣草、貓薄荷、聖約翰草
**南方**：紫錐菊、百里香、貫葉澤蘭、黃耆
**北方**：巴西利、檸檬香茅、奧勒岡、羅勒、大黃
**西方**：纈草、檸檬香蜂草、洋甘菊、小白菊、聖羅勒

就我個人而言，這些藥草與我之前提到的方位相呼應，可用於生命的不同階段，以及一天的不同時刻。藥輪花園除了種植藥草，收集石頭放在周圍也十分有趣，可用石頭做出邊界，或是能坐在上面的樹樁，圍起一片草地或祭壇或經幡等。你擁有非常多的選擇，享受這個過程！

如果你想深入了解藥輪的世界，並將藥輪融入生活之中，可參考E・貝瑞・卡瓦什（E. Barrie Kavasch）所寫的《藥輪花園：為治癒、慶祝和寧靜創造神聖空間》（*The Medicine Wheel Garden: Creating Sacred Space for Healing, Celebration, and Tranquility*）一書。

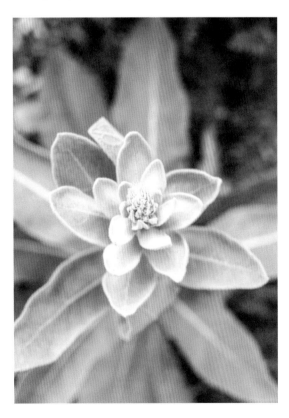

# 懷孕期間應避免的藥草

很少有藥草會在懷孕期間導致不良副作用，然而懷孕期間應該將指導原則謹記在心。避免攝取會促進月經的藥草（調經劑）；避免攝取促進消化的強烈苦味藥草，因為會增加消化道的肌肉收縮；避免使用抗寄生蟲藥和緩瀉藥草。這些藥草太刺激了，不適合孕婦使用。懷孕期間使用任何藥草，應諮詢藥草師尋求具體建議。以下是懷孕期間不應攝取的常用西方藥草清單。有些藥草適用與否取決於劑量或個人狀況，則不在此列。

- 山金車（學名：*Arnica montana*）
- 伏牛花（學名：*Berberis vulgaris*）
- 楊梅（學名：*Myrica cerifera*）
- 顛茄（學名：*Atropa belladonna*）
- 黑升麻（學名：*Cimicifuga racemosa*）
- 血根草（學名：*Sanguinaria canadensis*）
- 藍升麻（學名：*Caulophyllum thalictroides*）
- 布枯（學名：*Agathosma betulina*）
- 加州罌粟（學名：*Eschscholzia california*）
- 小榭樹（學名：*Larrea divaricata*）

- 款冬（學名：*Tussilago farfara*）
- 康復力（學名：*Symphytum officinalis*）
- 當歸（學名：*Angelica sinensis*）
- 小白菊（學名：*Tanacetum parthenium*）
- 人參（學名：*Panax、Eleutherococcus*）
- 金印草（學名：*Hydrastis canadensis*）
- 白屈菜（學名：*Chelidonium majus*）
- 杜松（學名：*Juniperus Communis*）
- 甘草（學名：*Glycirrhiza glabra*）
- 麻黃（學名：*Ephedra sinica*）
- 槲寄生（學名：*Viscum album*）
- 沒藥（學名：*Commiphora molmol*）
- 肉荳蔻（學名：*Myristica fragrans*）
- 巴西利（學名：*Petroselinum crispum*）
- 普列薄荷（學名：*Mentha pulegium*）
- 美洲商陸（學名：*Phytolacca decandra*）
- 芸香（學名：*Ruta graveolens*）
- 鼠尾草（學名：*Salvia officinalis*）
- 北美擦樹（學名：*Sassafras albidum*）
- 金雀花（學名：*Sarothamnus scoparius*）
- 番瀉葉（學名：*Cassia senna*）
- 菊蒿（學名：*Tanacetum vulgare*）
- 北美香柏（學名：*Thuja occidentalis*）
- 野胡蘿蔔（學名：*Daucus carota*）
- 苦艾（學名：*Artemisia absinthium*）

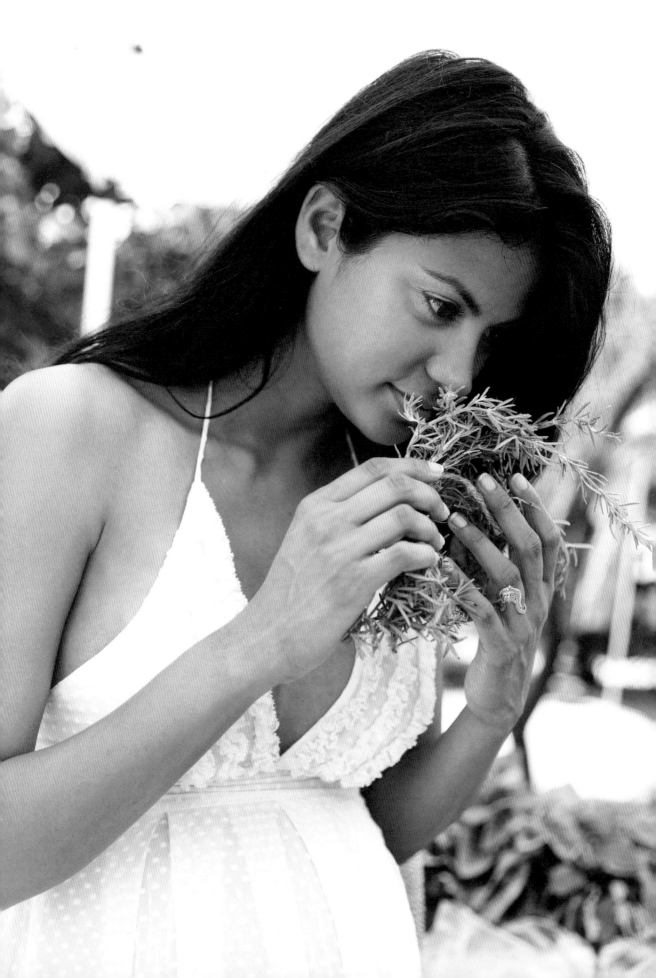

# 藥草的特性和作用

以下為藥草特性和作用說明，並列舉相關藥草。

**墮胎劑：**會導致流產，或對胎兒造成傷害。
例如：藍升麻、艾草、普列薄荷。

**適應原：**幫助身體適應並調節身心靈壓力，有助於保持平衡和維持體力。
例如：黃耆、南非醉茄、人參、刺五加。

**改善體質：**血液淨化、清潔、重建、滋補，幫助身體處理有毒物質並吸收營養。
例如：牛蒡、康復力、蕁麻、車前草。

**鎮痛劑：**減輕疼痛。
例如：洋甘菊、美黃芩、纈草。

**止痛劑：**緩解疼痛（見鎮痛劑）。

**抗關節炎：**減緩發炎和關節疼痛，減少關節退化。
例如：薑黃、杜松、黑升麻。

**抗細菌：**抑制或破壞細菌和病毒的生長。
例如：紫錐菊、土木香、大蒜、金印草。

**化痰劑：**減少黏液的產生。
例如：接骨木、毛蕊花、鼠尾草。

**解熱劑：**降溫以減少或預防發燒。
例如：貫葉澤蘭、羅勒、繁縷。

**抗憂鬱：**緩解憂鬱，給予神經系統支持。
例如：檸檬香蜂草、燕麥頂端、聖約翰草。

**止吐劑：**預防嘔吐。
例如：洋甘菊、生薑、胡椒薄荷。

**抗真菌：**抑製或破壞真菌的生長。
例如：大蒜、澳洲茶樹、西洋蓍草。

**抗發炎：**減少發炎。
例如：卡宴辣椒粉、洋甘菊、薑黃、西洋蓍草。

**抗結石：**預防腎結石。
例如：玉米鬚、碎石根、繡球花。

**抗微生物：**減少微生物生長，與抗細菌相同。

**抗氧化劑：**防止自由基的傷害。
例如：黃耆、生薑、鼠尾草、薑黃。

**抗寄生蟲：**殺死寄生蟲。不可過量使用。
例如：丁香、土木香、苦艾、大蒜。

**殺菌劑：**清潔皮膚以防止微生物和感染。
例如：金盞花、鼠尾草、車前草、西洋蓍草。

**解痙劑：**減少肌肉痙攣，放鬆肌肉。
例如：洋甘菊、抽筋樹皮、卡瓦胡椒、纈草。

**鎮咳劑：**緩解咳嗽。
例如：土木香、款冬、罌粟、百里香。

**抗腫瘤：**抑制腫瘤的生長。
例如：黃耆、牛蒡、紫錐菊、大蒜、紅花苜蓿。

**抗病毒：**增強免疫系統並抑制病毒生長。
例如：接骨木、檸檬香蜂草、大蒜、紫錐菊、奧沙根。

**春藥：**調節生殖器官、刺激性慾。
例如：黃耆、人參、達米阿那、牛蒡。

**收斂劑：**收縮組織，用於治療腫脹、出血和黏膜。
例如：毛蕊花、覆盆子、鼠尾草、西洋蓍草。

**苦味劑：**促進膽汁分泌刺激消化。
例如：牛蒡、蒲公英、益母草、西洋蓍草。

**支氣管擴張：**放鬆支氣管肌肉，使呼吸更順暢。
例如：洋甘菊、土木香、胡椒薄荷、百里香。

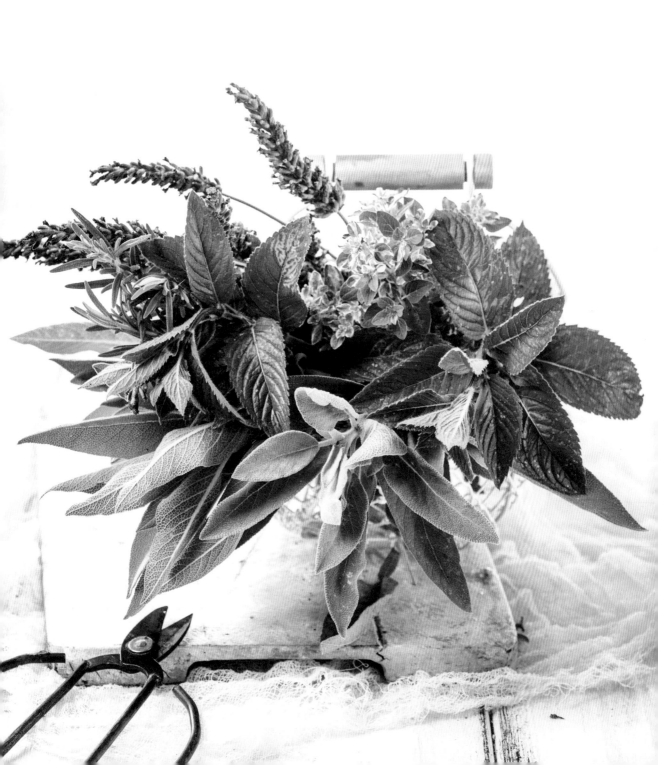

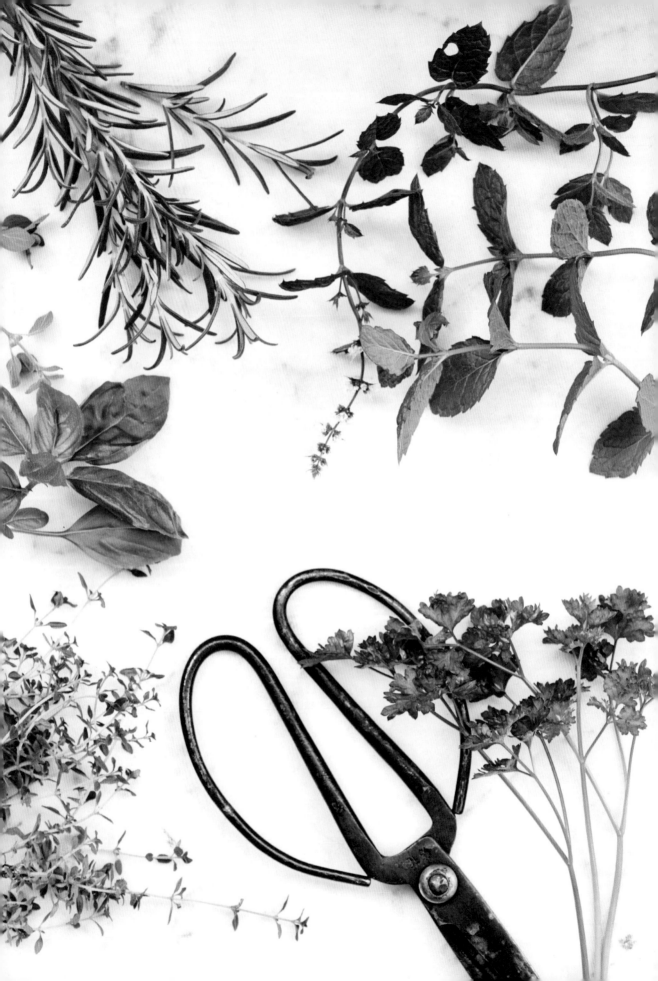

**鎮靜：**鎮靜神經系統。

例如：洋甘菊、啤酒花、薰衣草、纈草。

**排氣：**排出腸胃氣體，舒緩腸胃不適。

例如：茴香、生薑、胡椒薄荷。

**利膽劑：**促進膽囊流出膽汁，兼具瀉藥特性。

例如：牛蒡、蒲公英、金印草。

**促進膽汁分泌：**刺激肝臟分泌膽汁。（見苦味劑和利膽劑）。

**緩和劑：**舒緩和修復黏膜。

例如：藥署葵、康復力、滑榆、牛蒡、葫蘆巴。

**發汗劑：**促進出汗。

例如：接骨木、胡椒薄荷、西洋蓍草。

**利尿劑：**增加和刺激排尿。

例如：牛蒡、蒲公英、接骨木、蕁麻、巴西利。

**通經劑：**改善月經不順。

例如：藍升麻、普列薄荷、西洋蓍草。

**催吐劑：**引起嘔吐。

例如：血根草、吐根、北美山梗菜。

**潤膚劑：**保護、舒緩和軟化皮膚。

例如：杏仁油、杏桃油、芝麻油和橄欖油。康復力根、滑榆、繁縷。

**祛痰劑：**排出黏液。

例如：康復力、土木香、款冬、毛蕊花、歐夏至草。

**催乳劑：**增加乳汁分泌。

例如：聖薊、茴香、蒲公英、紫花苜蓿、燕麥頂端。

**強心劑：**維護和加強心臟功能。

例如：山楂、益母草。

**止血藥：**停止流血。

例如：卡宴辣椒粉、毛蕊花、金印草、皺葉酸模。

**保肝劑：**維護正常的肝功能。

例如：牛蒡、蒲公英、薑黃。

**降血壓：**降低血壓。

例如：大蒜、生薑、山楂、益母草。

**免疫調節：**增強免疫系統。

例如：黃耆、紫錐菊、大蒜、聖約翰草。

**緩瀉劑：**促進排便。

例如：蒲公英、皺葉酸模。

**利淋巴：**清潔和加強淋巴系統。

例如：牛蒡、金盞花、毛蕊花、紅花苜蓿。

**滋養神經：**鎮定神經。

例如：洋甘菊、益母草、纈草。

**補充營養：**滋養和加強整個系統。

例如：牛蒡、蒲公英、蕁麻、車前草。

**鎮靜劑：**放鬆神經系統。

例如：纈草、洋甘菊、貓薄荷、美黃芩。

**刺激生理運作：**增加能量。

例如：紫錐菊、人參、蒲公英、土木香、鼠尾草。

**胃藥：**見苦味劑和滋補劑。

**滋補劑：**促進身體或特定系統功能，提升更深層次的能量。

例如：蕁麻、蒲公英、牛蒡、人參、美黃芩。

**傷藥：**促進傷口和受刺激組織的癒合。

例如：蘆薈、康復力、金盞花。

# 蘆薈 Aloe Vera

## 對健康的益處

蘆薈含有大量人體所需的維生素，包括A、C、E、B1、B2、B6和B12，且含有許多礦物質，如鈣、鈉、鐵、鎂、鉀和銅，族繁不及備載。蘆薈中有超過75種活性成分，包括維生素、礦物質、胺基酸和有機化合物。蘆薈雖然外觀多刺，對健康卻是好處多多。蘆薈含有一種名為蘆薈多醣體（aceman-nan）的多醣，已知具有抗病毒特性，能緩解胃腸道問題並增強免疫系統。蘆薈還含有20種胺基酸，其中7種是必需脂肪酸。蘆薈含有多種營養成分，這些成分如何促進健康？對你有什麼幫助？

## 終極皮膚療法

在曝曬太陽數小時後，身體紅得就像隻煮熟的龍蝦，蘆薈能修復我們皸裂、燒傷、脫皮的身體，有助於治癒皮膚受到刺激所引起的疹子！蘆薈凝膠外用時，除了休假換來的曬傷，也能有效治療各種皮膚狀況，包括唇皰疹、燒傷、擦傷和牛皮癬。

蘆薈可作為一級和二級燒傷的外用藥，證實有其療效。蘆薈的功效備受肯定；美國

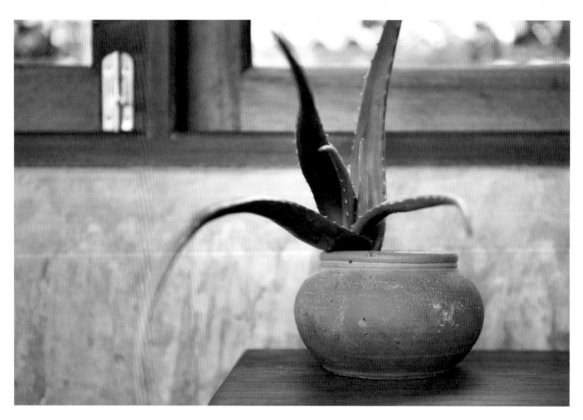

食品藥物管理局於1959年批准了用於皮膚燒傷的蘆薈軟膏，從那時起我們就習慣將蘆薈塗抹在身體上。事實上，有四項研究發現，與傳統療法相比，蘆薈可將燒傷的癒合時間縮短九天；不過，關於蘆薈治療傷口的研究則尚無定論。

## 減少牙菌斑

你沒看錯，蘆薈凝膠也能對牙齒發揮功效。研究發現，與使用一般漱口水的人相比，使用蘆薈汁漱口的人，四天後，蘆薈在減少牙菌斑方面與含有氯己定（chlorhexidine）的產品一樣有效。另一項更久的研究，也證實了同樣的結果。蘆薈能夠殺死口腔中形成牙菌斑的變形鏈球菌以及酵母白色念珠菌。蘆薈實在太棒了！

　　雖然一般漱口水大都有薄荷味、味道宜人、來不及刷牙時可取代牙膏，但也有許多副作用：牙齒變黃、牙垢增加、口腔乾燥、漱口時可怕的燒灼感，以及漱口後不能馬上喝柳橙汁。這就是你該從漱口水改用蘆薈汁的原因。

## 抗衰老

如果你是注重美容養生的人，何不試試蘆薈呢？一項較小的研究發現，45歲以上的女性將蘆薈凝膠塗抹在臉上90天後，臉上的膠原蛋白增加了，皮膚彈性也獲得改善。

　　膠原蛋白存在於肌肉、骨骼、肌腱、皮膚、消化系統，甚至血管中，是人體最豐富的蛋白質，能幫助皮膚維持彈性和緊緻。膠原蛋白有助於皮膚重建，讓臉部不鬆垮，讓我們保持年輕。然而，隨著年齡增長，膠原蛋白會減少並導致皺紋、皮膚鬆弛、鳥仔腳和沒有人想要的結果。補充含有膠原蛋白的產品，例如蘆薈，能幫助我們減少皺紋、越老越美。誰不想要？

## 向口腔潰瘍說再見

你是常有口腔潰瘍的人嗎？口腔潰瘍時該怎麼辦？口腔的疼痛實在讓人討厭，而且經常持續長達一個多星期。嘴巴痛一個星期真的很痛苦。研究顯示，蘆薈是治療口腔潰瘍的可行方法，甚至能加速癒合過程。在患處使用蘆薈貼片可有效減少潰瘍的程度。另一項研究發現，蘆薈不僅能加速癒合過程，還會減輕疼痛程度。

# 金盞花 Calendula

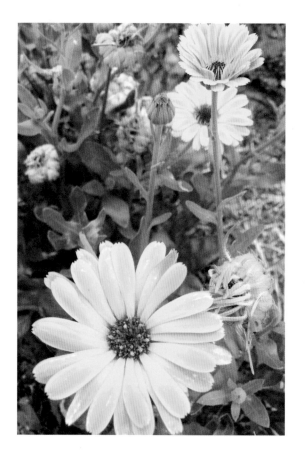

藥草的新手經常被三個可互換的名稱混淆，英文裡的English marigold、pot marigold、calendula指的都是同一種植物。不過要注意的是，可食用的藥用金盞花與法國萬壽菊（French marigold）是不同的植物，兩者雖然都屬於雛菊科，但後者有不同的拉丁學名*Tagetes patula*，而且藥用有限。金盞花以耐寒且易於種植而聞名，還能抵禦花園的蚜蟲。夏季盛開時可採集充滿活力的橙黃色花瓣，加入沙拉中食用，或乾燥後當作藥草使用。

**成分：**精油、類黃酮（槲皮素、芸香苷）、三萜（皂苷）、類胡蘿蔔素、苦味質、多醣

**藥效：**金盞花是一種殺菌劑、消毒劑和傷口癒合劑。我習慣在旅行時帶著金盞花酊劑，針對開放性傷口的家庭急救時，也具有殺菌和外傷療效。金盞花具有抗發炎、收斂、抗微生物、殺菌、類膽鹼藥、通經、發汗、助消化、止血、苦味、化痰、抗真菌、解痙、抗細菌、驅蟲和增強免疫功能。

**應用：**浸泡液、酊劑、敷料、浸泡油、藥草浴、乳霜、藥膏、漱口水、糖漿、熱敷、噴霧

金盞花是治療傷口的首選，能減少發炎和刺激並預防感染。開放性傷口可使用酊劑或乳霜，金盞花可促進傷口癒合和殺菌，效果卓越。金盞花能加速組織的表皮形成，促進皮膚癒合，並預防開放性傷口、抓傷和潰瘍引起的感染。我會將金盞花用於皮膚的外傷，取代Polysporin這類非處方藥膏。金盞花能殺菌、加速傷口癒合，可作為基礎霜，額外添加酊劑或精油即可量身訂做乳霜。

金盞花具有內部和外部殺菌功能，其抗菌特性針對體內免疫和皮膚感染都有效果，例如香港腳、膿瘍、唇皰疹和導致帶狀皰疹的病毒。

為嬰兒的乳痂準備金盞花浸泡油，輕輕地將油按摩因分泌過多皮脂而形成的鱗狀硬皮疹。大約一天後，結痂便會變乾並與頭皮分離，能輕易從頭皮去除。

用金盞花製作乳霜、敷料、藥草洗劑或浸泡油，可用於治療乾燥、龜裂的腳後跟

皮膚，甚至能減少發炎，讓哺乳而磨破的乳頭立即癒合。乳腺炎發炎、腮腺炎或腺體發炎，請準備敷料。

- 抗發炎和殺菌：以敷料或沖洗液，用於腫脹、曬傷、皮疹、潰瘍、傷口、瘡。
- 洗眼液：為眼睛發炎、結膜炎和季節性過敏準備浸泡液。
- 帶有苦味的滋補劑，可促進消化、改善肝功能和膽汁流量：準備酊劑或茶。
- 止血：內服外敷。
- 過敏和鼻竇充血：與蕁麻、車前草和一枝黃花混合後泡茶或製作酊劑，具有抗組織胺藥物的作用。

- 香港腳或頑強的腳趾甲感染：與其他殺菌藥草如奧勒岡混合後泡腳，具有抗真菌功效。
- 靜脈曲張：跟覆盆子一起製作敷料。
- 鏈球菌、扁桃腺發炎、鵝口瘡和牙齦疼痛、流血：用浸泡液或酊劑漱口。
- 拉肚子時有止瀉、收斂作用：使用酊劑或強浸泡液。
- 念珠菌感染和白帶：準備等量的金盞花、百里香和洋甘菊製作浸泡液，作為局部清洗液。

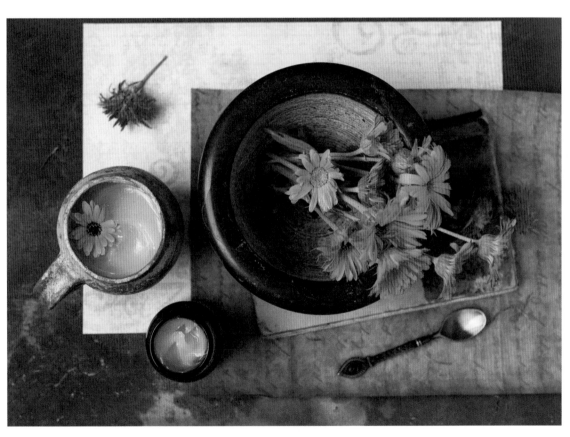

# 洋甘菊 Chamomile

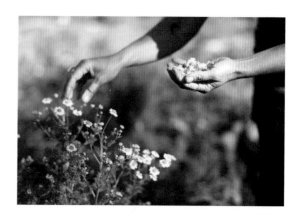

洋甘菊是值得多了解、使用和種植的藥草，應視為藥草櫃中的必備元素。它效果溫和，對身體好處多多，包括促進消化，減輕焦慮、失眠、疼痛，以及促進荷爾蒙分泌。

許多種類的洋甘菊藥效相同可交換使用，包括野生洋甘菊、德國洋甘菊和羅馬洋甘菊。德國洋甘菊（也稱為藍色洋甘菊）則含有較高濃度的天藍烴（azulene）。

洋甘菊可長到60公分高，葉子纖細如縷（仔細查看葉子和花頭以正確辨識）。仔細觀察花朵和花的中心；極具特色的黃色中心被一排白色花瓣包圍。洋甘菊和同花母菊的葉子不太一樣，同花母菊更矮小，沒有花瓣（但葉子相似）。小白菊則有類似的花瓣，但葉子更厚、更飽滿。

洋甘菊整個春季和夏季都會開花，花頭可藥用，通常在開花數天後採集，以保有最高濃度的化學成分。味道苦澀，伴有植物特有的芳香氣味。

**成分：**精油（天藍烴、母菊天藍烴和沒藥醇）、類黃酮（芹菜素、槲皮素、芹菜苷、芸香苷）、香豆素、單寧、苦糖苷。針對消化道、生殖道和泌尿道的抽痛和痙攣，天藍烴和母菊天藍烴精油都能提供強大的殺菌和抗發炎效果，而且具有抗過敏效果。

**藥效：**放鬆、驅風劑、解痙劑、化痰劑、抗微生物、殺菌、消化苦味劑、傷口癒合劑、抗發炎

**應用：**浸泡液、酊劑、敷料、浸泡油、熱敷、乳霜、藥膏、蜂蜜、護髮、沖洗、身體護理、膠囊

洋甘菊傳統上常被用於治療兒童絞痛、焦慮、過動和失眠。小劑量的洋甘菊茶或酊劑，能將孩子哄入夢鄉，洋甘菊也能適當舒緩成年人的緊張、焦慮和失眠。嬰兒如有絞痛和哭鬧，或幼兒有煩躁不安或慢性胃痛，可準備洋甘菊茶液泡澡。家人如有長期壓力和煩惱，請準備一杯濃茶，一天飲用數次。洋甘菊是一種不會上癮的鎮靜劑，長期和偶爾使用都有效果。

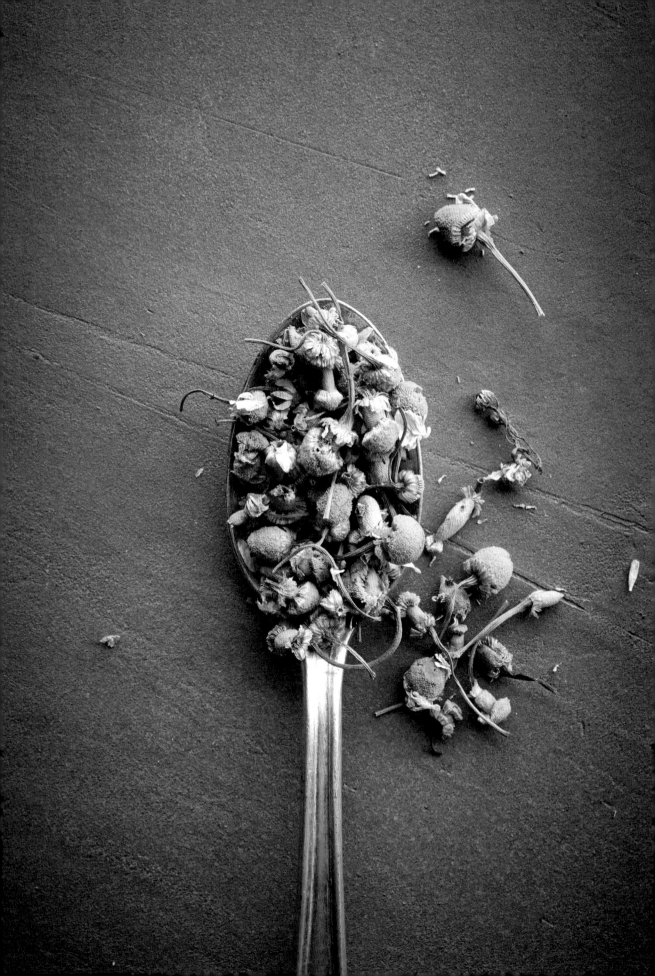

# 繁縷 Chickweed

繁縷是最常見的雜草之一，生長於世界各地。常見的法國名稱Stellaire指的是一個以天上燦爛星塵命名的星座。繁縷也被稱為星星草，因為它的花頭是分開的白色微小星形，有10個細小的花瓣，花瓣被五個綠色萼片環繞。

繁縷是蔓生植物，由精緻鮮綠的莖纏繞成一簇，蛋形的葉子是其特色，成對於莖上展開（葉柄的有無取決於品種）。為了更清楚辨認，可更仔細觀察並留意僅在莖的一側垂直向上延伸的白色細毛簇。

繁縷可於5～7月在北半球採集。整株都可藥用，是美味的綠色植物，可加到沙拉中直接食用，也可新鮮烹製，稍微蒸熟（不超過5分鐘），或乾燥後儲存以備將來使用。有些品種毛比較多，需要簡單的烹飪才能入口。

**成分：**皂苷、香豆素、三萜類、類黃酮、抗壞血酸。繁縷是營養充電站，富含維生素C、芸香苷、維生素A、維生素D、葉酸、核黃素（維生素B2）、菸鹼酸（維生素B3）和硫胺素（維生素B1），以及礦物質鈣、鉀、錳、鋅、鐵、磷、鈉、銅和二氧化矽。
**藥效：**退熱劑、緩和劑、外傷藥、改善體質、止癢劑、潤膚劑、緩瀉劑、抗風濕劑
**應用：**敷料、沙拉中的營養綠色蔬菜、浸泡液、浸泡油、藥膏、藥草浴、清洗皮膚、熱敷、榨汁、酊劑

繁縷被藥草學家視為退熱劑，能去除體內多餘熱氣，緩解發炎、發熱、發癢的皮膚。繁縷的清涼消炎作用適用於熱腫脹、皮膚潰瘍、感染、膿腫、濕疹、乳痂、尿布疹、曬傷、皮膚乾燥和各種傷口癒合。適合外用，我習慣用繁縷浸泡油、敷料和藥膏治療皮膚問題。

- 繁縷具有輕微的瀉藥特性，有時會被稱為淨化劑或清潔劑，可作為春季滋補飲，進行溫和的體內清潔。早上喝一杯新鮮的繁縷汁可淨化血液，治療長期發癢的皮膚狀況。
- 對哺乳期的母親而言，繁縷是一種能增加乳汁分泌的催乳劑。
- 洗眼液：製作繁縷浸泡液，可用於眼睛刺激和發炎。
- 在消化道或肺部出血的情況下，著名的加拿大藥草師泰瑞‧威拉德（Terry Willard）長老會使用繁縷來治療胃病。

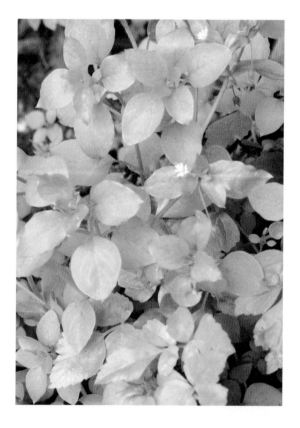

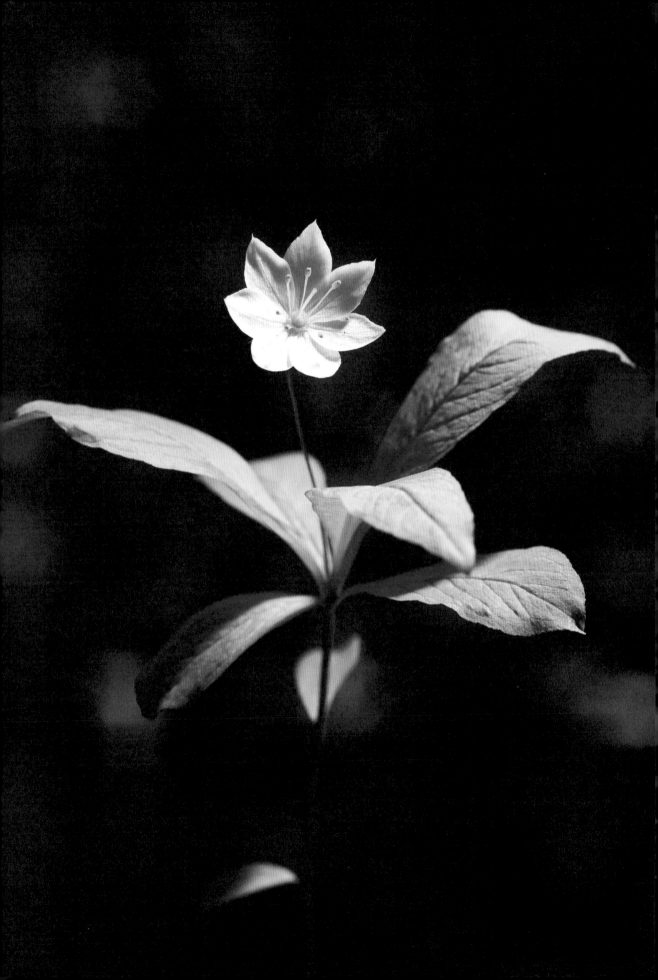

# 雛菊 Daisy

雛菊曾經是一種流行的藥草；然而，今日這種寶貴的肺部補品使用頻率卻大幅減少。雛菊的拉丁名 *bellis* 為「美麗」之意，因此常被視為純潔和生存的象徵。諷刺的是，它也被視為一種入侵性雜草；或許這是大自然對毅力的微妙詮釋。許多相關植物都被冠上「雛菊」這個共同名稱，它有許多同義詞：普通雛菊（common daisy）、草坪雛菊（lawn daisy）或英國雛菊（English daisy），以及更平鋪直述的 bruisewort，有時還會被稱為 woundwort（指植物的傷口癒合特性，wound 為傷口之意）。地上植物部分（花頭、莖和葉），乾燥和新鮮的都可藥用，可在 3～10 月間採摘。

**花的成分：** 有機酸；礦物質；精油；菊糖；類黃酮——黃酮、醣苷和醣苷配基（槲皮素、芹菜素、山奈酚、芸香苷）——單寧；蘋果酸、乙酸和草酸；樹脂；蠟。

**根的成分：** 三萜皂苷（主要存在於根中）。山奈酚是雛菊的類黃酮之一，具有抗氧化、抗發炎、抗微生物和保護神經的效果。

**全株藥效：** 溫和收斂、緩和劑、潤膚劑、外傷藥、抗微生物、化痰劑、助消化、補肝腎、止瀉劑、抗發炎、發汗、退熱、止痛、解痙劑、鎮咳祛痰、抗關節炎、緩瀉劑

**應用：** 藥草醋、浸泡液、敷料、清洗皮膚、酊劑、泡澡。雛菊跟牛蒡和蕁麻等改善體質的藥草一起內服時，有清血效果，可治療濕疹等皮膚病。

雛菊的收斂特性可用於內部和外部出血、消化道發炎和痙攣。泡一杯茶漱口，可治療喉嚨痛和牙齦發炎。

- 口腔潰瘍：咀嚼新鮮葉子。
- 作為驅蟲劑：用噴霧瓶製作浸泡液並塗抹在皮膚上。
- 感冒、流感或咳嗽：使用酊劑或浸泡液讓身體出汗。
- 頭痛：製作敷布放在頭上。
- 幫助消化：茶或酊劑能增加食慾，並作為溫和的苦味滋補飲。
- 經血過多：跟其他可平衡荷爾蒙和有收斂效果的植物一起使用。
- 作為解痙劑：瘀傷、扭傷和關節炎時外用。
- 作為敷布：跟車前草一起使用，緩解痤瘡和皮疹。
- 乾咳或支氣管炎：準備一杯溫和、舒緩的茶。
- 傷口癒合、皮疹、皮膚炎、瘀傷、腳腫和潰瘍：外用（敷料、清洗皮膚）。
- 分娩時會陰撕裂傷：製作敷料。

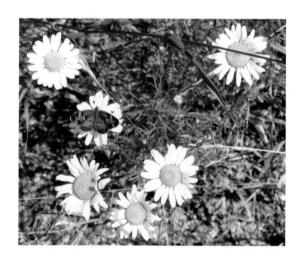

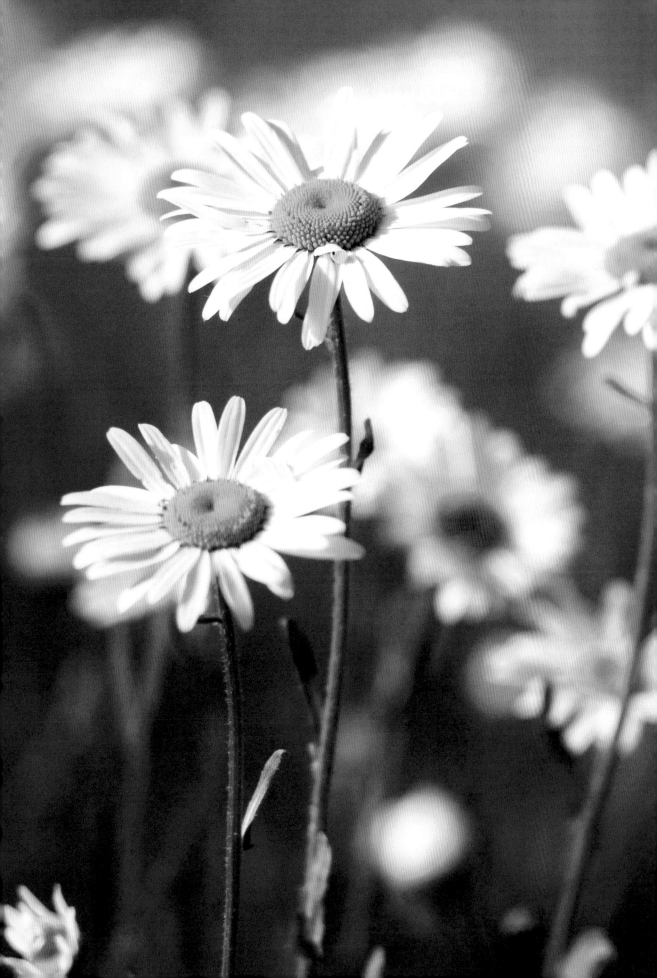

# 薰衣草 Lavender

薰衣草一詞來自古法語lavandre，其拉丁詞根lavare為「洗滌」之意。薰衣草在歷史上一直被用來洗衣服，為肥皂水增添清新的香味。已知的薰衣草種類超過三十九種，例如Lavandula vera和Lavandula angustifolia都是指狹葉薰衣草（真正薰衣草），兩者可交換使用。葉形因品種而異。花朵外觀為穗狀花序，顏色從淺藍色到紫羅蘭色和深紫色不等。

**成分：**精油、類黃酮、三萜、香豆素、皂苷、單寧
**藥效：**利膽、驅風、舒緩神經痛、滋養神經、驅蟲劑、身體護理和保養
**應用：**浸泡液、清洗、酊劑、浸泡油、敷料、熱敷、蜂蜜、醋

薰衣草花可藥用，花的香氣能平衡神經系統。薰衣草能幫助身體恢復平衡、帶來心靈平靜。白天能用來緩和不安、激動和混亂思緒，並作為一種溫和的抗憂鬱藥，有助於在緊張的壓力下提振低落的精神，增強平靜和幸福的感覺。薰衣草也被稱為鎮靜藥草，能治療夜間的失眠症狀，並作為驅風藥草治療胃灼熱、胃酸過多和消化不良。

薰衣草是一種珍貴的解痙藥，能有效緩解神經灼痛或刺痛、關節疼痛、肌肉痙攣或結締組織不適，外用或將瀉鹽和薰衣草放入浴缸泡個澡都有療效。

**急救應用：**薰衣草精油是我最常用的燒傷急救方法，可預防各種燒燙傷引起的水泡。鎮痛特性能減輕燒傷的疼痛，而且精油還有消毒效果。如果一開始就頻繁使用，能完全預防起水泡。

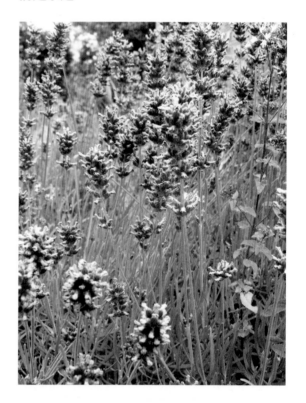

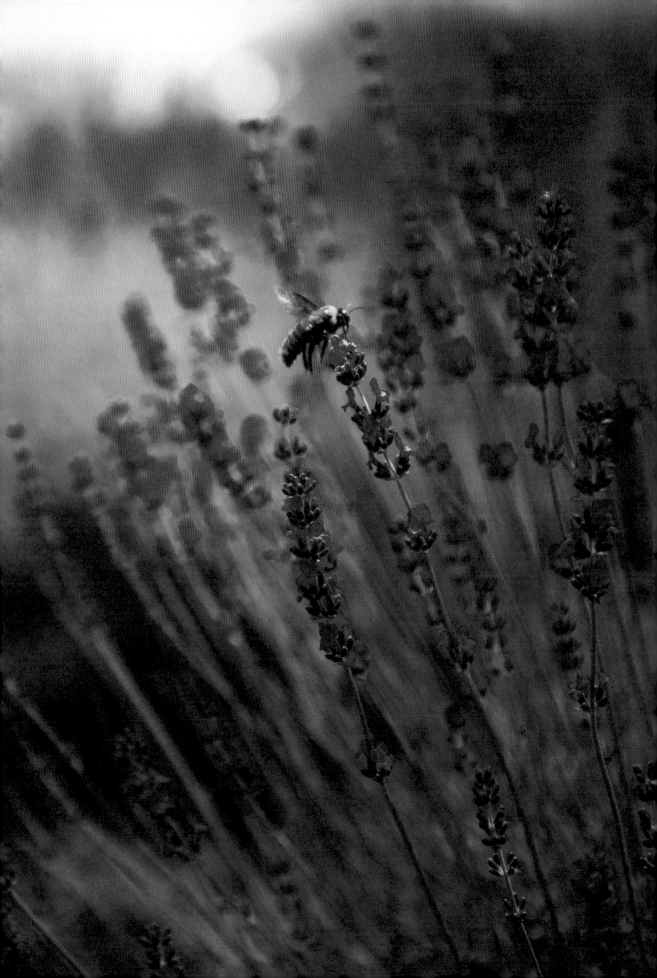

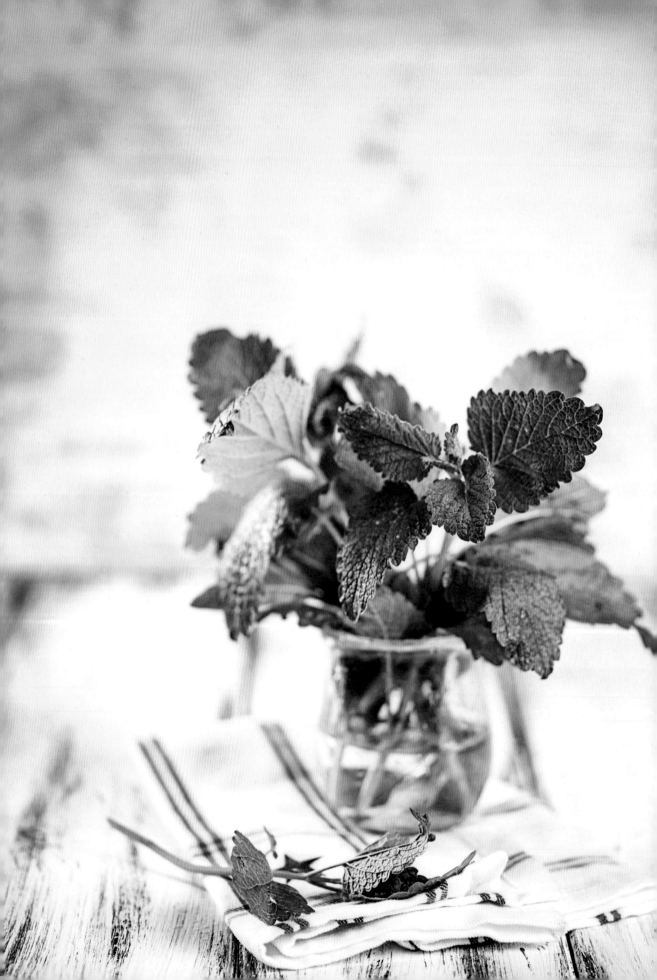

# 檸檬香蜂草
## Lemon Balm

希臘語 melissa 指的是花朵中的蜂蜜或甜花蜜，因此檸檬香蜂草常被稱為「蜜蜂香膏」和「蜂蜜植物」，或是平舖直述的「萬靈藥」。幾個世紀以來，檸檬香蜂草一直被用來振奮精神和緩解憂鬱，促進明亮、快樂的性格。

檸檬香蜂草是一種喜歡充足陽光的多年生草本植物，方形莖上的心形葉子，通常與前一片葉子相對或成直角。透過播種或剪下新生枝枒等方法，檸檬香蜂草很容易種植成功。地上植物的部分包括葉子、莖和花，都可藥用。

**成分：** 精油、類黃酮、多酚（單寧、迷迭香酸）、三萜、苦味質
**藥效：** 驅風、退熱、發汗、鎮靜、解痙、抗病毒
**應用：** 浸泡液、精油、酊劑、奶油、油、敷料、蜂蜜、醋、泡澡、藥膏、熱敷

摘下新鮮的花或葉子用手摩擦（吸入檸檬香氣），會立即釋放精油。這些成分有關鍵的鎮靜效果，對消化不良有放鬆和解痙的作用，包括胃部緊張和相關的痙攣、暴飲暴食、脹氣、胃灼熱和消化不良，也能舒緩經痛和頭痛。檸檬香蜂草是溫和的鎮靜藥草，能對抗胡思亂想、焦慮和失眠，對精力旺盛或經常胃痛的兒童有鎮靜作用。當人感到憂鬱時，檸檬香蜂草經常被用來提振精神。泡一杯檸檬香蜂草茶加入浴缸讓年幼的孩子泡澡，有助於睡前放鬆。

檸檬香蜂草具有抗病毒和發汗的特性，適合治療流感和感冒症狀。由於多酚會填滿細胞上的受體位點，讓病毒沒有附著空間，因此有抗病毒效果。一旦遭遇病毒感染，例如人類皰疹病毒、單核白血球增多症、唇皰疹和病毒引起的神經疼痛，都可考慮使用檸檬香蜂草。可於帶狀皰疹爆發後，外用於揮之不去的神經疼痛處，並針對坐骨神經痛使用敷料。唇皰疹或相關皰疹病毒，使用含有濃縮香蜂草精油的藥膏也很有效。

甲狀腺功能低下的人應避免過量攝入檸檬香蜂草，因為「可能會降低促甲狀腺激素（Thyroid Stimulating Hormone）的血清和腦下垂體濃度」。不過，檸檬香蜂草能減少緊張、激動和不安引起的症狀，卻很適合用來控制甲狀腺功能亢進。

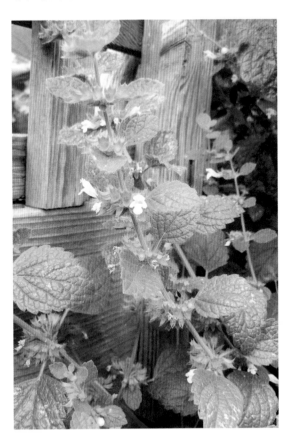

# 薄荷 Mint

薄荷有許多不同種類，值得深入探索各種微妙的味道。所有薄荷都能交換使用，地上植物的部分包括葉子、莖和花稍，都可藥用。薄荷在夏季或春季採收，莖呈方形，有稍微突起，葉呈鋸齒狀，一般為橢圓形或圓形；花朵於夏天盛開，呈白色、粉紅色或紫色。

綠薄荷精油含有薄荷醇、冷卻劑和局部麻醉劑。記得薄荷牙膏在口腔殘留的感覺嗎？薄荷醇與受體結合，引發清涼感，能止癢並減輕疼痛感。綠薄荷的清涼度比胡椒薄荷略低。

**成分：**精油（薄荷醇、香芹酮、檸檬烯等）、類黃酮

**藥效：**發汗、解痙、驅風、鎮痛、減輕充血、抗發炎、輕微抗病毒、助消化

**應用：**浸泡液、酊劑、精油、藥膏、乳霜、敷料、熱敷、蜂蜜、糖漿、醋

- 幫助消化（針對消化不良、噁心、脹氣和腹脹）：製作浸泡液或酊劑，或在腹部塗抹稀釋的精油或敷料。
- 頭痛：製作浸泡液、酊劑、精油或敷料。
- 牙痛：準備外用敷料、酊劑或浸泡液。
- 感冒和流感：內服作為發汗劑，鼻塞時用蒸氣。
- 溫和抗痙攣和抗抽筋：使用酊劑、浸泡液或敷料。

綠薄荷能溫和促進消化。薄荷特有的香味及驅風特性來自於植物中的精油，能安定胃部，放鬆消化道平滑肌，減少痙攣，緩解腹脹和暴飲暴食、胃絞痛和胃酸過多引起的胃脹氣，以及解決焦慮和緊張、噁心、旅行引起的胃部不適。

綠薄荷具有抗病毒和發汗的特性，可促進出汗並降低高燒和高溫，添加綠薄荷的香草茶更能增強免疫系統。獨特的香氣能增加風味，讓香草茶更好喝，鼻塞時吸入精油還能消毒和擴張鼻道。泡茶後記得先蓋上蓋子保留精油，等到要喝時在掀開蓋子。

將綠薄荷酊劑或幾滴精油加入潤唇膏中，可預防唇皰疹和單純皰疹病毒，或用於昆蟲叮咬、緩解皮炎搔癢。綠薄荷有清涼、鎮痛效果，能緩和運動後的肌肉痠痛，可製作敷料、油、按摩油、草本洗劑或乳霜外用。

綠薄荷精油藥效比乾燥藥草強很多。吸入精油或用基底油（如杏仁油或葡萄籽油）稀釋後輕輕塗抹在太陽穴上，能緩解頭痛和偏頭痛。

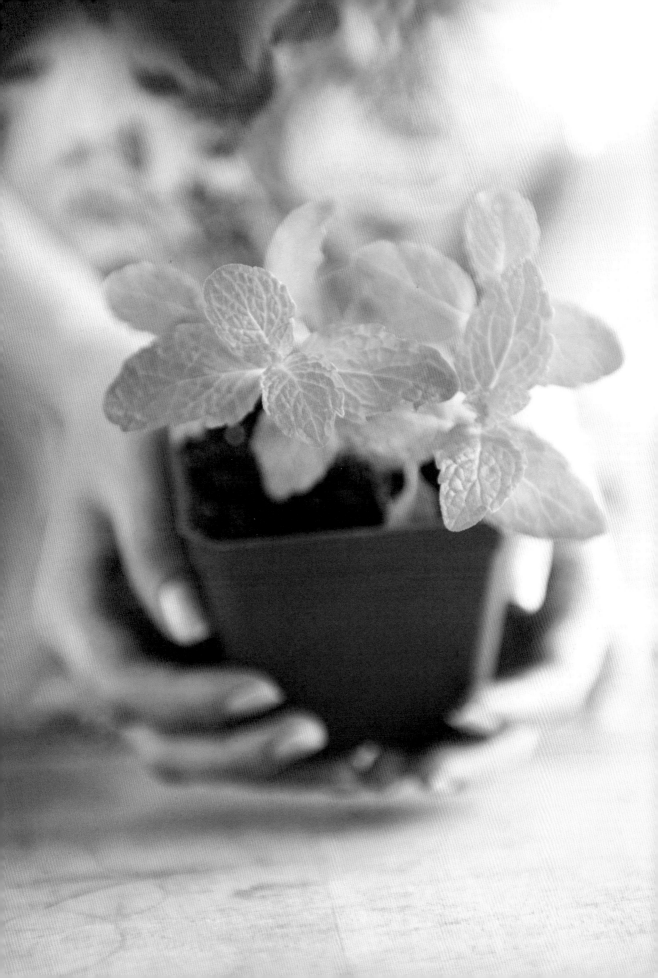

# 奧勒岡（牛至）
## Oregano

奧勒岡是大自然賦予人類的一種強效藥物，過去幾年蔚為流行。奧勒岡以抗微生物特性廣為人知，可用於治療感染，如幽門螺旋桿菌感染、念珠菌、趁虛而入的寄生蟲感染、真菌感染（例如香港腳），以及呼吸道和皮膚感染。奧勒岡原產於地中海，特徵是白色和粉紅色的花朵，以及小小的綠色葉子。葉子和種子可藥用。

　　奧勒岡經常被當作免疫補品，用於治療呼吸困難、感冒和流感症狀，效果毋庸置疑；但是，重點在於使用的方式應該更明確。奧勒岡茶和酊劑可小劑量攝入；奧勒岡精油藥效很強，外用前必須用大量基底油稀釋。正確使用奧勒岡能針對革蘭氏陽性和陰性細菌（包括沙門氏菌、大腸桿菌和葡萄球菌）以及日益增加的抗生素抗藥性感染風險，提供抗菌效果。精油含有大量的香芹酚和百里酚等化學成分，具有抗氧化、抗微生物和抗真菌效果。用奧勒岡製作浸泡液或酊劑，能為泌尿道和肺部感染、牙齦發炎和消化不良提供殺菌效果。茶中的精油本質上有驅風效果，能舒緩消化不良和脹氣。

**成分：**精油含有酚類（香芹酚、百里酚、蒎烯）、酚酸類（迷迭香酸、咖啡酸）、類黃酮、皂苷、苦味質

**藥效：**抗真菌、抗細菌、抗氧化、解痙、抗微生物、殺菌、驅風、鎮痛

**應用：**浸泡液、酊劑、擦劑、敷料、熱敷、浸泡油、醋、蜂蜜、藥膏、精油

　　喉嚨痛時，可用奧勒岡製作強效浸泡液，全天漱口數次以達到殺菌效果。有感冒症狀時，可吸入茶蒸氣並飲用以緩解高燒。將茶蓋好，準備飲用時再打開吸入有效的精油讓呼吸順暢。

　　可針對一般疼痛、肌肉痠痛、風濕病和關節炎外用，有解痙和止痛效果。奧勒岡的外用效果是發紅劑，向局部組織輸送新鮮血液，針對開放性傷口和瘡則有消毒殺菌效果。

　　注意：奧勒岡可能對敏感體質皮膚和黏膜造成刺激，請先在小範圍嘗試少劑量。避免在懷孕期間使用。

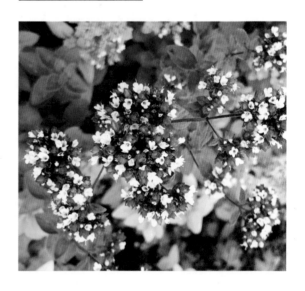

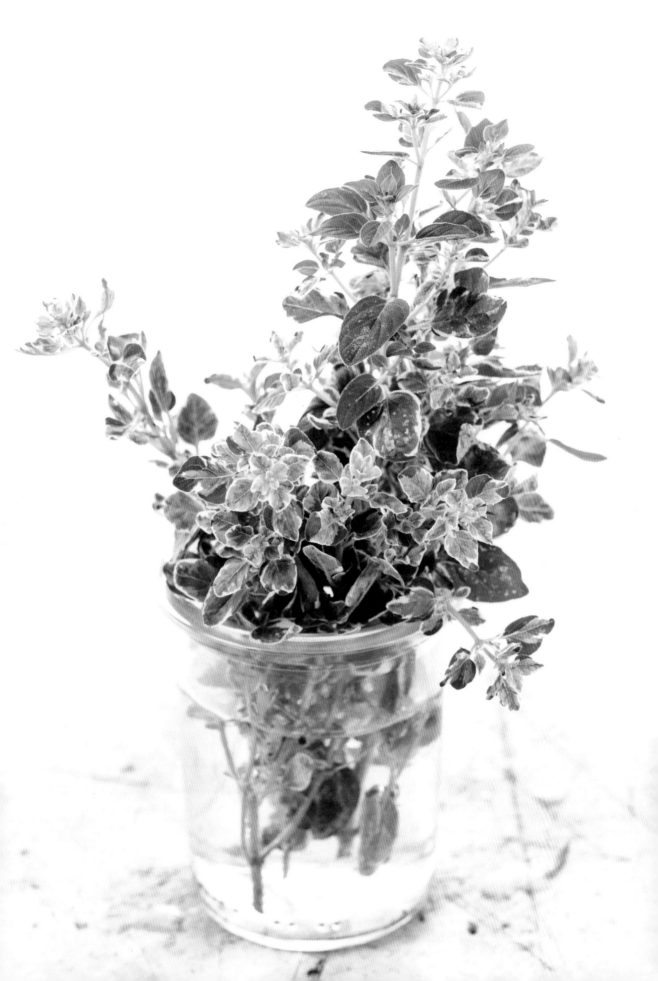

# 巴西利（歐芹）
## Parsley

巴西利是世界公認的食物，能為食物添加風味，也被視為藥草，種類繁多，其中義大利歐芹（Italian parsley）、普通歐芹（common parsley）和岩歐芹（rock parsley）都有藥效。葉子通常在夏季採摘並當作料理的裝飾，根部則在秋天使用。整個植物的藥草（葉子和莖）、根部和種子都可藥用，其中根部被視為可食用的根莖蔬菜和補肝藥草。

**成分：** 精油（洋芹腦、肉豆蔻醚、丁香酚、側柏烯、蒎烯）、維生素C、E、類黃酮（芹菜素、木犀草素）、鐵和葉酸、香豆素

**藥效：** 利尿劑、血液淨化劑、助消化劑、催乳劑、通經劑、驅風劑、殺菌劑、祛痰劑、抗發炎劑

**應用：** 浸泡液、食品、榨汁、外用、護髮

　　巴西利葉子是富含葉綠素、營養豐富的食物，可補充身體的礦物質。100克新鮮巴西利葉子含有138毫克鈣、6.2毫克鐵、50毫克鎂、1.07毫克鋅、133毫克維生素C、8424國際單位（IU）維生素A、1640微克維生素K。巴西利富含鈣質，以及微量的鋅和硼，兩者都有助於鈣的代謝和吸收。巴西利可以生吃葉子、撒在蔬菜上、加入燉菜，或加入你最喜歡的蔬菜中，能補充缺少的鐵質。

　　巴西利具有清潔作用，作為春季滋補飲，有助於清除體內的廢物和尿酸，幫助肝臟和腎臟發揮功能，緩和關節炎、痛風和關節僵硬，並為健康的頭髮和強壯的指甲提供必需的營養和礦物質。

　　巴西利的利尿作用歸因於類黃酮含量和肉豆蔻醚、洋芹腦精油，能改善腫脹的腳踝、經前症候群所引起的水腫，以及排尿不順。整株植物都可用於促進身體組織釋放液體，其中又以種子最有效。

　　巴西利被視為劑量依賴性通經劑（一種調節、促進或引起月經的藥劑），便是因為精油中的洋芹腦。因此，請勿在懷孕期間使用。不過，生產後可使用巴西利，以幫助子宮恢復到產前的大小和比例。此外，巴西利敷料能舒緩脆弱、腫脹的乳房，並在哺乳結束後讓乳汁停止分泌。

- 皮膚感染：外用殺菌。
- 頭蝨：將新鮮巴西利榨汁用來洗頭。
- 脹氣、腹脹和消化不良：準備驅風茶。
- 天然清新口氣：飯後咀嚼葉子。
- 天然除臭劑：用新鮮葉子泡茶。

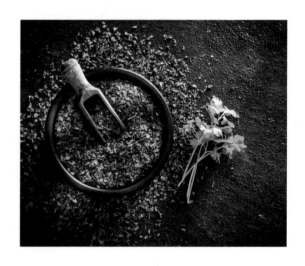

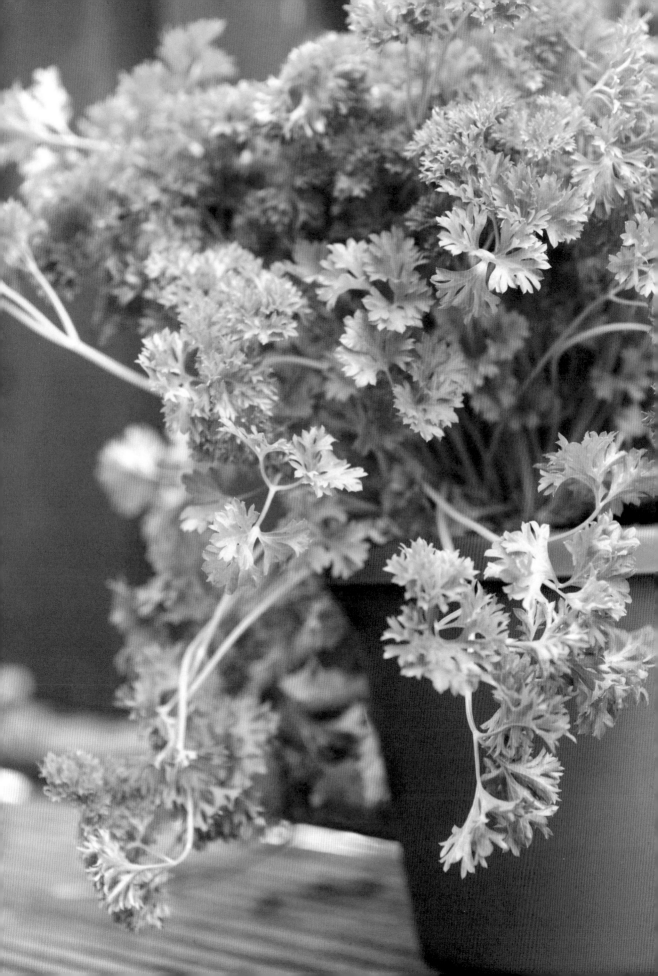

# 迷迭香 Rosemary

迷迭香常被當作料理用香草，不只是裝飾用。雖然英文為rosemary，卻跟玫瑰或名叫瑪麗的女人毫無關聯。事實上，這個名字源於拉丁語 *rosmarinus*，意思是「海的露水」，代表它淡藍色的花朵和喜歡生長在潮濕環境的習性。

迷迭香屬於薄荷的一種，地中海料理經常可見其蹤跡。你會看到它浸在橄欖油裡，灑在雞肉上，最後卡在你的兩顆門牙之間。迷迭香具有抗發炎和抗氧化效果，能促進健康，好處多多，包括改善消化、防止掉髮、舒緩皮膚刺激、增強記憶力、促進眼睛健康，甚至能預防大腦老化。

最早使用迷迭香的紀錄可追溯至公元前500年，當時古羅馬人和希臘人將其運用在醫學、料理和神秘主義上。羅馬花園常見迷迭香灌木，許多人認為迷迭香只生長在正義之人的花園中，能保護人們免受邪靈的侵害。今日，我們也使用迷迭香作為保護自己的方法，出於健康考量，而不是為了趕走邪惡的鬼魂。

如果你是英國文學的粉絲，一定記得莎士比亞作品中的茱麗葉，就是伴著迷迭香入葬以作為對她的紀念——早期歐洲人都會以迷迭香小枝陪葬，象徵死者不會被遺忘。直到今天，迷迭香仍被當作葬禮花卉使用，象徵對逝者的紀念和尊重。然而跟迷迭香扯上關係的不只有死亡，迷迭香也代表愛情和浪漫，因此常被視為婚禮、求愛和忠誠的必備品。演變至今日，我不認為帶一枝迷迭香回家會讓你心愛的人開心到昏倒。也許迷迭香盆栽會也說不定！

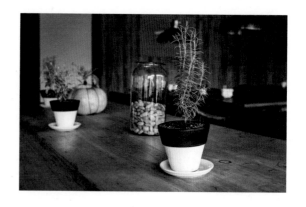

## 對健康的益處

迷迭香輝煌的過往代表它在料理的重要性，然而其在文化和傳統，以及療效上的意義卻經常被忽略。在品嘗最喜歡的地中海美食時，你可能沒有意識到一旁的迷迭香含有豐富的鈣、鐵、鉀、鎂、錳和維生素B6。最近的研究發現，迷迭香能提高記憶和注意力、防止掉髮、減輕壓力、改善消化，族繁不及備載。了解這一小枝藥草有這麼強大的功能後，或許下次你看待迷迭香的角度會截然不同。

## 改善消化

迷迭香被德國E委員會*批准用於消化治療，許多歐洲人都會使用迷迭香幫助消化，儘管並沒有很多科學證據支持此一說法。然而，研究要發掘出藥草真正的療效，還有很長的路要走，這點不該阻止你安全地使用藥草來改善生活和健康。數千年來的傳統和流傳的故事，都是無法忽略的證據。迷迭香長久以來能改善消化已是不爭的事實，例如減少脹氣、胃部不適和消化不良。

*由24位醫藥領域頂尖的專業人員組成，所有德國可使用的香藥草植物種類或藥物必須由其研究及評估安全性，經由德國食品藥物管理署批准才可販售。

## 提高記憶和注意力

幾千年來，迷迭香經常被用來提高記憶力。希臘人會在準備考試時將迷迭香小枝放在頭髮上，而且為了改善因衰老而導致的認知衰退，會在芳香療法中使用迷迭香。來自《精神藥理學治療進展》期刊（*Therapeutic Advances in Psychopharmacology*）的研究發現，迷迭香精油的香氣會影響認知並提高注意力、準確性、情緒和表現。下次當你有大型會議或需要準備大型考試時，請試試看：在太陽穴和手腕上滴幾滴精油。迷迭香的香氣會觸發你喚回記憶，幫助你在重要時刻脫穎而出。

另一項研究測試了迷迭香對老年人認知功能的影響，發現迷迭香精油有助於提升他們的整體表現和記憶，並加快了提取記憶的速度。事實上，記憶速度是衰老過程中認知功能的預測指標，而迷迭香統計證實效果顯著。

## 對抗癌症

許多研究發現，迷迭香能預防大腸直腸癌、乳癌和卵巢癌等疾病。迷迭香萃取物含有多種多酚類物質，如鼠尾草酸、鼠尾草酚和迷迭香酸，這些物質都能抑制某些癌細胞株的繁殖。

發表在《生物科學、生物技術和生物化學》期刊（*Bioscience, Biotechnology, and Biochemistry*）上的一項研究發現，迷迭香可作為抗癌劑使用。例如，在碎牛肉中添加迷迭香萃取物可減少烹飪過程中致癌物質的形成。下次BBQ時記得帶上迷迭香萃取物！

## 改善髮質

迷迭香在歷史上常被用來治療包括掉髮、頭皮屑等各種頭髮問題，使頭髮更濃密、更有光澤、治療頭蝨，甚至減少白髮。迷迭香油用於頭皮，可刺激頭髮生長，2015年的一項研究將迷迭香油與2%的米諾地爾（minoxidil，也稱為落建）兩者效果進行了比較。研究證實，迷迭香油與落建一樣有效，與米諾地爾組相比，迷迭香組的副作用也少得多。使用六個月後，這兩種治療方法髮量都有顯著增加。然而，這裡有個大問題。落健用戶通常使用5%的米諾地爾，而不是研究中使用的2%溶液，因此結果有所偏差。不過，知道迷迭香能有效防止掉髮還是令人感到高興。

另一項研究著眼於因使用睪固酮引起的掉髮，迷迭香萃取物所能提供的療效。該研究在小鼠身上注射激素而導致不同程度的禿頭，雖然實驗結果並不一致，但迷迭香的確有助於頭髮生長。

有更多研究針對精油如何改善掉髮，尤其是部分或完全沒有頭髮的禿頭。研究人員混合了多種精油，包括百里香、迷迭香、薰衣草和雪松。每天在頭皮上按摩精油，持續七個月，證明精油是「安全有效的治療禿頭方法」。雖然這個結論並沒有造成轟動，卻是個説服自己的好理由：快去買精油擦在頭皮上。

## 壓力

誰不需要每天服用一劑減壓良藥？在芳香療法中，使用迷迭香跟其他精油，能降低皮質醇濃度，並進而減低焦慮。如果你今天壓力很大，請取幾滴放在手掌中，用雙手揉搓精油，深吸幾口精油的香氣。

## 可能的副作用、禁忌症和藥物交互作用

迷迭香通常是安全的，但偶爾會有關於過敏反應的報導。攝取過多的迷迭香葉會導致嚴重的副作用，包括痙攣、嘔吐、肺水腫，甚至昏迷。孕婦和哺乳期婦女不應服用迷迭香保健食品，但將迷迭將當作食物香料使用是沒有問題的。

患有高血壓、潰瘍、克隆氏症或潰瘍性結腸炎的人不應服用迷迭香。直接口服迷迭香油可能中毒。

迷迭香可能會影響血液的凝結能力，並干擾華法林（Warfarin）和氯吡格雷（Clopidogrel）等血液稀釋藥物，也可能會干擾血管張力素轉化酶抑制劑（ACE inhibitor）降低血壓的效果。如果你患有糖尿病而且正在服用藥物控制血糖，食用迷迭香可能會改變血糖濃度並干擾藥物作用，請特別留意。

## 迷迭香照顧重點

迷迭香很難在室內種植，關鍵在於充足的陽光和有效的澆水方式。我親手種死了很多迷迭香，這可一點兒也不有趣。

迷迭香原產於地中海，那裡有充足的陽光、排水良好的土壤、炎熱的天氣，以及來自海洋空氣的水分。難怪迷迭香喜歡陽光，但也需要足夠水分才能健康生長。必須特別注意的是，把迷迭香種在室外花園跟種在盆栽中完全不同。以下是將迷迭香種在盆栽中的注意事項。

**照明：**無論室內或室外，迷迭香都需要充足的陽光。如果你也在室內種植薰衣草，請確保有足夠的明亮自然光。

**水：**迷迭香種在盆栽中，只需要剛剛好的水。是的，這個說法不夠詳細，但事情就是這樣。太多的水不好，會導致根部爛掉，但太少的水也會導致迷迭香枯萎。至少每兩週給土壤澆水一次，但要先確認土壤是否保持乾燥。迷迭香喜歡從空氣中吸收水分（它的原生地就是有海洋的地方），一定要在排水盤上放置石頭或鵝卵石製造潮濕的環境，並將花盆放在石頭上方。

室內空氣通常比室外乾燥。最好讓迷迭香葉子保持潮濕，用噴霧瓶裝水，每週噴灑葉子一到兩次。

**土壤：**迷迭香是「上下顛倒」的植物，喜歡根部乾燥但葉子保持潮濕，通常會從葉子吸收水分。將迷迭香種在盆栽中，必須有排水孔和排水良好的土壤，可使用顆粒土或類似的混合土。

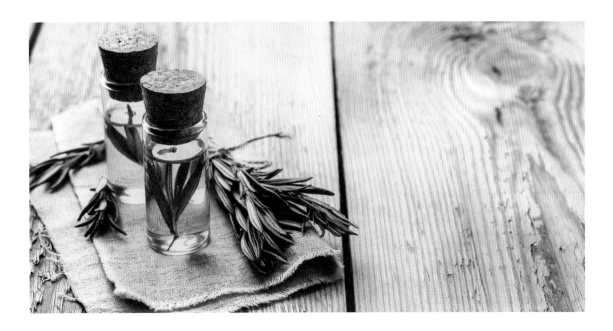

## 迷迭香油

迷迭香油能從迷迭香提取所有精華，以獲得最棒的治療效果。迷迭香油可用作皮膚的保濕劑、按摩油，或塗抹在頭皮上刺激頭髮生長。

### 材料：

新鮮迷迭香

梅森罐

橄欖油或荷荷芭油

有滴管的30毫升玻璃瓶

### 作法：

1. 挑選新鮮的迷迭香，洗淨弄乾後切碎。切碎的過程會帶出迷迭香的香氣和豐富的油脂。
2. 將切碎的迷迭香裝入梅森罐。
3. 倒入你選擇的油，完全淹過迷迭香。我習慣用橄欖油或荷荷芭油。
4. 將罐子放在陽光充足的窗台上大約一個月。
5. 一個月後將油過濾，裝入乾淨的罐子，扔掉過濾後的植物。
6. 將迷迭香油分裝至30毫升的玻璃瓶中，並貼上標籤！

將瓶子密封並避免陽光直射，迷迭香油可保存六個月。

# 鼠尾草 Sage

治療師和屋主經常使用鼠尾草清潔空間，並消除廚房的怪味。只要有充足的陽光，鼠尾草便很容易在室內種植，而且對健康的好處不勝枚舉。鼠尾草和迷迭香外型相似，植物學名來自拉丁語的 *salvere* 一詞，意思是「被拯救」。

　　幾個世紀以來，鼠尾草一直深受羅馬人、法國查理曼大帝、古埃及人、古希臘人和古代中國人的喜愛。如果我忽略了某個深愛鼠尾草的古老文明，請容我致歉，但這種植物太受歡迎了。鼠尾草的用途也很廣泛，從幫助消化到清潔潰瘍和傷口；止血；治療扭傷或聲音沙啞；調節女性的月經週期；改善記憶；緩解喉嚨痛、咳嗽和普通感冒；族繁不及備載。

　　古往今來，鼠尾草一直被視為靈丹妙藥，在藥草櫃中一直占有舉足輕重的歷史地位。今日，鼠尾草常用於治療肌肉酸痛、風濕病、芳香療法、增強記憶、頭腦清晰和治療認知能力下降。鼠尾草茶被稱為「思想家的茶」（thinker's tea），甚至能緩解憂鬱症。為了充分利用鼠尾草多樣化的藥效，許多人會以食用、喝茶或將其製成酊劑的方式來攝取。

## 對健康的益處

鼠尾草擁有許多對健康有益的特性，不僅能以燃燒的方式獲取，還能採取直接攝取的方式。鼠尾草具有抗發炎和殺菌效果；且含有多種精油，能治療肌肉酸痛、風濕病、憂鬱症、氣喘，甚至動脈粥狀硬化等各種疾病。鼠尾草還含有多種維生素和礦物質，包括維生素K、維生素A、葉酸、鎂、錳、鈣、葉

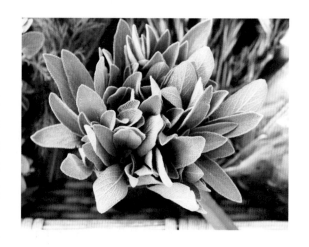

酸、核黃素（維生素B2）、銅、維生素C和維生素E。

## 提高記憶力

一項小型研究發現鼠尾草能有效增強記憶力和認知力。這項安慰劑對照組的雙盲研究證實，與安慰劑組相比，在攝入鼠尾草後立即和數小時後，單詞和認知回憶確實有顯著改善：研究證實服用鼠尾草油錠的人在單詞記憶方面明顯優於未服用的人，西班牙鼠尾草則已證實可有效提高記憶速度和改善情緒。

　　其他研究證實，鼠尾草可有效治療記憶障礙和認知能力下降。傳統中醫經常使用中國鼠尾草作為精神功能喪失和衰退的恢復劑，例如阿茲海默症。研究證實鼠尾草精油能抑制46%的乙醯膽鹼酯酶，已知這種酶會滅活乙醯膽鹼，進而導致阿茲海默症。

## 抗發炎特性

最近有研究顯示，兩種來自鼠尾草、名為雙萜類（diterpenoids）的植物衍生化合物，是有效的抗炎藥，有助於治療疼痛。這兩種化合物，稱為鼠尾草酚和鼠尾草酸，已知會干擾引發身體疼痛和發炎的途徑。這個突破性的發現，代表與多數主流方法相比，不會成癮的鼠尾草是一種更安全的治療疼痛方法。

### 對抗糖尿病

世界各地都習慣用鼠尾草對抗糖尿病，而且研究已證實有效。動物實驗證實鼠尾草有降低血糖效果。一項研究證實，每天喝兩次鼠尾草茶能改善血脂，而且沒有副作用。另一項研究證實，鼠尾草萃取物對患有糖尿病的動物具有降血糖作用，但還需要更多研究佐證。

### 緩解更年期症狀

有更年期潮熱症狀的人，可以考慮把鼠尾草加入急救箱中。瑞士一項研究發現，針對每天至少經歷五次潮熱的對象，新鮮鼠尾草製劑4週內就能減少潮熱次數50%，8週內減少了64%。

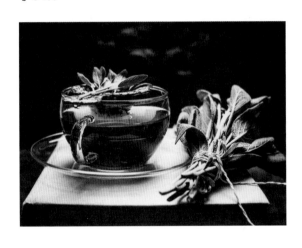

## 可能的副作用、禁忌症和藥物交互作用

美國食品藥品管理局普遍認為鼠尾草是安全的，常被當作料理時的香料或調味使用。然而，有些種類的鼠尾草含有一種名為側柏酮（thujone）的化合物，會影響神經系統。大量攝入或長期使用會導致嘔吐、暈眩、焦躁、顫抖、心率加快，甚至腎損傷。直接吸入鼠尾草精油可能會中毒。

由於鼠尾草會降低血糖，必須留意包括糖尿病藥物在內的藥物交互作用。鼠尾草可能會導致疲倦和嗜睡，跟抗癲癇藥物和鎮靜藥物也可能發生交互作用。如果你正在服用鎮靜藥物，包括氯硝西泮（clonazepam）、勞拉西泮（lorazepam）、苯巴比妥（phenobarbital）、佐沛眠（zolpidem）等，請務必多留意。

### 鼠尾草照顧重點

如果你想用最省錢的方式利用鼠尾草，就自己種吧。鼠尾草耐寒又耐旱，非常容易種植，在不同的溫度和氣候條件下都能生長得很好，並且生長季節很長。通常於秋天採摘，就算將鼠尾草種在盆栽中也會長得很好！鼠尾草的特殊之處在於，它是少數幾種隨著葉子變大味道會增強的藥草之一。

**照明：**鼠尾草需要大量光線，請放在陽光充足的室內。

**水：**沒有澆水的時候請讓土壤保持乾燥，這種耐寒且耐旱的植物會長得比較好。不要讓鼠尾草泡在潮濕的土壤中（但土壤完全乾燥時還是要記得澆水），就完全沒問題。

**溫度：**只要遠離冷風，鼠尾草在室內就會長得很好。

**土壤：**用排水良好的砂土或壤土種植鼠尾草。

# 向日葵 Sunflower

從智利和秘魯南部，一路延伸經過墨西哥、來到北美洲，向日葵生長在開闊的田野和路邊，被暱稱為「秘魯的黃金花」（marigold of Peru），拉丁名為*helianthus*（源自希臘語「*helios*」為太陽之意，「*anthos*」則是花的意思）。這種歡快的植物會讓人們一看到就露出微笑，而且植物的每個部分都可以使用。向日葵在許多文化中都被視為神聖的植物。印加人和阿茲特克人在歷史遺址中，描繪了婦女手中拿著向日葵以表達對太陽神的感激，顯示出對這種植物的尊重。整個植物（種子、花、葉、莖和根）都有用途，其中種子和葉子最常用於藥草製劑。

**成分：**葵花籽的黑籽品種含有多元不飽和脂肪酸，可產生優質的油和蛋白質。100克乾燥葵花籽可提供8.6克膳食纖維、78毫克鈣、5.25毫克鐵、325毫克鎂、645毫克鉀、5毫克鋅、8.33毫克菸鹼酸（維生素B3）、1.48毫克硫胺素（維生素B1）、1.345毫克維生素B6、227微克葉酸、35.17毫克維生素E、18.52克單元不飽和脂肪酸和23.13克多元不飽和脂肪酸。葵花籽可說是超級食物。

**種子的藥效：**利尿、祛痰、殺菌、鎮咳、發汗；用於感冒、胸悶和戒菸輔助

**葉子的藥效：**收斂

**應用：**浸泡液、食品、敷料、浸泡油、糖漿；種子煎藥可止咳

- 補肺、高燒或肺淤血：用葉子和種子準備浸泡液或外用敷料，或用種子煎藥。
- 緩解腹瀉或利尿劑：用葉子製作浸泡液。

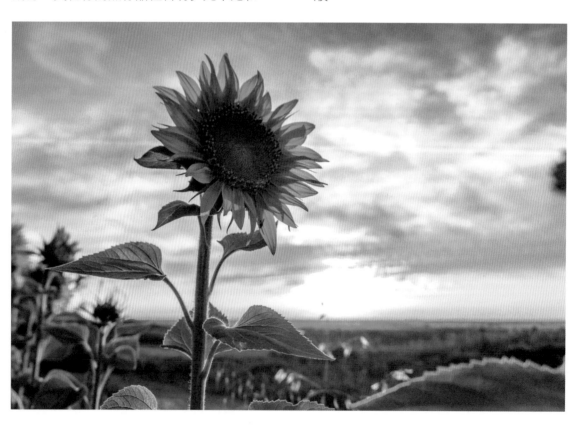

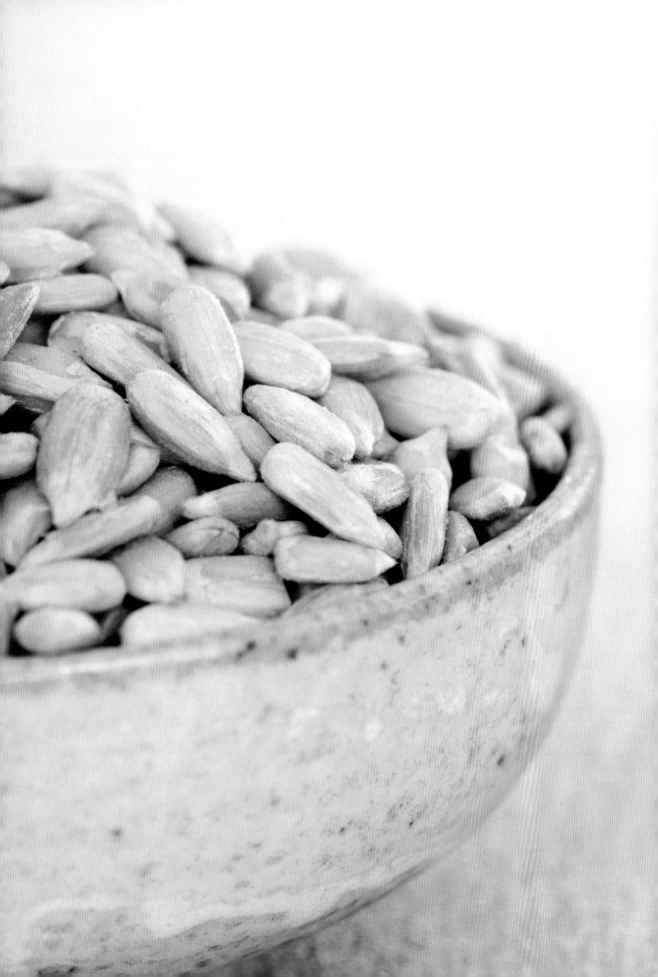

# 百里香 Thyme

百里香這個名字源自於拉丁文的 *thymus*，追溯至希臘文的 *thymos*，意思是振奮精神。百里香是一種備受推崇的藥草，與勇敢和力量有關，歷史上常被用來賜予即將前往戰場的士兵。乾燥的百里香束燃燒後會帶給人們勇氣，並釋放出百里香強烈的煙燻和消毒效果。歷史上百里香常用作調味料加到食物中，是製作利口酒的材料，還能用於預防和改善食物中毒。在瘟疫時期，用百里香來預防疾病已有悠久的歷史。早上採摘葉子最佳，最好在夏天植物開花之前。

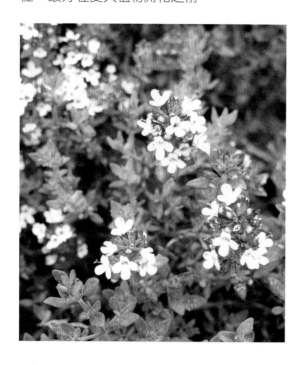

**成分**：精油（百里酚、香芹酚）、單寧、類黃酮、三萜皂苷、樹脂

**藥效**：殺菌劑、抗細菌劑、抗病毒劑、抗氧化劑、抗真菌劑、祛痰劑、抗念珠菌劑、驅蟲劑、驅風劑、鎮咳劑、解痙劑、發汗劑、發紅劑

**應用**：浸泡液、浸泡油、精油、酊劑、熱敷、敷料、蜂蜜、糖漿、蒸氣

百里香含豐富精油，有助於消毒，能預防感染：百里酚和香芹酚從體內排出時，對肺和腎臟的黏膜有消毒作用。百里香的抗菌效果能改善腸道感染，包括食物中毒，以及討人厭的兒童常見寄生蟲（如蟯蟲和線蟲）。

除了抗菌和抗病毒特性外，百里香還有祛痰效果：能使黏稠的痰化開，將大量黏液咳出。乾咳時黏膜會遭到破壞，百里香能在乾燥黏膜上產生保護膜，讓咳嗽更順暢，有助於改善氣喘、支氣管炎和呼吸問題。百里香的抗病毒和發汗效果，能用來對抗感冒或流感。可用玫瑰果、西洋蓍草和薄荷製作糖漿，喝一口就能對抗流感，或者用藥草蒸氣緩解鼻塞：在一盆熱水中加入兩茶匙百里香藥草和兩到三滴檸檬精油。百里香的抗痙攣特性能改善零星咳嗽、黏液增多和支氣管炎，是理想的家庭療法，而針對風濕和關節炎引起的關節疼痛和肌肉痙攣，外用也有幫助。

由於單寧含量高，百里香具有高度收斂性，使百里香成為治療腹瀉的選擇之一，尤其是外來細菌引起的腸道腹瀉，並可用於傷口的局部消毒。

　　百里香是一種有苦味的驅風藥草，能促進消化：有腹瀉、胃炎、絞痛和脹氣的症狀，可製作香草醋、茶或酊劑，天然的苦味能促進消化和支持肝功能。

- 皮膚真菌、病毒感染（疣和帶狀皰疹）、消毒傷口：準備消毒液清洗皮膚。
- 肌肉緊繃、運動損傷、關節炎和炎症等風濕問題：使用敷料、擦劑外用。

- 鏈球菌咽喉炎和口腔念珠菌感染：準備浸泡液漱口。
- 耳部感染：準備浸泡油製作耳朵滴劑或敷料。
- 鼻塞、氣喘、過敏和感冒：準備浸泡液吸入蒸氣。
- 白帶或念珠菌感染：準備草本洗劑。
- 乳腺炎：與車前草混合，製作敷料。
- 感冒和流感症狀、鼻塞和身體疼痛：準備浸泡液吸入蒸氣或泡澡。

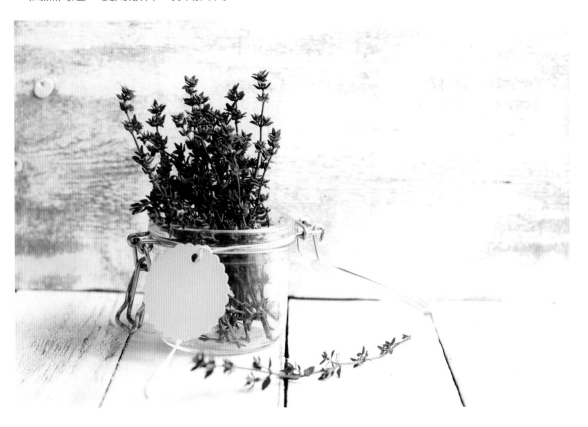

# 西洋菜 Watercress

西洋菜刺激的胡椒味提醒我們，它屬於十字花科。拉丁名稱起源於 *nasus tortus* 一詞，意思是抽搐的鼻子，指的是略帶刺鼻、辛辣的芥末氣味和深綠色蔬菜的味道。整株植物都能藥用。

食用前務必清洗乾淨。我習慣用蔬菜清洗劑浸泡，確保吃進肚子裡的只有西洋菜。

**成分：** 類黃酮（槲皮素）、硫化合物、硫代葡萄糖苷、異硫氰酸酯、類胡蘿蔔素、葉黃素、碘

西洋菜能滋養補血，跟胡蘿蔔和菠菜一起食用，可增加礦物質攝取量。每100克的西洋菜含有43毫克維生素C、120克鈣、330毫升鉀和3191國際單位（IU）維生素A。

**藥效：** 殺菌、祛痰、利膽、抗氧化和補充營養、滋養肺部

**應用：** 營養食品、鮮榨果汁、肉湯、浸泡液

西洋菜富含維生素和礦物質，能解毒和淨化身體。據說可以清血排毒，強身健體。通常在春天食用，可去除冬季積累的毒素和輕度便秘。屬於鹼性滋補品，可用於治療關節炎、痛風和風濕等酸性病症，也可用於改善食慾、暖胃、滋養全身、刺激肝膽功能。可當作食物、泡茶或製作酊劑。

西洋菜屬於十字花科，含有硫代葡萄糖苷和大量抗氧化營養素，能增進免疫功能，並含有抗癌所需的營養素。從實驗室和試管研究、動物到人體研究，研究證實十字花科蔬菜中的異硫氰酸酯（isothiocyanate）能激活 phase II 肝臟酵素（如麩胺基硫S-轉移酶）的解毒能力以抑制癌症發展，還能刺激細胞凋亡（選擇性癌細胞死亡），抑制細胞色素P450的酵素以減活小鼠研究中的亞硝胺致癌物。而且，西洋菜可能有助於調節癌細胞不受控制的增長。

西洋菜可滋養肺部，對於支氣管炎或經常抽菸的人，可作為主食增強肺部功能，消除肺部充血和過多的痰。

- 蜘蛛咬傷：用蒸過的西洋菜製作敷料。
- 緩解痔瘡：用蒸過的西洋菜製作敷料。
- 皮膚斑點和雀斑：可現榨西洋菜汁直接塗抹在斑點、皺紋和雀斑上。
- 濕疹外用：榨汁或敷料。

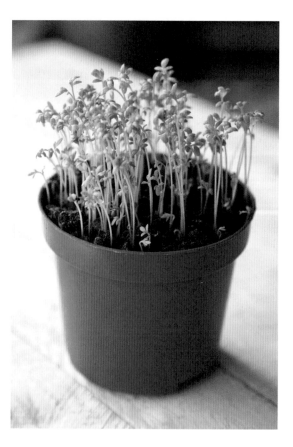

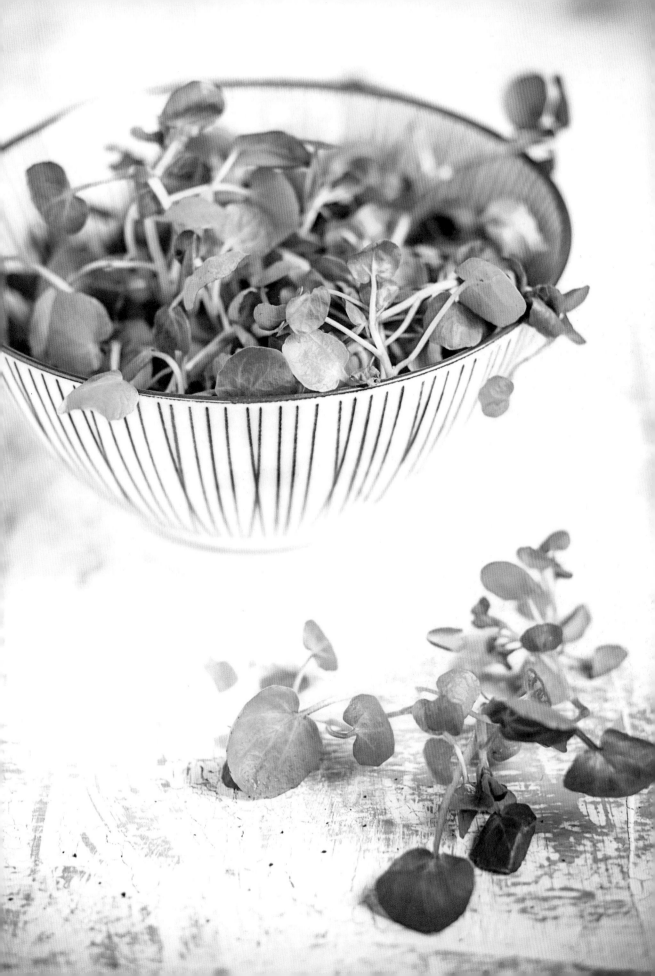

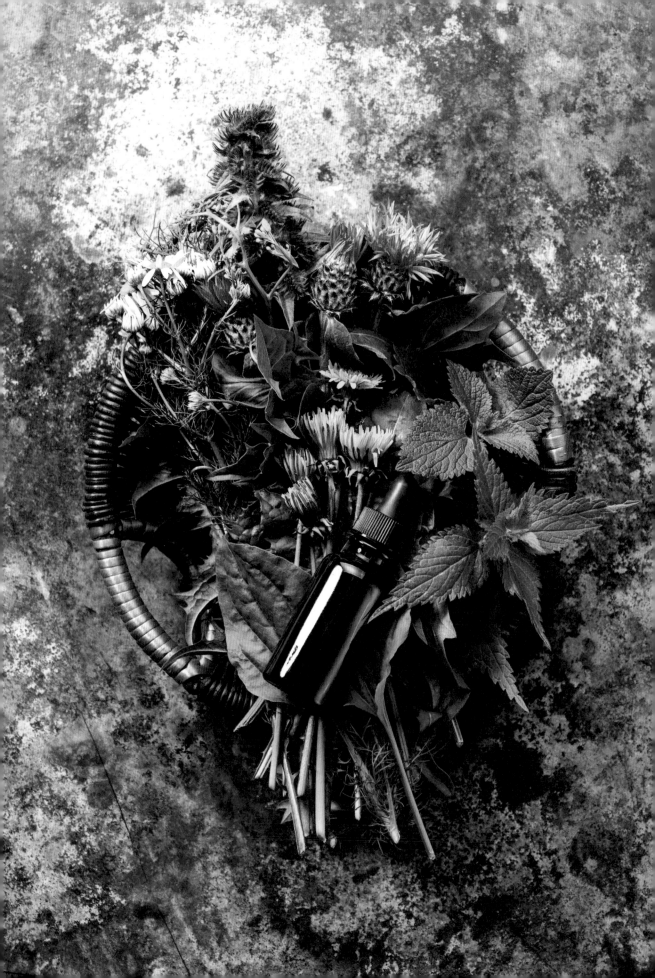

# 可食用的野生植物

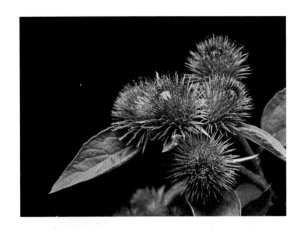

### 山毛櫸 Beech

**特色：**山毛櫸是大型林木，有光滑、淺灰色的樹皮、深綠色葉子和多簇帶刺的種子莢。

**分布：**山毛櫸樹喜歡生長在潮濕的森林地區，常見於美國東部的溫帶地區。

**可食用部分和處理方式：**用手指撥開薄薄的殼，去掉白色的甜果仁，食用成熟的山毛櫸堅果。山毛櫸堅果也可當作咖啡的替代品，烘烤至果仁變硬並呈現金黃色後，將內核搗碎並用熱水煮沸或浸泡。

**功效：**葉子可以煮沸製成敷料，有助於緩解頭痛。山毛櫸堅果的葉酸含量很高，但過度食用可能有害健康。

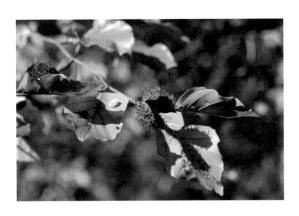

### 菊苣 Chicory

**特色：**菊苣是高大的植物，莖的底部有成簇的葉子，莖本身的葉子卻很少。花是天藍色的，有太陽的日子才會開花，會分泌一種乳狀汁液。

**分布：**菊苣生長在田野、荒地和道路旁，遍布全國各地，主要被當作雜草。請避免在使用殺蟲劑、除草劑或有大量汽車廢氣污染的地區採摘菊苣。

**可食用部分和處理方式：**整株植物都可食用。嫩葉可以加入沙拉中食用，葉子和根也可以像普通蔬菜一樣烹煮，將根部烤至深棕色後搗碎，則可作為咖啡的替代品。

**功效：**菊苣擁有豐富的益生元纖維菊糖，有助於腸道健康，而且含有與大腦健康有關的錳和維生素B6。

### 牛蒡 Burdock

**特色：**牛蒡的箭形葉子邊緣呈波浪狀，或紫或粉的花生長在毛刺狀的花叢中，根大且厚。

**分布：**春夏常見於開闊的荒地，尤其是北部的溫帶地區。

**可食用部分和處理方式：**莖上生長的嫩葉可生吃或煮熟。根可以煮或烤。

**功效：**牛蒡根富含抗氧化劑，會干擾癌細胞的生長，有清血排毒效果，外用有助於治療痤瘡。

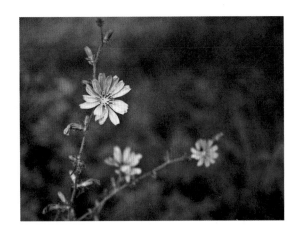

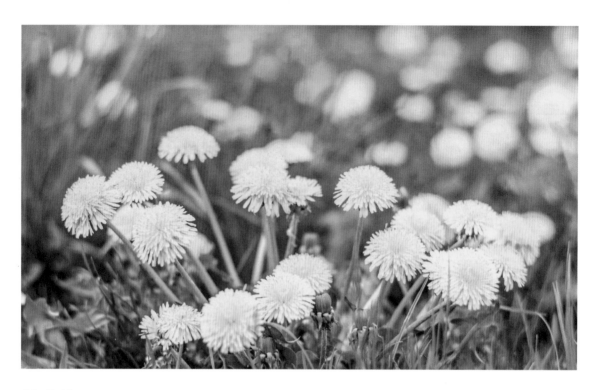

## 蒲公英 Dandelion

**特色：**蒲公英葉子呈鋸齒狀，靠近地面生長，會開出亮黃色的花朵。

**分布：**常見於美國寬闊、陽光充足的地方。

**可食用部分和處理方式：**蒲公英的所有部分都可食用。葉子可以生吃或煮熟，根部須煮沸。根部烘烤和磨碎後可以取代咖啡。

**其他用途：**花莖中的白色汁液可當作膠水。

**功效：**蒲公英是很好的抗氧化劑、天然的利尿劑，有助於肝臟解毒。

## 接骨木莓 Elderberry

**特色：**這種灌木有許多含有對生複葉的莖。花是白色的，有香味，花團錦簇。果實呈漿果狀，通常是深藍色或黑色。

**分布：**接骨木莓常見於河流、溝渠和湖泊附近的開闊潮濕地區，主要生長在美國東部各州。

**可食用部分和處理方式：**將花浸泡在水中八小時後飲用。果實可食用，但植物的其他部分有毒、不可食用。

**功效：**接骨木果實能增強免疫系統。

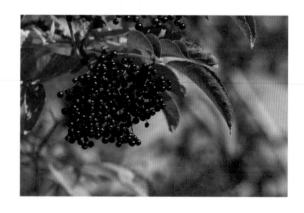

## 蕁麻 Nettle

**特色：**蕁麻高度約30～50公分，會長出小花。葉子的莖、葉柄和底面都含有細毛狀的刷毛，會引起皮膚的刺痛感。

**分布：**常見於溪流附近或森林邊緣的潮濕地區，美國各地都有。

**可食用部分和處理方式：**嫩芽和葉子部分可食用，煮10～15分鐘即可。

**功效：**有助於緩解與關節炎相關的疼痛和發炎，減輕季節性過敏，平衡血糖，減緩非癌性攝護腺肥大的增長。

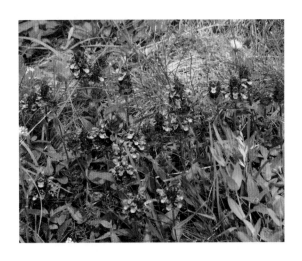

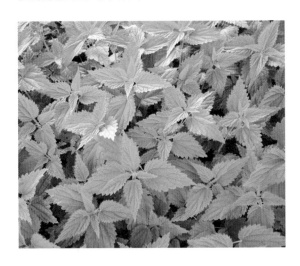

## 薊 Thistle

**特色：**這種植物長得很高，而且有又長又尖、帶刺的葉子。

**分布：**常見於全國各地的樹林和田野中。

**可食用部分和處理方式：**去皮，切成小段，煮過後食用。根可以生吃或煮熟。壓碎的種子或葉子可泡茶。

**功效：**奶薊中的水飛薊素（silymarin）有助於肝臟解毒，降低膽固醇，幫助減肥，增強免疫系統，皮膚外用則有抗老化效果。

## 夏枯草 Self-Heal

**特色：**夏枯草和薄荷屬同一科，有非常小的管狀薰衣草花。

**分布：**生長在美國各地的潮濕土壤中。

**可食用部分和處理方式：**葉子可以生吃、煮熟或曬乾後拿來泡茶，花也可以食用。

**功效：**夏枯草能助進消化、抗發炎、刺激淋巴、利尿、抗病毒（緩解唇皰疹特別有用），以及增強免疫系統。

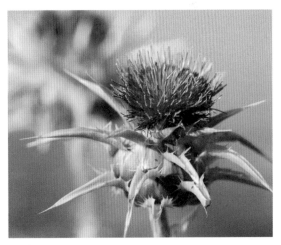

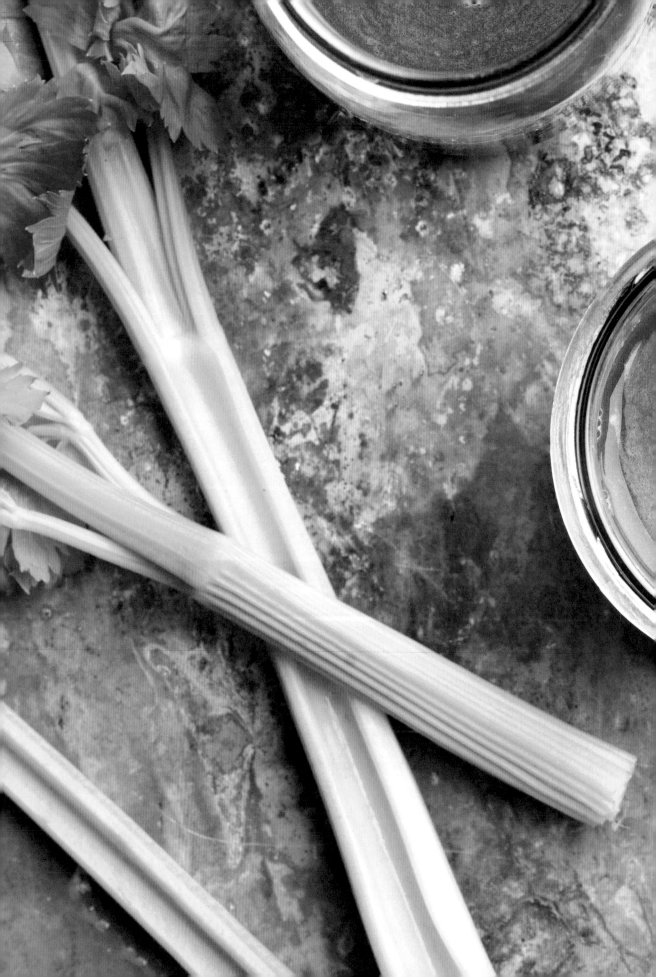

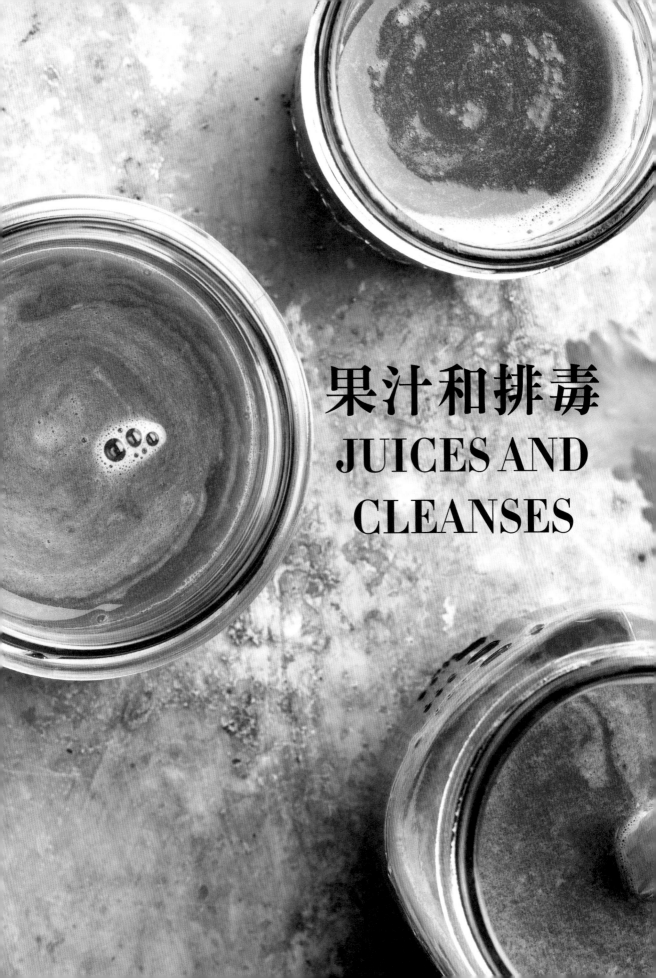

# 果汁和排毒
# JUICES AND CLEANSES

# 關於毒素的真相

毒素無處不在，不可能完全避免。洗髮精、香水、塑膠容器、食物中的殺蟲劑……無論你在何處，都有無數化學物質等著進入你的身體。而這種不自然的生活方式對我們造成的毒性傷害，遠遠超過器官所能處理的分量。

問題不在於排毒器官無法妥善完成工作，而是因為工作量太大而無法處理！於是身體開始出現搔癢、疼痛和不適症狀，因為毒素已在我們體內生根。

## 毒素超載

你是不是總覺得身體有問題卻又找不出原因？是否經常感覺不舒服或不對勁？如果大部分時間你都覺得怪怪的，那麼你的身體可能已在高舉雙手，試圖告訴你它已無法承受如此劇毒的生活方式。（你可能渾然不覺自己的生活方式有問題，畢竟大多數人都是如此。）

### 身體可能的症狀：

- 消化不良
- 慢性疲勞
- 頭痛
- 情緒波動和憂鬱
- 舌苔
- 腸躁症
- 皮膚上有黃色斑點
- 過熱和盜汗
- 痤瘡、粉刺、青春痘
- 腰部贅肉
- 免疫系統功能低下
- 新陳代謝變慢
- 高膽固醇

- 過敏和皮疹
- 高血壓
- 酒精和藥物不耐
- 胃灼熱
- 眼睛下方的黑眼圈

以上只是體內毒素過多可能導致的其中一些問題，定期喝果汁能多少釋放一些毒素。真正的症狀清單可能更長，因為身體的任何症狀都可能是由過多的毒素所引起的。

## 肝臟：身體軍隊的將軍

肝臟是身體最努力工作的器官之一，可能僅次於心臟。肝臟必須決定什麼對身體有益、可以留下，什麼會造成損害而必須排除。中醫將其描述為人體軍隊的將軍，這絕非偶然。這個器官日復一日地處理多項任務，用敏銳的眼光評估進入血液的一切，並將其轉化為不同的生化形式，以便身體可以吸收營養、擺脫廢料，或以脂肪的形式儲存在你最不想要的地方。肝臟就像超級厲害的廚房篩子一樣不斷過濾血液，挑選出不需要的毒素，並在你流汗或上廁所時讓毒素默默地離開。肝臟做的事非常重要，然而有些因素卻會降低肝臟完成工作的效率。

## 暴飲暴食的文化

你能想像永遠不讓你的車休息，永遠不把它送去維修或更換零件，只是一味地開上路嗎？機器一旦有問題，很快就會大小狀況不斷，走上報銷一途。如果在報銷前沒有先爆炸的話！在《奇效5:2輕斷食》（The FastDiet）一書中，麥克·莫斯里博士（Dr. Michael Mosley）探討了強迫性飲食議題，我們的消化系統完全沒有休息，我們的腳一直踩在汽車的油門上。奇怪的是，多數人永遠不會這樣對待自己的車子，卻會把這種負擔放在自己身上。更誇張的是，他們相信自己的身體儘管遭受到不平等的對待，還是會繼續任勞任怨正常工作！

　　想想你一天有幾餐是酒足飯飽，或是這裡吃一點那裡吃一點。請說實話。你是否和多數人一樣，不管肚子餓不餓，一天就是會吃很多餐。由於對食物的熱愛，我們將精力高度集中在消化食物的唯一使命上。有時我們吃完固體食物讓消化系統稍作休息時，其實可以將能量投入到更重要的工作上，例如休息、排毒和修復。讓新的毒素暫停進入，不再對肝臟造成壓力，讓肝臟能有效處理過去累積的過量毒素。因此，在排毒過程中用果汁代替食物十分重要。而且榨汁時大量使用的水果和蔬菜富含抗氧化劑，有助於保護肝臟免受毒素過多和營養不良所導致的自由基攻擊。

## 自由基攻擊

多數人認為自由基是壞分子，但自由基實際上卻會幫助肝臟排除毒素。不過，自由基也會攻擊健康細胞，將細胞變成自由基，再接著攻擊新的健康細胞，產生一連串的效應。還好我們的身體很聰明，針對這樣的問題有個備案：它會自行產生抗氧化酵素，保護健康細胞免受自由基的侵害。但是由於體內需要清除的毒素太多，導致太多的自由基存在體內時，最後身體就會無法維持這種微妙的平衡。

　　排毒飲食至少會阻止毒素流入一陣子，讓體內累積的毒素能更有效釋放。最重要的是，果汁的優質營養能為身體提供所需的額外抗氧化劑，以平衡由於混亂的生活方式而產生的自由基。你是否逐漸理解為何果汁在排毒過程扮演著如此重要的角色？

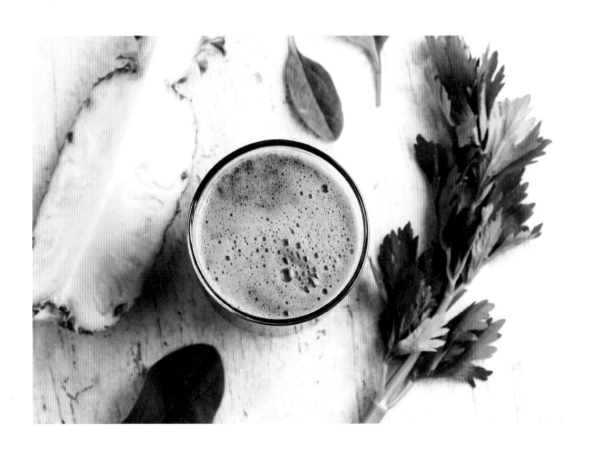

# 果汁的力量

經常喝果汁就像服用最有效的複合維生素。水果和蔬菜充滿營養活力，這些神奇的效果都藏在纖維裡，而咀嚼食物只能獲得其中的一小部分。換句話說，榨汁時會從纖維釋放出所有營養，並將其直接注入身體血液中。光是吃天然的食物，也無法獲得如此高劑量的營養，除非你參加吃素食比賽吃到暈過去。如果情況沒那麼糟的話，身體可能不需要果汁所提供的滿滿營養。但是情況確實不樂觀，身體絕對需要我們伸出援手。

## 果汁如何幫助身體排毒

如同之前所討論的，當你在喝果汁時，身體會從日常的運作中得到緩衝，能量不再專注於永無止境的消化，能開始投入到修復工作中，可以更有效地專注於擺脫身體累積的廢物，發揮更多作用。

### 核心營養

果汁能提供優質營養，幫助身體更有效地解毒。從果汁中獲得的高劑量營養成分是絕佳的清潔劑，能滋養和促進排毒器官，讓器官更強健。果汁本身雖然無法清潔身體，卻能幫助清潔器官做得更好。

器官得到幫助後，會開始將大量累積的毒素更快速從體內排出，比起器官單打獨鬥或被餵食標準美國飲食（Standard American Diet，簡稱為SAD，這個反諷再適合不過）效果更好。同時，排除這些毒素有助於身體更有效地吸收營養，因為阻止吸收營養的廢物更少了。這將使器官更健康，排毒效果更佳。一旦開始喝果汁，身體就會發生這樣的良性循環。你不覺得這很棒嗎？

即使維持一日三餐的習慣，不進行全面排毒，只在飲食中添加排毒果汁也有助於身體更有效率運作。果汁額外的好處是會讓你更有飽足感，沒有空間去吃不健康的食物。吃沒有營養且充滿毒素的加工食品會適得其反。每次吃標準美國飲食清單中的一頓飯，我們能得到的營養都很少（還因此破壞了器官），只是吃進了很多毒素，這樣做時只是在自找麻煩。

## 果汁vs.果昔

果汁和果昔之間的區別並不複雜。簡單來說，果汁不含水果和蔬菜中的纖維，而果昔則含有所有纖維。哪一個比較好？答案是各有優缺點。

果汁可能會稍微提高你的糖分濃度，因為少了纖維，更容易吸收天然糖分。為了避免過多糖分，可以減少較甜的水果和蔬菜，改喝綠色果汁。果汁會毫無懸念地直接進入血液，對身體可說是立即見效、超級健康。喝果汁時，你會感覺到細胞充滿活力和快樂。試試看，你就會明白我的意思。

另一方面，果昔進入血液需要更多時間，纖維仍然需要被消化，因此延遲了這個過程。你也會用較少量的水果和蔬菜（因此營養較少）製作果昔，因為如果加太多蔬果，大量的纖維會太有飽足感。當然，如果你希望有飽足感，這就是個優點。考慮到所有因素，我更喜歡喝果汁而不是果昔，因為果汁能讓我獲得更多營養，也能讓身體暫停消化、得到休息。如果你有足夠的時間（和榨汁機），多數時候請將果汁列為首選。

然而，如果你只有攪拌機，或是你很忙，果昔仍然是日常生活中能加入更多蔬果的好方法，而且從纖維中釋放更多的營養也能改善健康。不要經常使用冷凍水果或蔬

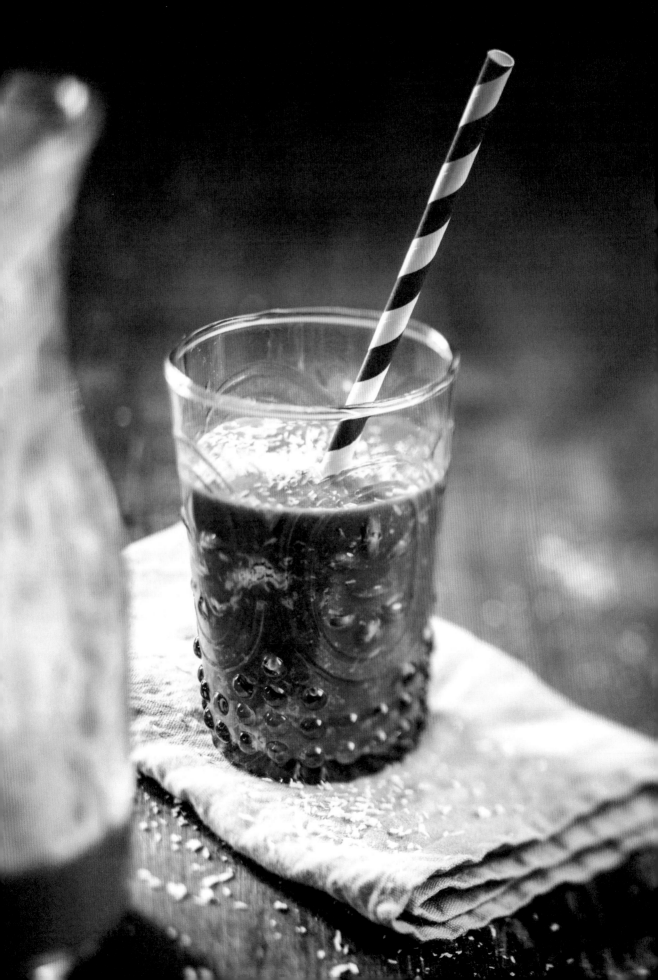

菜，因為會削弱消化能力（盡量完全避免，或在使用前解凍）；空腹時飲用，間隔至少一小時再吃其他食物。這本書中大部分的果汁食譜，都可以添加少許水、綠茶或杏仁奶後，輕鬆製成果昔。

## 排毒果汁效果持久嗎？

有些營養學家反對排毒飲食，他們認為排毒只是一種趕流行、沒有持久效果的快速修復方法。這一點我部分同意。如果你只做一次，然後就恢復抽菸，每天在歡樂時光喝雞尾酒，早餐吃甜甜圈，午餐吃披薩，排毒果汁不會完全改變你的生活。然而如果正確進行，果汁排毒會讓你朝著健康邁出一大步，讓你更了解身體、身體的運作方式，以及你吃進去的東西。

為了獲得顯著的持久效果，定期排毒的同時也必須調整飲食，能改變生活方式更好。其實改變飲食並不如想像中那麼困難，過度的飲食衝動通常是營養不足造成的影響。你可能每天都提供身體大量食物，但如果這些食物不包含身體所需的營養，身體就會繼續要求更多。一旦開始清除體內累積的毒素，飢餓細胞得到了真正的營養，身體就會更有效地讓你確切知道它需要什麼。

事實上，果汁的一大好處是很容易上癮。萬歲！一旦細胞發現自己錯過了什麼，它們就會愛上這種皇家待遇。你能想像如果我們都對果汁上癮，世界會有多麼不同嗎？

## 排毒後會有什麼改變？

即使你在排毒後立刻回復原先混亂的飲食和生活方式，只是久違地喝一次果汁和健康飲食，我都相信偶爾排毒總比沒有好。讓器官稍微恢復平衡，身體將有一段時間能減少有毒負擔，更有效地吸收營養，並開始更有效地運作，怎樣都比完全不給予適當維護來得好。

當然，我們鼓勵你定期飲用這些營養豐富的果汁，並為你的生命做出有益健康的食物選擇。你的努力絕對值得。

## 做果汁排毒的十個理由

1. 你吃標準美國飲食太久了！
2. 你想知道身體真正想要什麼。
3. 你的消化系統需要喘息，不再暴飲暴食。
4. 你想要看起來更年輕，效果更持久，能感受到改變。
5. 春天來了，你有做身體內部清潔的衝動。
6. 你想擺脫強迫性的飲食衝動，養成更健康的飲食習慣。
7. 你想久違地讓自己感覺很棒，並擺脫煩人的身體、精神和情緒症狀。
8. 你想讓衣服更合身。
9. 你想要順利擺脫日常生活中身體和情感的毒素。
10. 你喜歡冒險，想要每天嘗試新的水果和蔬菜。

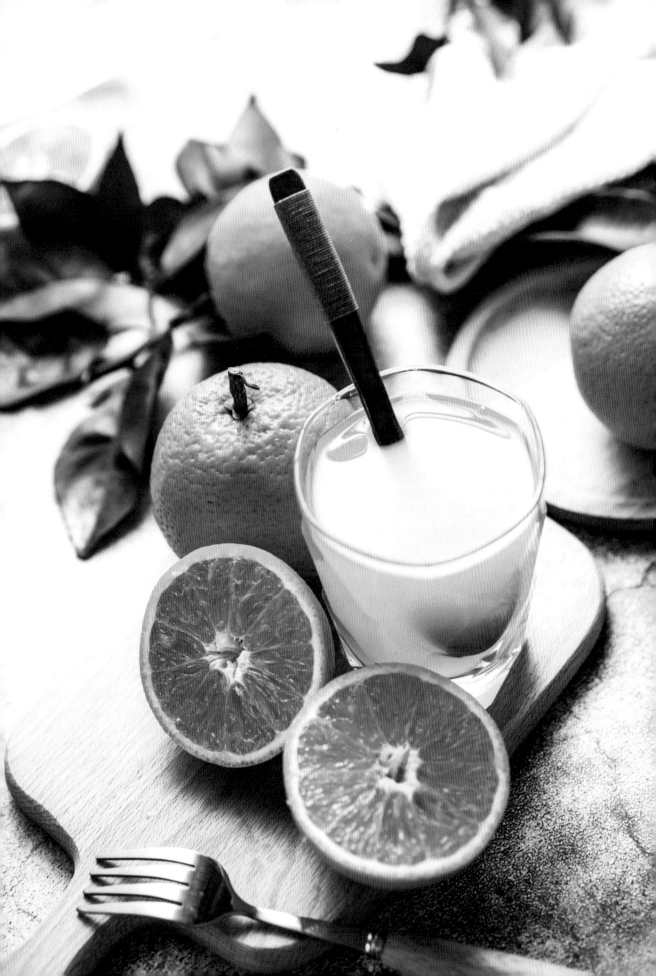

# 果汁排毒101

關於果汁排毒的最佳方法眾說紛紜。有些人持續數週只喝水或只喝果汁，完全不吃所有固體食物。有些人則喝果汁，同時也吃一般的食物。

要持續多久也是個問題。我有朋友喝果汁持續三個星期以上。他們說第三天就不會再有飢餓感，並且比以往都更有活力和頭腦清晰。不過，多數人習慣花較短的時間進行果汁排毒。

我們的方法比較溫和，不想要太躁進。關於果汁排毒，最重要的是願意嘗試！如果進行果汁排毒，會讓你挨餓、脾氣暴躁，這將是對意志力的巨大考驗，這樣是行不通的。如果你在第二天就作弊或放棄，那麼選擇最能改變生活的飲食又有何意義？我們希望你能成功，並享受這個過程。

## 排毒應該多久做一次？一次做多久？

我習慣在日常飲食中添加一份每日果汁。通常，我會把它當作點心，或者早餐前或晚餐前的開胃菜。如果前一天吃得太飽，或是感覺有點消化不良，我也會用果汁代替晚餐或早餐。

我也習慣偶爾進行一天的果汁排毒，尤其是在季節變化或新月期間。排毒期間，我只喝果汁，不吃其他食物，一整天我會喝至少三到四杯果汁。維持一天的排毒習慣對我來說完全沒問題，因為一天很快就過去了，而且我知道第二天可以吃任何我想吃的東西。我的新陳代謝非常快，如果禁食時間過長或過於頻繁，我會感到身體虛弱、四肢發冷和劇烈頭痛。每個人的身體狀況都不一樣，你應該嘗試不同的方法，看看哪種方法最適合你。

如果嘗試之後，你發現為期三天的計畫效果很好，建議可以每月進行一次，或每次換季進行一次果汁排毒，可根據你的生活方式和健康狀況進行調整。每年可以練習一到兩次為期七天或十四天的排毒計畫，以獲得最佳效果。

春天是進行排毒的理想時間。每年我們都會想對家裡進行春季大掃除，這並非巧合。肝臟在這個季節更活躍，每年這個時候在體內發生的變化，便會轉化為清潔環境的外在表現。因此，當你看到花園裡開出第一朵花或聽到鳥兒開始啁啾時，請進行你的清潔工程。

## 繼續排毒計畫？

安全至上，一旦身體感覺不舒服，請先暫停，增加食物分量或減少果汁分量。每個人的身體都是獨一無二的，請尊重個人的特殊體質。如果你不想受到拘束，想更靈活運用食譜建立自己的排毒計畫，請遵循以下指南以獲得愉快的排毒體驗：

- 三天的排毒計畫，可用果汁代替早餐和晚餐，並在白天喝兩次果汁當作點心。午餐照舊。

- 七天的排毒計畫，可在第一天、第四天和第七天用果汁代替早餐和晚餐，並享用一頓豐盛的健康午餐，白天飢餓時可喝兩次果汁。其他天數可用果汁代替晚餐（選擇綠色果汁），並享用健康的早餐和午餐。同樣的，如果你餓了，別忘了喝點綠色果汁。

- 十四天的排毒計畫，可在第一天用果汁代替兩餐，在第二天用果汁代替一餐，並在第三天吃正常的三餐。如同往常一樣，每天喝一或兩杯綠色果汁當點心，即使那一天正常吃三餐也是如此。不斷重複這個過程，直到完成十四天的排毒計畫。

在所有計畫中，如果你感到飢餓，我們鼓勵你在兩餐之間喝一兩杯果汁當作點心，一般來說，選擇水果較少蔬菜較多的比較好。試著利用這段時間仔細傾聽身體，並意識到自己何時真正感覺飢餓，而不是口渴、焦慮或無聊。為什麼你想在特定時間吃特定的東西？是什麼感覺觸發了這種渴望？你在逃避什麼，或你想用食物填滿什麼？排毒是與內在指引重新建立聯繫的絕佳機會，也許能更深入挖掘你與食物、身體和情緒的關係。如果有意識地完成排毒，將會在更深層次上影響你的生活，超乎你的預期。

## 進行排毒是否安全？

排毒是按下身體癒合機制的重置按鈕，自然又充滿樂趣。幾個世紀以來，世界各地的智者一直在練習禁食（包括果汁和其他方式），讓身體、心智甚至靈魂回復平衡。

我們建議將果汁作為改善生活和健康的一種方式。然而，我們不是醫學從業者，只是分享自己喝果汁的經驗。一旦牽涉到生活方式和飲食的改變，在開始排毒計畫前請諮詢醫生，尤其是以下的情況：

- 你有任何嚴重或慢性的健康問題。
- 你有飲食失調。
- 你正在服用藥物。
- 你正在懷孕、試圖懷孕或哺乳。
- 你覺得有其他健康風險。請利用常識來評估這一點。

即使你很健康，我們也不建議遵循這些計畫超過十四天，除非你有醫生的嚴格指導。不過，完成排毒計畫後仍然可以繼續在日常生活中添加一兩杯果汁，或是如果你覺得身體需要，偶爾可用一兩杯果汁代替一頓飯。如果你想在兩餐之間吃些點心，用果汁代替絕不會出錯。

## 果汁的副作用

排毒時會釋放結腸、肝臟、肺部、膀胱、鼻竇、皮膚、腎臟和脂肪組織中累積的毒素。多年來，由於糟糕的飲食和草率的生活方式，積累的毒素越多，必須釋放的毒素就越多，可能會導致一些不愉快的症狀，過程不會太開心。任何由毒性引起的不適，如腹脹、黏液或痤瘡，在開始好轉之前可能反而會變得更強烈。

體驗這種排毒的高峰是很自然的，因為累積的廢物必須先釋放回血液，才能離開身體。到頭來，能永遠將這些討厭的毒素從身體清除，跟排毒所帶來的許多好處相比，這點壞處根本不算什麼。請耐心等待，很快就會看到隧道盡頭的曙光。

一旦出現症狀，請喝大量的水幫助毒素快速排出。如果症狀太強或持續存在，請考慮停止排毒清潔，並在未來嘗試較溫和的版本。

也有可能你身上完全不會出現負面症狀，所以不要太緊張。我們只是覺得應該誠實以告，最好先讓你知道，這件事不是每個人做起來都輕鬆愉快。

如果你平常的飲食習慣並沒有符合猶太潔食驗證，請緩慢展開排毒的過程，才不會一開始就被困難打敗。讓自己慢慢習慣每日逐漸增加份量的水果和蔬菜。像烏龜一樣緩慢但確實地前進，一次一種果汁，慢慢練習排毒。

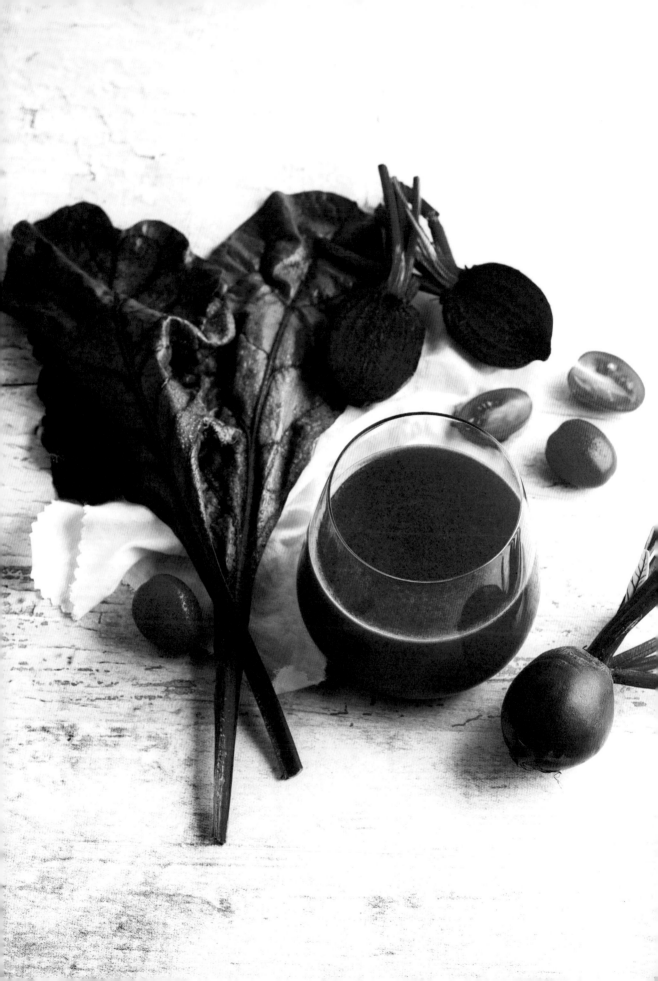

# 果汁食譜

## 熾熱的愛

- 分量為2杯
- 1 顆去皮小葡萄柚
- 1 個中型甜菜根
- 3 根胡蘿蔔
- 1 小塊薑

## 甜菜甜入心

- 分量為2杯
- 1 個小型甜菜根
- 1 顆去皮柳橙
- 4 根胡蘿蔔
- ½ 顆檸檬

## 綠色大滿足

- 分量為2杯
- 6 片拉齊納多（恐龍）羽衣甘藍葉
- ½ 束巴西利
- ½ 根義大利黃瓜
- 1 顆青蘋果
- ½ 顆萊姆

## 香濃桃子汁

- 分量為2杯
- 6 根胡蘿蔔
- 2 顆去核桃子
- 1 個大甜椒
- 1 小塊薑

## 開心葡萄梨子汁

- 分量為2杯
- 3 枝芹菜
- ½ 個青椒
- 1 杯葡萄
- ½ 根義大利黃瓜
- ½ 顆梨子

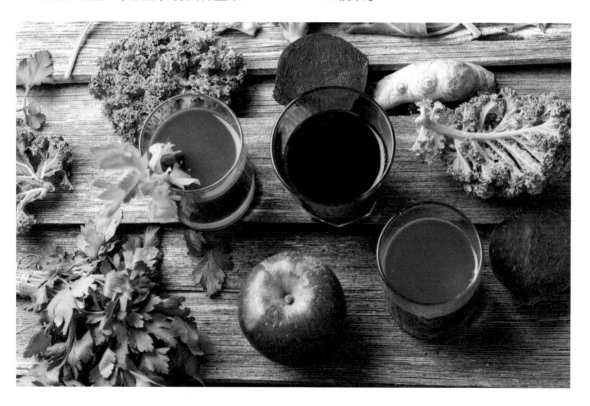

### 綠色排毒汁

- 分量為2杯
- 3 枝茴香，包括¼個茴香根
- 6 片拉齊納多（恐龍）羽衣甘藍葉
- 1 杯葡萄
- ½ 顆梨子
- ½ 顆青蘋果

### 女王加冕日

- 分量為2杯
- 3 個青花菜花冠
- ½ 顆梨子
- ½ 個青椒
- ½ 根義大利黃瓜
- ½ 顆萊姆

### 地瓜番茄汁

- 分量為2杯
- 1 個地瓜，不去皮
- 4 根胡蘿蔔

- 3 個羅馬番茄
- ½ 顆檸檬
- 1 小撮卡宴辣椒粉

### 活力搖滾根莖類果汁

- 分量為6杯
- 3 個中型到大型甜菜根
- 2 個地瓜
- 1 顆檸檬
- 10 根胡蘿蔔
- 1 小塊薑
- 1 小塊薑黃

### 青蘋果歡樂合唱團

- 分量為3杯
- 1½ 束西洋菜
- 2 顆蘋果
- 1 杯綠葡萄
- 1 根英國黃瓜
- ½ 顆萊姆

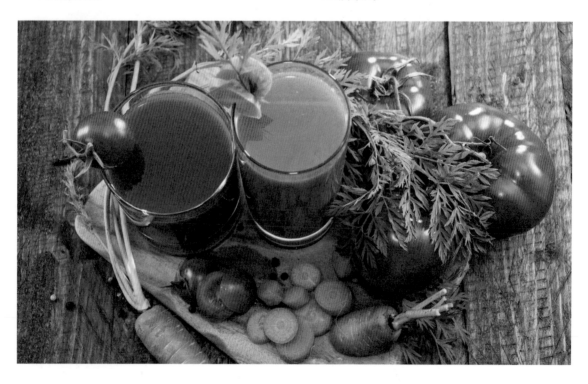

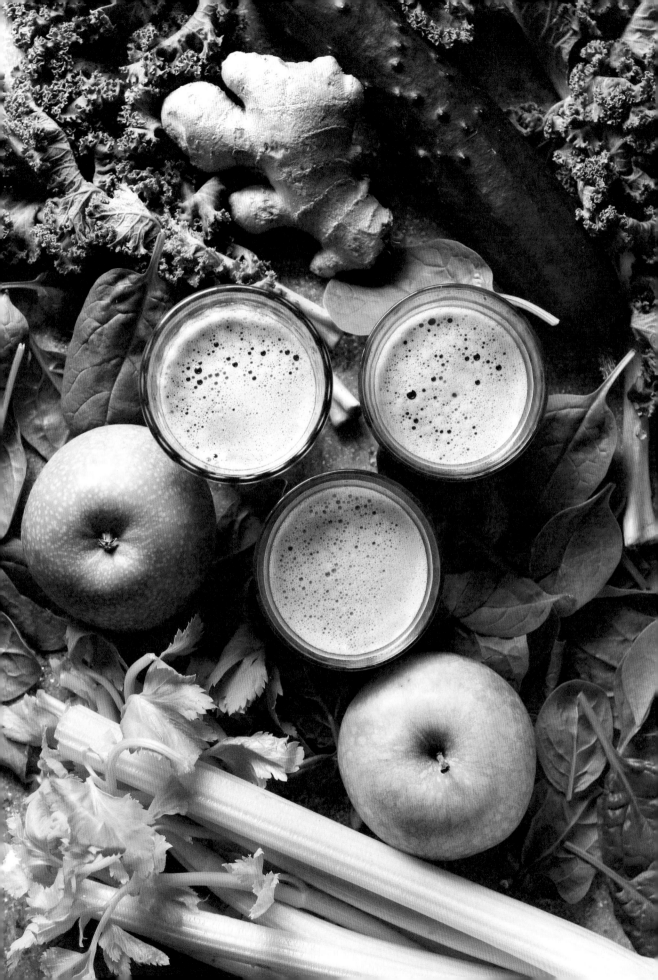

## 美味櫻桃汁

- 分量為3杯
- 4 枝芹菜
- 4 根胡蘿蔔
- 2 個歐洲防風草（歐洲蘿蔔）
- 1 顆檸檬
- ½ 顆萊姆
- 20 個櫻桃番茄
- 1 小塊薑
- 1 小撮卡宴辣椒粉

## 認真排毒汁

- 分量為7杯
- 10 枝芹菜
- 10 杯菠菜
- 1 根大義大利黃瓜
- 1 束巴西利
- 4 顆蘋果
- 2 顆檸檬

- 1 小塊薑
- 1 小塊薑黃

## 念念不忘

- 分量為8杯
- 1½ 顆檸檬
- 10 枝拉齊納多（恐龍）羽衣甘藍
- ½ 束巴西利
- 4 根波斯黃瓜
- 10 杯菠菜
- 1 小顆去皮鳳梨
- 1 小塊薑
- 1 小塊薑黃

## 在家放鬆日

- 分量為3杯
- 4 根胡蘿蔔
- 3 個歐洲防風草（歐洲蘿蔔）
- 4 根芹菜

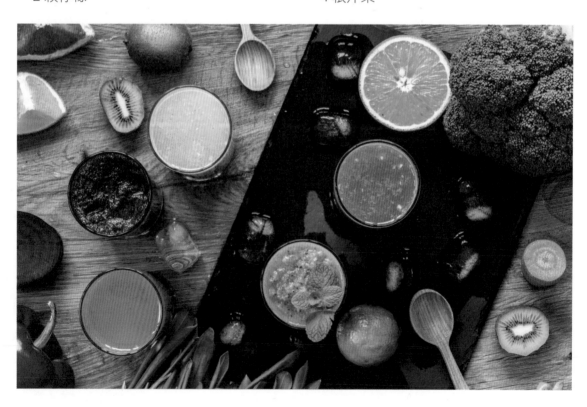

- 1½ 顆黃蘋果
- ½ 顆萊姆
- ⅔ 束巴西利
- 1 杯綠葡萄

### 終極排毒飲

- 分量為4杯
- 1 顆萊姆
- 1 顆檸檬
- 2 根芹菜莖
- 3 個大羅馬番茄
- 1 根大黃瓜
- 4 枝捲葉羽衣甘藍
- 1 個甜椒
- 1 小塊薑
- 1 小塊薑黃
- 1 把薄荷

### 深綠奇異果汁

- 分量為3½杯
- 4 枝瑞士甜菜
- 2 個菊苣
- 4 顆奇異果
- 1 杯綠葡萄
- 1 顆檸檬
- 1 根英國黃瓜
- 1 顆梨子

### 清涼黃瓜汁

- 分量為2½杯
- 2 顆去皮柳橙
- 2～3 枝羽衣甘藍
- ½ 束新鮮蒔蘿
- 1 根英國黃瓜
- 1 杯綠葡萄
- 1 小塊薑

### 青春煥發

- 分量為2½杯
- 1 束芫荽
- 4 杯盒裝菠菜
- 1 整顆萊姆
- 1 杯綠葡萄
- 2 個奇異果
- 4 根波斯黃瓜

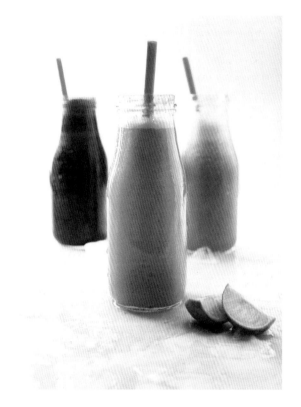

### 香料魅力

- 分量為3杯
- 4 杯菠菜
- 1 根義大利黃瓜
- ½ 束巴西利
- 1 顆梨子
- 2 顆小蘋果
- 1 小塊薑
- 1 小塊薑黃
- ½ 個墨西哥辣椒，去籽

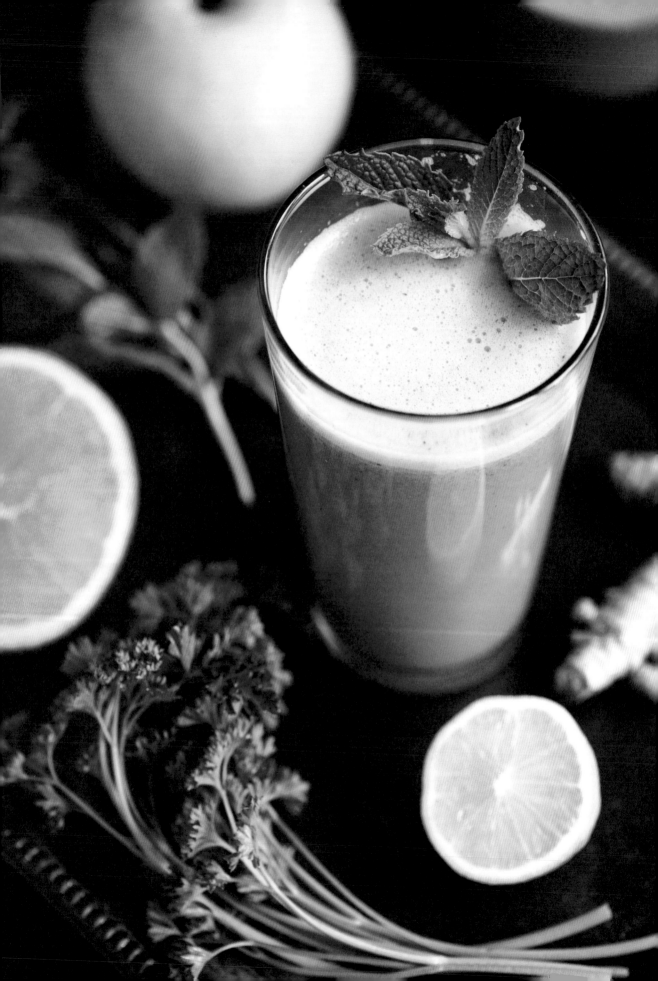

### 煥然一新果汁

- 分量為3杯
- 2 顆桃子,去核
- 1 杯綠葡萄
- 6 杯菠菜
- 1 根義大利黃瓜
- 3 枝芹菜
- ½ 顆萊姆
- 1 把薄荷
- 1 小塊薑

### 羽衣甘藍急救果汁

- 分量為3杯
- 15 個草莓
- ¼ 枝茴香
- 5 根波斯黃瓜
- 4 枝捲葉羽衣甘藍,去掉莖
- ½ 束巴西利
- 1 顆檸檬
- 1 把薄荷

- 1 小塊薑

### 元氣滿滿果汁

- 1 杯白葡萄
- 2 根波斯黃瓜
- 1 顆小檸檬
- 10 枝拉齊納多(恐龍)羽衣甘藍
- ½ 束巴西利
- 1 杯菠菜
- 1 小塊薑
- ½ 杯不加糖椰子水

### 為自己加油

- 分量為2杯
- ½ 根英國黃瓜
- 1 顆奶油萵苣
- ½ 束巴西利
- 5 個金巴利番茄(Campari tomato)
- 1 整顆檸檬
- 1 小塊薑

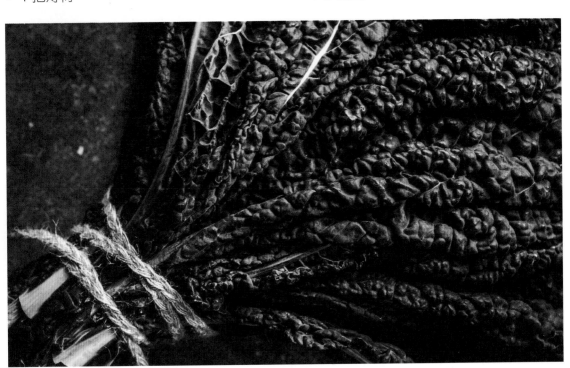

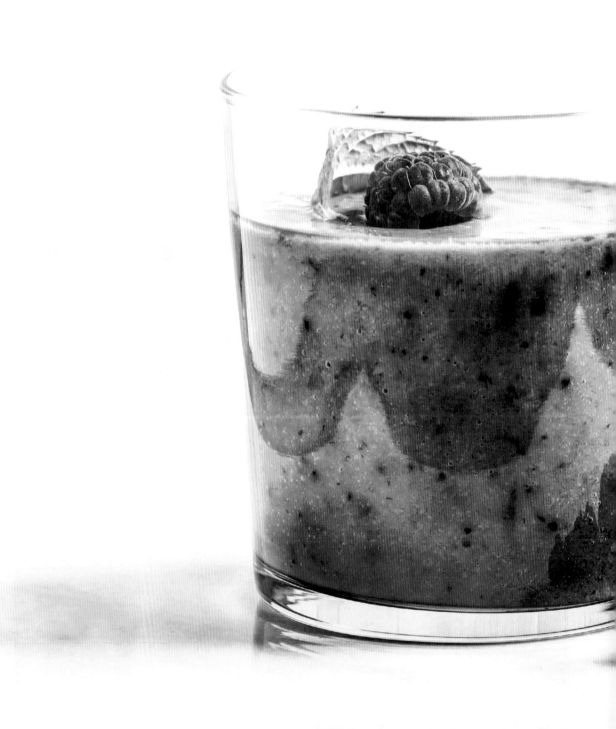

# 果昔
## SMOOTHIES

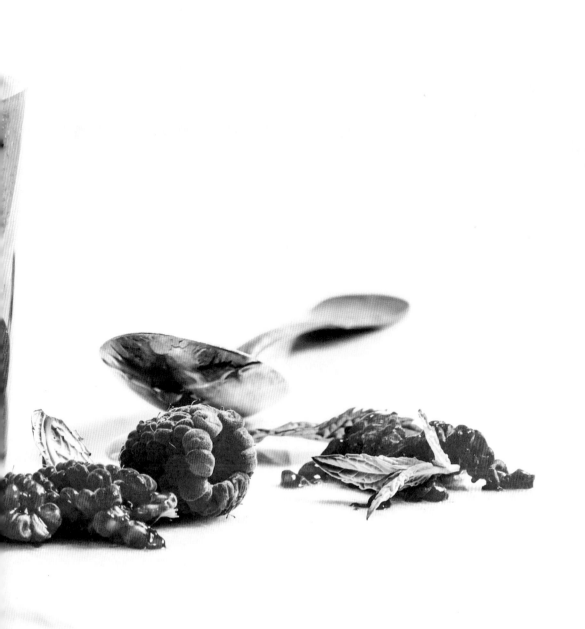

# 果昔的好處

果昔的作法能將大量纖維和營養成分融入單一飲料，製作快速，適合量身訂做，能讓身體快速補充水分，而且味道絕佳！

## 芒果奶油果昔

香蕉富含多巴胺，多巴胺的抗氧化特性能抑制癌症發展，並使我們心情愉快。這款果昔充滿熱帶風味，具有柔滑的奶油質地和美妙的芒果香氣。

### 材料：

½ 根香蕉

½ 杯胡蘿蔔汁

½ 杯冷凍芒果

½ 杯綠茶冰塊

2 大匙去殼大麻籽

1 茶匙益生菌粉

### 作法：

1. 將所有材料放入大功率攪拌機或食物處理機中，攪拌至均勻平滑狀態。

2. 立即飲用。以上材料為2人份。

## 香蕉生薑好夢果昔

研究發現，食用香蕉兩小時內會增加睡眠調節分子褪黑激素的體內濃度。這款果昔有甜甜的奶油香味，口感就像薑糖加上一點新鮮生薑的熱辣。

### 材料：

½ 根冷凍香蕉

½ 杯柳橙汁

½ 杯冷凍桃子

½ 杯綠茶冰塊

2 大匙新鮮生薑根

2 大匙蛋白粉

### 作法：

1. 將所有材料放入大功率攪拌機或食物處理機中，攪拌至均勻平滑狀態。

2. 立即飲用。以上材料為2人份。

## 香草豆香蕉果昔

褪黑激素是身體產生的一種分子，有助於調節睡眠週期，並預防某些神經退化性疾病和癌症。研究發現，鳳梨、柳橙和香蕉富含這種保護分子。這款果昔清爽滑順，帶有淡淡的香蕉和香草味。

### 材料：

1 個香草豆莢

½ 根冷凍香蕉

½ 杯柳橙汁

½ 杯新鮮鳳梨

½ 杯綠茶冰塊

2 大匙蛋白粉

### 作法：

1. 將所有材料放入大功率攪拌機或食物處理機中，攪拌至均勻平滑狀態。

2. 立即飲用。以上材料為2人份。

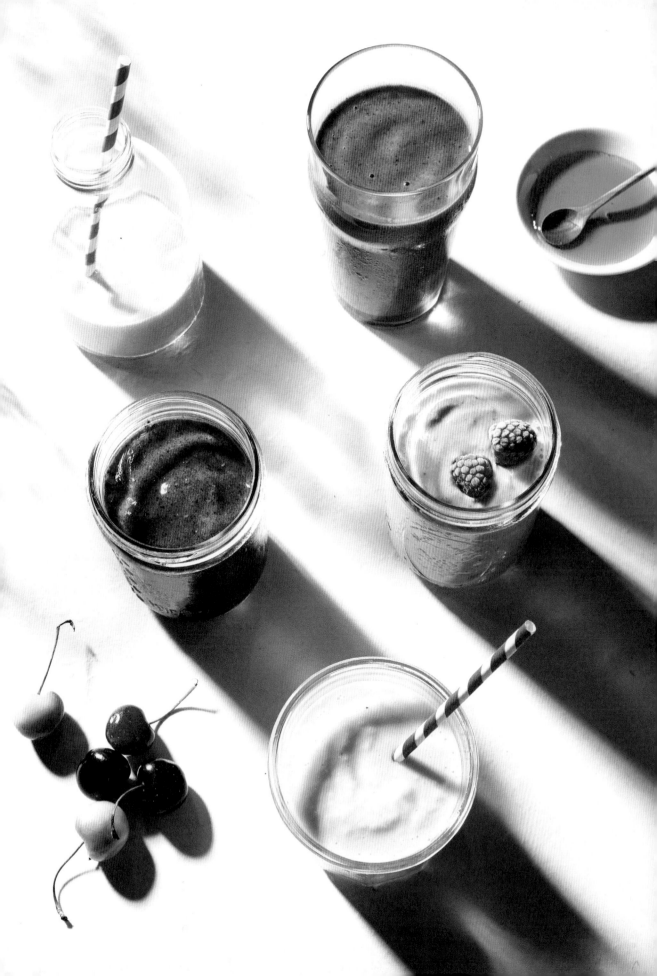

## 西瓜覆盆子冰涼果昔

西瓜富含類胡蘿蔔素，可降低罹患肺癌的風險。西瓜和覆盆子的組合又酸又甜，能跟濃郁的蔓越莓汁取得平衡。

材料：

1 杯綠茶冰塊

½ 杯冷凍覆盆子

½ 杯西瓜

¼ 杯蔓越莓汁

2 大匙奇亞籽

作法：

1. 將所有材料放入大功率攪拌機或食物處理機中，攪拌至均勻平滑狀態。
2. 立即飲用。以上材料為2人份。

## 金桔蔓越莓櫻桃果昔

蔓越莓的抗氧化和抗發炎特性，經證實可減少癌細胞生長。這款酸味濃郁的果昔以蔓越莓和柑橘作為基調，帶有一點香甜草莓味。

材料：

2 顆金桔

½ 杯酸櫻桃汁

½ 杯冷凍草莓

½ 杯綠茶冰塊

¼ 杯蔓越莓汁

2 大匙奇亞籽

1 大匙新鮮迷迭香

作法：

1. 將所有材料放入大功率攪拌機或食物處理機中，攪拌至均勻平滑狀態。
2. 立即飲用。以上材料為2人份。

## 草莓柑橘果昔

草莓含有抗發炎的酚類物質，發酵椰奶中的益生菌代謝時，酚類物質能被腸道吸收。這款濃郁的草莓果昔香甜滑順，帶有令人陶醉的香草和酸柑橘味。

材料：

½ 杯香草風味發酵椰奶

½ 杯柳橙汁

½ 杯冷凍草莓

½ 杯綠茶冰塊

2 大匙奇亞籽

作法：

1. 將所有材料放入大功率攪拌機或食物處理機中，攪拌至均勻平滑狀態。
2. 立即飲用。以上材料為1人份。

## 葡萄柚迷迭香果昔

川陳皮素是檸檬、柳橙、柑橘和葡萄柚等柑橘類水果常見的生物類黃酮。川陳皮素具有抗發炎和抗癌作用，以及抑制乳癌轉移的潛力。這款飲品平衡了柑橘與葡萄柚和迷迭香隱約的苦味，味道和香味令人精神為之一振。

材料：

1 杯葡萄柚

½ 杯櫻桃

½ 杯柳橙汁

½ 杯綠茶冰塊

2 大匙去殼大麻籽

1 大匙新鮮迷迭香

作法：

1. 將所有材料放入大功率攪拌機或食物處理機中，攪拌至均勻平滑狀態。
2. 立即飲用。以上為2人份。

## 可可石榴果昔

可可含有兒茶素，可防止中風和其他神經損傷，且含有豐富的原花青素、可可鹼、表兒茶素和兒茶素。這款濃郁的巧克力果昔能取代甜點，對健康更有益。

**材料：**
½ 杯冷凍香蕉
½ 杯柳橙切角
½ 杯綠茶冰塊
½ 杯石榴汁
2 大匙不加糖可可粉
2 大匙蛋白粉

**作法：**
1. 將所有材料放入大功率攪拌機或食物處理機中，攪拌至均勻平滑狀態。
2. 立即飲用。以上為2人份。

## 血橙黑莓果昔

血橙含有濃縮的橘皮素，這種天然植物化合物可促使癌細胞凋亡。這款果昔融合黑莓和血橙，萊姆更襯托出明顯的柑橘風味。

**材料：**
1 顆萊姆切塊
½ 杯冷凍黑莓
½ 杯血橙
½ 杯綠茶冰塊
½ 杯綠茶
2 大匙去殼大麻籽

**作法：**
1. 將所有材料放入大功率攪拌機或食物處理機中，攪拌至均勻平滑狀態。
2. 立即飲用。以上為1人份。

## 藍莓蘋果黃金組合

蘋果富含酚酸，可減少癌細胞生長甚至逆轉以抑制癌症，進而降低侵襲性癌症生成的風險。這個簡單的配方包含藍莓和蘋果的甜美風味，以及營養豐富的植物纖維。

**材料：**
½ 顆蘋果
1 杯冷凍野生藍莓
½ 杯未過濾蘋果汁
2 大匙去殼大麻籽
½ 茶匙薑黃粉

**作法：**
1. 將所有材料放入大功率攪拌機或食物處理機中，攪拌至均勻平滑狀態。
2. 立即飲用。以上為2人份。

## 葡萄柚綠茶果昔

葡萄柚富含山奈酚，可預防心血管疾病和癌細胞轉移。這款桃子和綠茶果昔清爽滑順，酸爽的葡萄柚味讓人心曠神怡。

**材料：**
¼ 杯葡萄柚
½ 杯冷凍桃子
½ 杯綠茶冰塊
½ 杯過濾水
2 大匙蛋白粉

**作法：**
1. 將所有材料放入大功率攪拌機或食物處理機中，攪拌至均勻平滑狀態。
2. 立即飲用。以上為1人份。

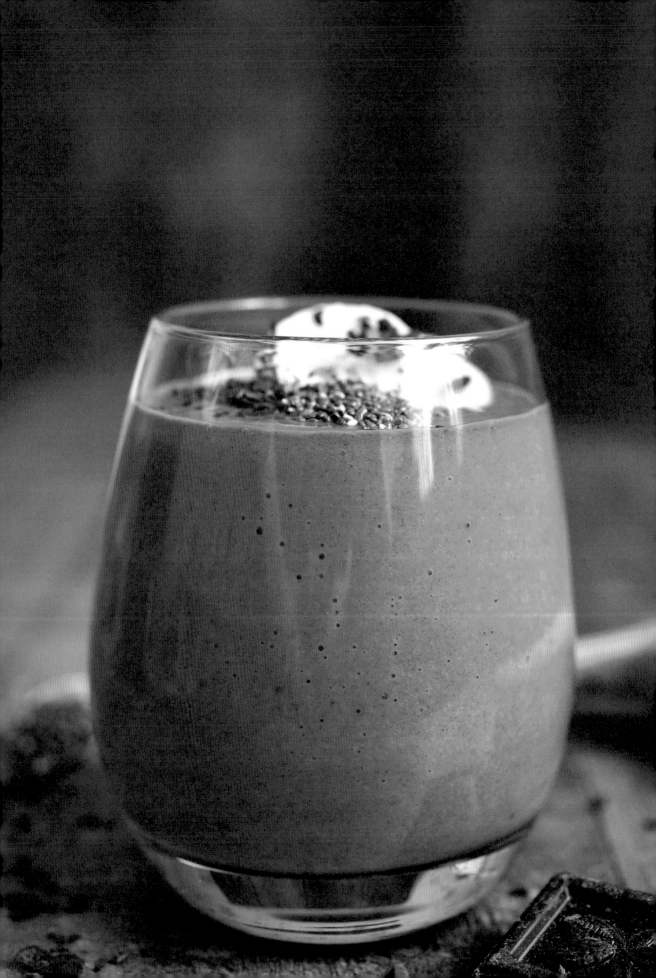

## 墨西哥可可果昔

卡宴辣椒含有辣椒素，具有誘導癌細胞凋亡的能力。在香蕉、大麻和杏仁奶的濃郁組合中，可可、肉桂和卡宴辣椒為口味增添了幾分深度。

**材料：**

1 根冷凍香蕉

½ 杯杏仁奶

2 大匙去殼大麻籽

1 大匙不加糖可可粉

1 茶匙肉桂

1 小撮卡宴辣椒粉

**作法：**

1. 將所有材料放入大功率攪拌機或食物處理機中，攪拌至均勻平滑狀態。
2. 立即飲用。以上為1人份。

## 兒茶素活力果昔

研究證實，被稱為兒茶素的綠茶多酚，對癌細胞具有抗腫瘤活性，尤其是乳癌。這款果昔略帶甜味，豐富的水果組合清爽宜人，且富含蛋白質。

**材料：**

1 杯綠茶冰塊

½ 杯石榴汁

½ 杯西瓜

½ 杯鳳梨

2 大匙奇亞籽

**作法：**

1. 將所有材料放入大功率攪拌機或食物處理機中，攪拌至均勻平滑狀態。
2. 立即飲用。以上為2人份。

## 黃瓜石榴薄荷果昔

葫蘆素（cucurbitacin）是黃瓜中天然存在的三萜類成分，可誘導細胞凋亡（破壞癌細胞）並阻斷各種癌症細胞的週期進程。這款果昔口味清爽，富含新鮮黃瓜、薄荷和石榴風味。

**材料：**

1 顆萊姆切塊

½ 杯冷凍黃瓜

½ 杯薄荷茶冰塊

½ 杯石榴汁

2 大匙去殼大麻籽

**作法：**

1. 將所有材料放入大功率攪拌機或食物處理機中，攪拌至均勻平滑狀態。
2. 立即飲用。以上為1人份。

## 酸桃奶昔

桃子含有多種植物性化學成分，可影響調節癌症發展的信號通路以預防癌症。這款奶昔口感滑順，突顯了蔓越莓的酸味。

**材料：**

½ 杯發酵椰奶

½ 杯蔓越莓汁

½ 杯冷凍桃子

½ 杯綠茶冰塊

2 大匙奇亞籽

**作法：**

1. 將所有材料放入大功率攪拌機或食物處理機中，攪拌至均勻平滑狀態。
2. 立即飲用。以上為1人份。

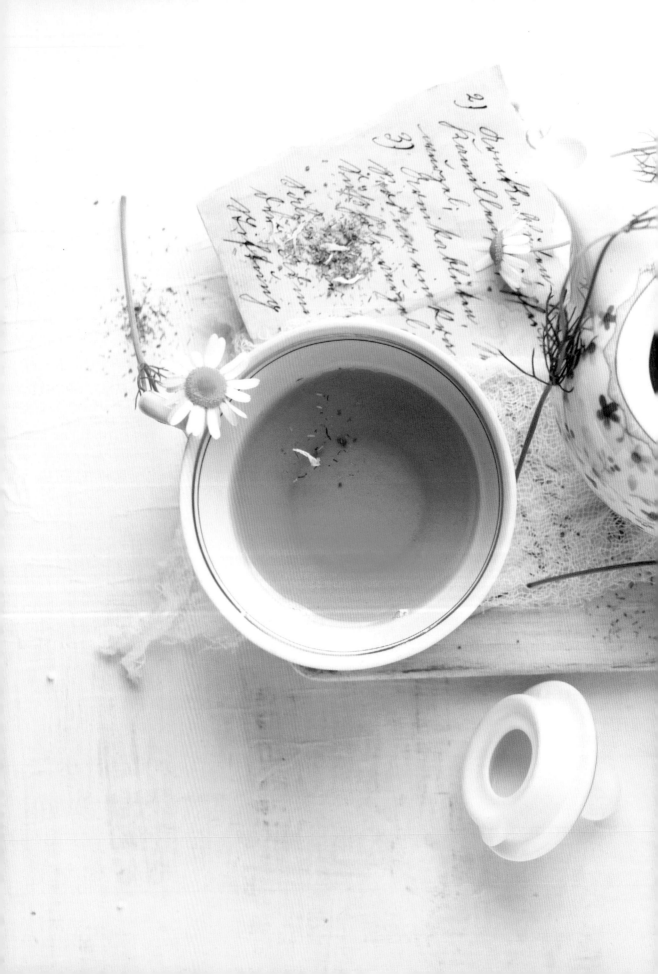

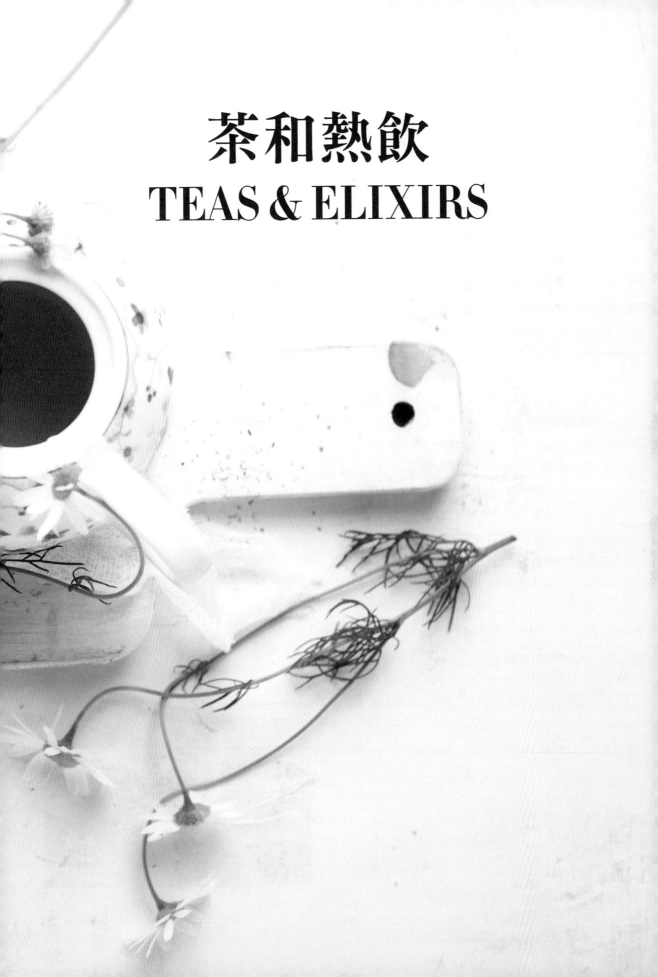

# 茶和熱飲
# TEAS & ELIXIRS

# 茶

在辛苦的種植和採集後，一起來製作花草茶吧，過程既有趣又充滿創意，不但會感覺努力有了回報，而且有益於健康。只要在廚房花些時間，就能製作出風味絕佳又有功效的茶飲，改善家人、朋友和自己的健康。

接下來，書中會提供資訊、作法和配方，取悅你的感官，治癒你的病痛，並鼓勵你自行實驗、發揮創意、進行研究。

世界上關於藥草產品的作法和配方琳瑯滿目，不須自我設限。我們會在書中提供一些想法給你參考。

## 浸泡花草茶

製作花草茶的方法很多，忙碌時不妨選擇方便的茶包。泡茶過程中有很多器具可以選擇，從濾茶球到濾茶勺都有。為了享受泡茶過程的樂趣、獲得藥草的最佳效果，最好的方法是讓藥草在水中散開後長時間浸泡；某些藥草泡一個晚上更好。泡茶能萃取出維生素、礦物質、精油，其中精油是從植物花朵或葉子自然產生的珍貴油脂。泡茶通常使用的是藥草的葉子和花朵部分，而不是適合用來熬煮的根部或樹皮（參考第10頁）。

## 浸泡的步驟

### 浸泡新鮮花草茶

抓一把新鮮、切碎的藥草，放進約960毫升的瓶子中（如果你用的是480毫升的瓶子，藥草就減為一半的量），倒進熱水到瓶口處，蓋上蓋子，至少浸泡15分鐘，最長8小時。這裡可增加一個額外的步驟，泡各種茶都適用，把瓶子放在太陽底下，吸收太陽能量，或是放在月光下，融入月亮精華。

### 浸泡乾燥花草茶

如果使用乾燥藥草，將數量減為一半，按照製作新鮮花草茶的步驟即可。有些藥草單獨沖泡就有絕佳效果，混合沖泡的選擇則不勝枚舉。有些使用新鮮的藥草比較好，有些則可以選擇乾燥的。泡茶有時是為了促進身體健康，有時則是為了享受風味，讓自己心情愉快。重點是所有的花草茶看起來都賞心悅目！

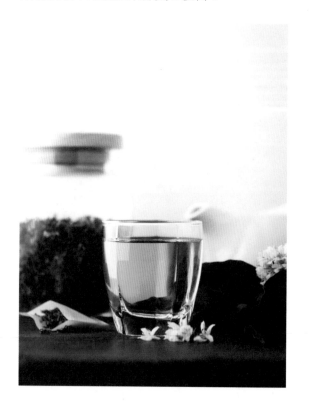

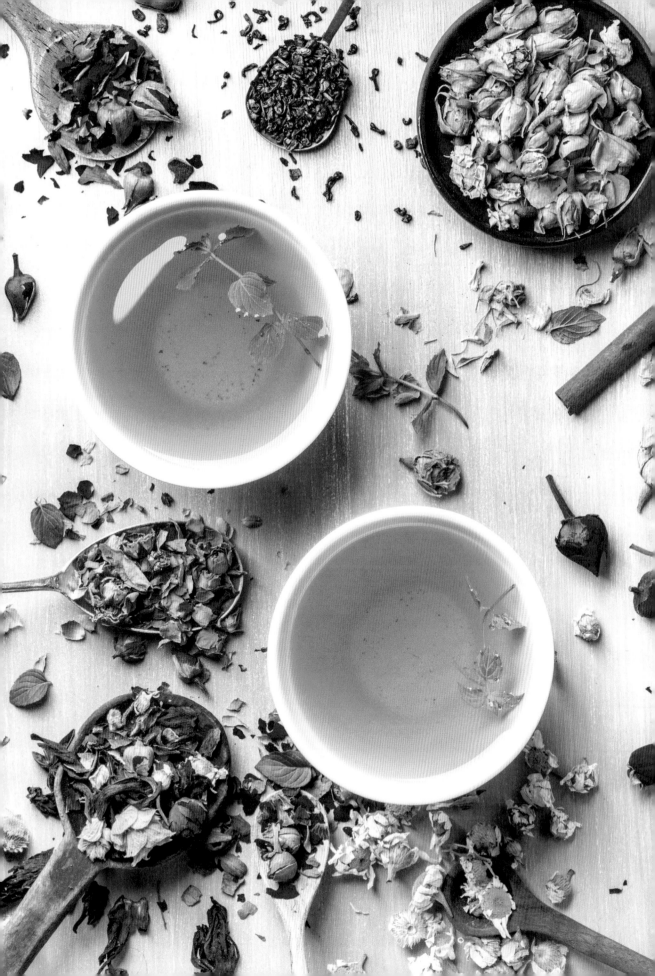

## 過濾

花草茶浸泡一段時間後，請過濾茶葉，或是倒進過濾器取得茶汁。可選擇或購買美麗的過濾器，讓泡茶的過程更愉快。

## 發揮創意

如果你喜歡喝熱茶，可以讓茶葉稍微浸泡一下，萃取出部分藥效，或是浸泡8小時後，要喝的時候再加熱一下。也可以增加一點甜度或加入果汁！以下是一些有助於發揮創意的配方，可以依照自己的意思自由混合，讓身體感受每天喝花草茶帶來的好處。

## 維生素C活力花草茶

材料：

1 份玫瑰果

1 份木槿

2 份檸檬香蜂草

1 份蒲公英花

½ 份玫瑰（整個花苞或花瓣）

成品會是充滿活力的粉紅色，風味絕佳，身體不舒服或免疫力下降時都很適合飲用。玫瑰果和木槿含有豐富的維生素C，蒲公英花有助於補血，含有多種維生素和營養素，檸檬香蜂草能鎮靜神經，玫瑰能使花茶更加賞心悅目、增添風味。

## 超級綠色花草茶

材料：

2 份蕁麻

2 份康復力

1 份覆盆子葉

1 份皺葉酸模根

½ 份胡椒薄荷（可根據個人口味添加）

這個配方需要長時間浸泡，其中蕁麻含有葉綠素，需要一段時間才能完全釋放。這款花草茶含有完整的維生素和礦物質，特別適合能量不足的人飲用。習慣飲用後，有助於增加鐵含量，改善鎂和鈣不足，並提升整體能量。添加一點黑糖漿可增加甜味，以及更多的鐵含量。添加胡椒薄荷主要是為了增添風味，不過有些人可能不喜歡。可省略胡椒薄荷，味道會更加樸實豐富。

## 放鬆花草茶

材料：

2 份洋甘菊

1 份加州罌粟

1 份西番蓮

½ 份薰衣草

½ 份燕麥頂端

這是一款美麗的花茶，能促進放鬆和睡眠。根據身體的能量增減，一整天都可以飲用以緩解焦慮，或是在忙碌的一天結束時來一杯，睡不著或經常在夜裡醒來的人也適合飲用。

## 健康花草茶

**材料：**

2 份黃耆

2 份接骨木花

2 份紫錐菊的花和葉子

1 份聖羅勒

½ 份西洋蓍草

½ 份玫瑰果

這個配方可增強免疫系統，有助於對抗感冒或流感。含有維生素C和許多維生素和礦物質，可提供深層免疫滋補和促進免疫功能。此配方會輕微發汗，幫助身體應對發燒症狀。可添加檸檬和蜂蜜以增加風味，並促進健康！

## 能量花草茶

**材料：**

2 份檸檬香茅

1 份胡椒薄荷

½ 份人參

½ 份刺五加

這個配方能有效提振精神，讓你一整天保持頭腦清晰。可取代咖啡因，提供滿滿能量，不會突然當機。

## 健康腸道／消化花草茶

**材料：**

1 份茴香籽

1 份洋甘菊

1 份生薑

½ 份胡椒薄荷

¼ 份橘皮

這款茶飲能促進並舒緩消化道，讓消化更順暢，邊用餐邊喝最有效。

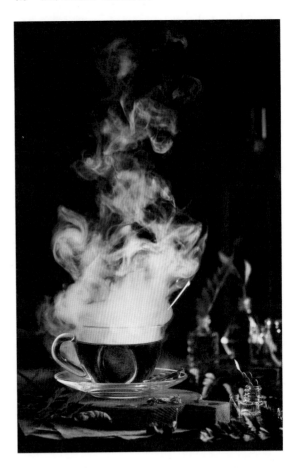

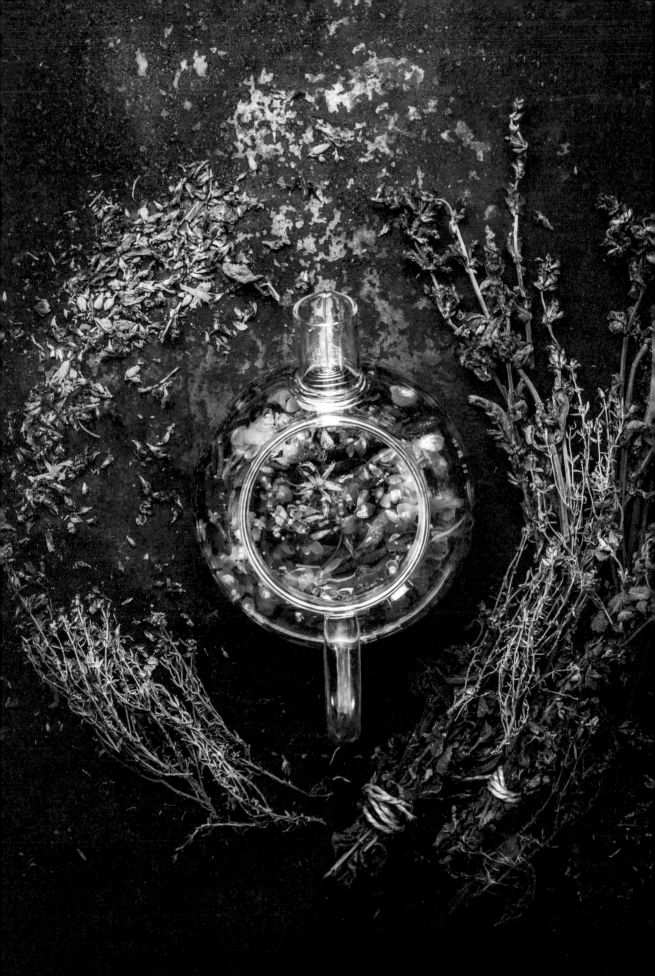

# 熱飲

## 檸檬香茅生薑百里香熱飲

這款藥草熱飲容易製作，富含有益身體的營養素，所有材料都能在當地的食品雜貨店購買。如果你有種植藥草的習慣，剛好可以善加利用。這款餐後飲料有助於消化，且不含咖啡因，還能重複沖泡。這種新鮮的滋味是現成的花草茶包無法取代的！有了使用新鮮材料自製花草茶飲的經驗，我敢打賭你再也不會使用現成的茶包了。

以下分量為1人份

**材料：**

1 大匙新鮮薄荷

1 茶匙新鮮檸檬香茅

1 茶匙新鮮百里香

½ 茶匙薑末

¼ 茶匙茴香籽

1～1¼ 杯熱水

自選：½茶匙生蜂蜜，或依照個人口味調整

**作法：**

1. 用研缽和研杵將藥草磨碎以增加風味。
2. 將所有材料放入茶壺中，倒入熱水，浸泡5～6分鐘。第二次沖泡時浸泡7～8分鐘，擁有更濃郁的風味。

## 追星複合草本熱飲

這款自製的花草茶添加了蜂蜜、肉桂和八角而有了甜味。你可以在食品雜貨店或網路上訂購這種特殊的星形香料。這款茶飲的味道有三個層次：草本、甜味、充滿風味，非常適合下午放鬆、閱讀或沉思。

以下分量為2人份

**材料：**

1 茶匙新鮮迷迭香

1 茶匙新鮮百里香

½ 茶匙新鮮奧勒岡

1 茶匙新鮮羅勒

1 顆八角

½ 顆中型柳橙皮

1 根肉桂棒

1 茶匙生蜂蜜

2½ 杯熱水（90～96℃）

**作法：**

1. 用研缽和研杵將藥草磨碎以增加風味。
2. 將所有材料放入茶壺中，倒入熱水，浸泡5～6分鐘。如果想要茶味更濃，可以不加蜂蜜或用2杯熱水就好。第二次沖泡時浸泡7～8分鐘，能擁有更濃郁的風味。

## 薰衣草橙皮入夢熱飲

這款薰衣草茶風味絕佳，能提供療癒和鎮靜效果，適合睡前飲用。薰衣草能減輕焦慮、緩解情緒壓力和改善睡眠。多數雜貨店都能買到乾燥薰衣草，只要手邊有茴香籽和柳橙，就能經常製作這款茶飲，融合了純楓糖漿的甜味與柳橙的柑橘風味，特別適合睡前飲用。

以下分量為1人份

材料：

1 茶匙純楓糖漿
1 大匙茴香籽
1 茶匙薰衣草
½ 顆中型柳橙皮
1½ 杯熱水（90～96℃）

作法：

1. 將所有材料加入茶壺中，倒入熱水，浸泡5分鐘。第二次沖泡時浸泡7～8分鐘。

## 蘋果醋蜂蜜草本熱飲

蘋果醋和蜂蜜是天作之合。加入藥草效果更好！這款草本熱飲風味絕佳，充滿治癒能量，有助於消化、緩解喉嚨痛，許多人表示這個配方甚至能幫助減重。

以下分量為2人份

材料：

⅛ 杯新鮮迷迭香
¼ 杯新鮮薄荷
⅛ 杯新鮮百里香
⅛ 杯新鮮檸檬香茅
1 大匙生蜂蜜
2 大匙未過濾的生蘋果醋
2 杯熱水（90～96℃）

作法：

1. 用研缽和研杵將藥草磨碎以增加風味。
2. 將所有材料放入茶壺中，倒入熱水，浸泡5～6分鐘。

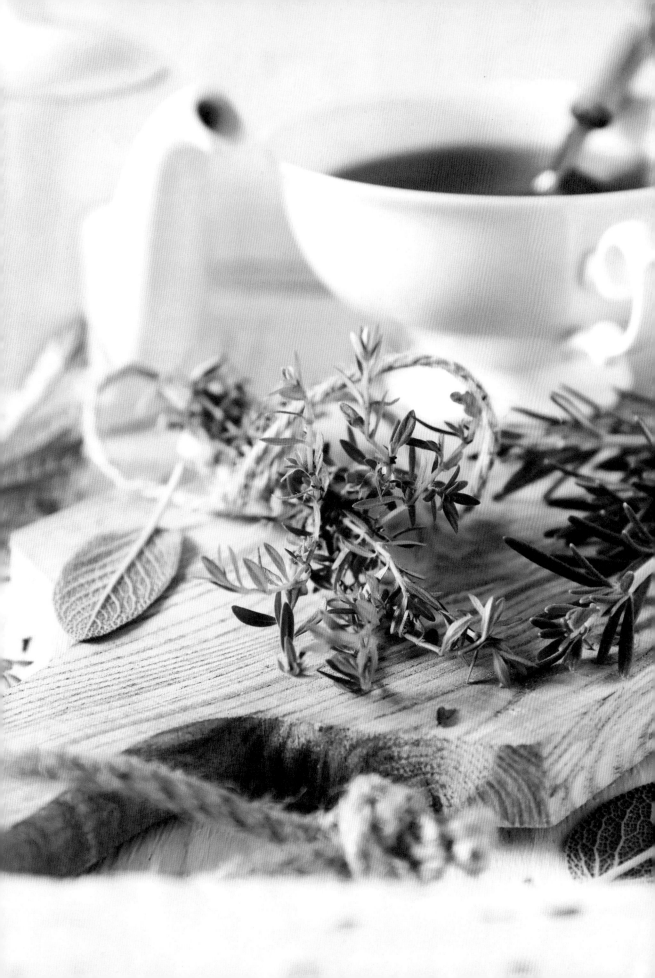

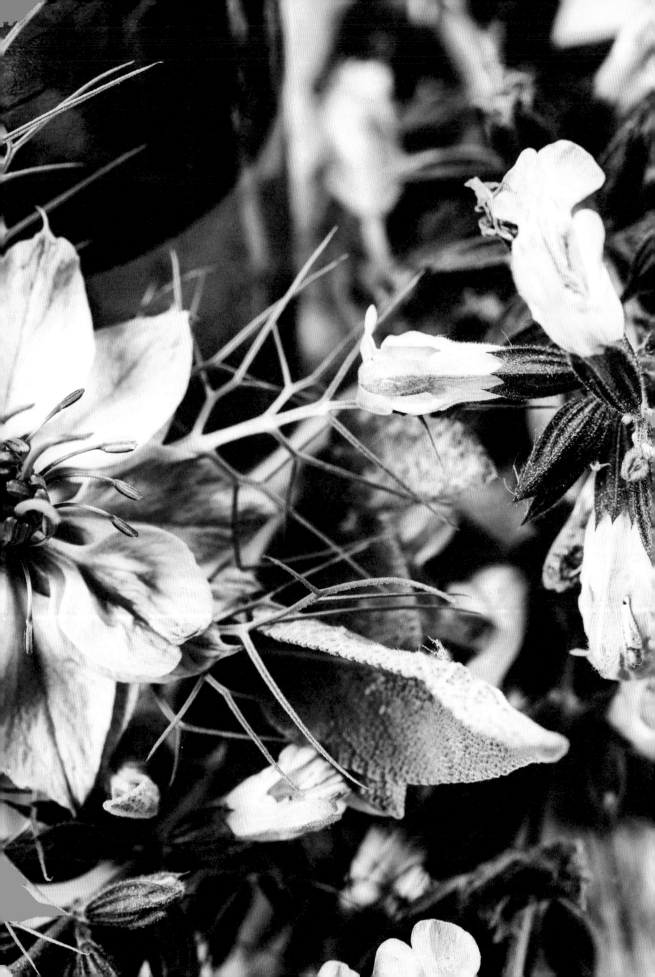

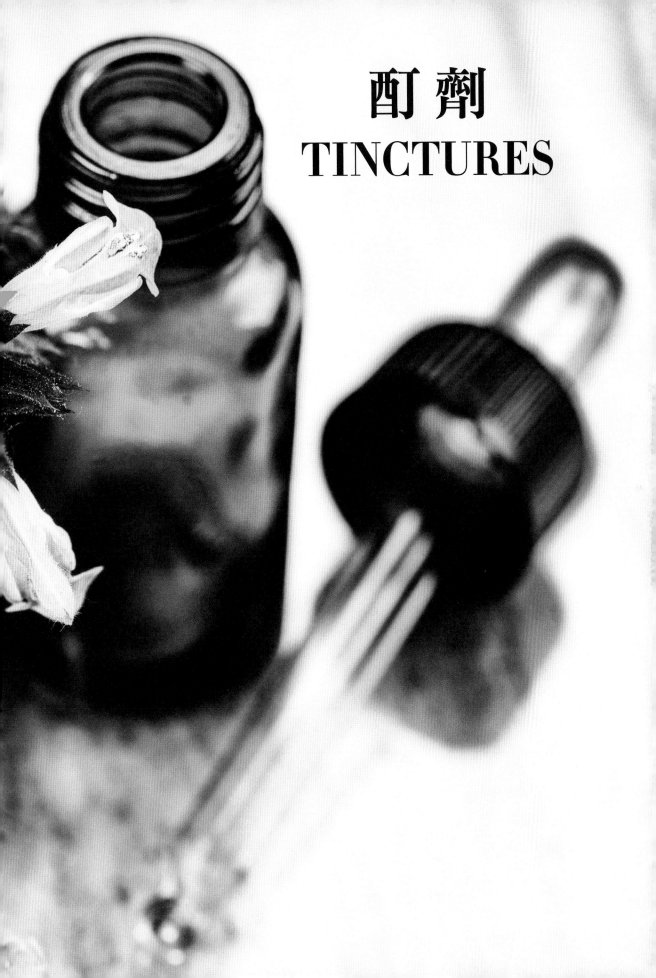

酊劑
# TINCTURES

酊劑是一種將植物浸泡在溶劑中的方法，通常是一定比例的水和酒精。酒精能從植物提取出化學成分，是所有製劑中保存期限最長的溶劑。

　　藥草師大多將以酒精和水為基礎的製劑稱為「酊劑」，但也泛指用蘋果醋或植物甘油製成的產品。甘油醋效果比較溫和，以下對象可考慮使用：對酒精敏感的人、幼兒、有肝臟問題的人、正在服用多種藥物的人，或因宗教因素或懷孕而避免接觸酒精的人。

　　酊劑可以使用乾燥或新鮮的植物製作。使用新鮮香草時，必須考慮新鮮植物中原有的水分含量，以確保較長的保存期限並防止變質。在家裡製作酊劑時，琴酒、白蘭地或伏特加（或美國烈酒Everclear）都可作為溶劑使用。

**以下的民間傳統作法是最簡單的酊劑製作過程：**

1. 選擇喜歡的藥草，新鮮或乾燥的植物皆可，剁碎或切細。不要使用藥草粉。
2. 將藥草放入乾淨的玻璃罐中，罐子選擇有密封蓋、瓶口夠大的，方便清洗。
3. 倒入伏特加完全淹過藥草，稍微超過植物約5公分，完全覆蓋藥草。
4. 蓋上蓋子、每天搖勻；利用這段時間讓藥草泡出精華。
5. 浸泡4～6週，過濾後即可使用。多數酊劑的成人劑量：一天3次，每次3～5毫升，加入熱水稀釋後於飯前服用。

## 荷爾蒙平衡酊劑
材料：

2 份聖潔莓

1 份覆盆子葉

1 份野山藥

½ 份西洋參

溶劑

## 高礦物質醋酊
材料：

2 份蕁麻

1 份馬尾草

1 份覆盆子葉

1 份紅花苜蓿

1 份人道來源的乾淨骨頭或蛋殼

## 香辣免疫醋酊
材料：

1 份生薑，新鮮磨碎

1 份辣椒

1 份辣根，新鮮磨碎

1 份大蒜，新鮮、切碎或一整顆

1 份洋蔥

⅓ 份黃耆

¼ 份新鮮巴西利

½ 份蜂蜜

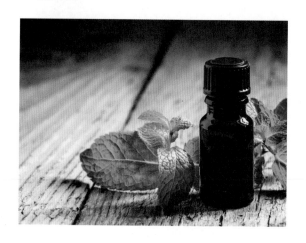

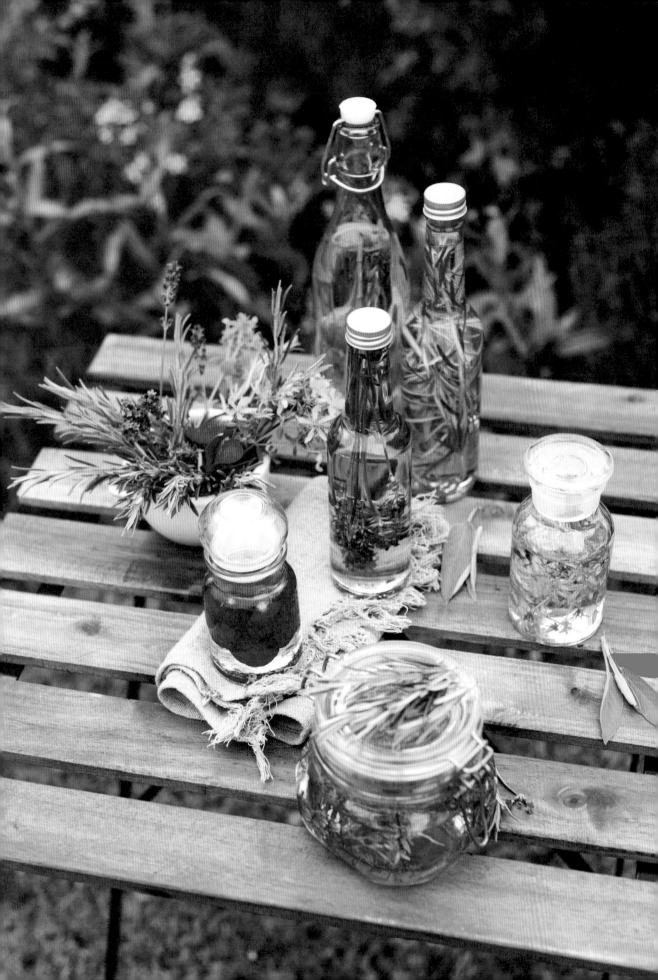

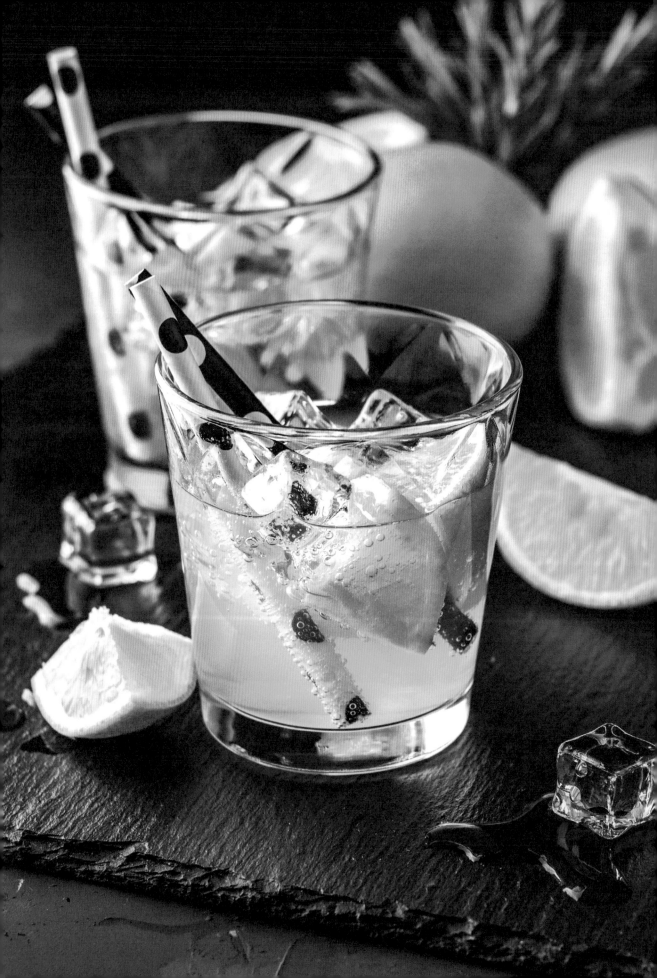

# 滋補飲和保健飲
## TONICS AND SHOTS

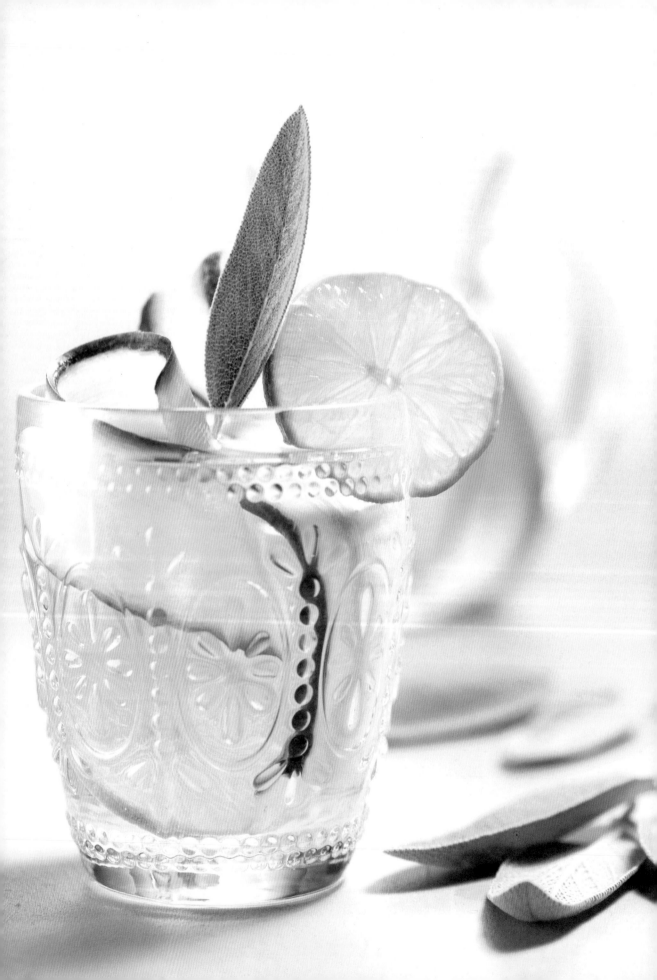

在本章中，你會學到如何用最少的工具，在短短兩分鐘內製作滋補飲和保健飲，或是用更快的速度清洗、混合、切碎、切片或磨碎材料！有些配方醃製材料需要一些時間，但製作這些神奇飲品所需的多數材料，甚至不需要拿出攪拌機或榨汁機就能完成。

健康滋補飲（有時也稱為免疫滋補飲或草本滋補飲）的定義很簡單：透過浸泡藥草、香料、水果、油、醋和蔬菜根的任意組合，所製成的濃縮飲料，無咖啡因、營養豐富，冷藏後可分一、兩次食用。如果滋補飲口味濃郁，通常會配上一份小點心食用。我習慣在健身或瑜伽後喝杯滋補飲，之後再喝水，配上一些鹹堅果。

健康滋補飲有許多優點，有助於減輕發炎、改善消化、鎮靜神經系統、增加活力並加強免疫系統。這些滋補飲的卡路里幾乎等於零，因此我們就略過不提。但請放心，營養成分完全不打折！

這些配方最終的分量只比使用的基底液多一點。在網路或其他書籍中找到的滋補飲配方，可能會要求你將飲料放在陰涼、黑暗的櫃子中一個月後才能飲用。我們沒有耐心等那麼久，想必你也一樣。所以本書中滋補飲的「醃製」時間只有一到兩小時。請留意每個配方的浸泡時間，並在一週內食用完畢。

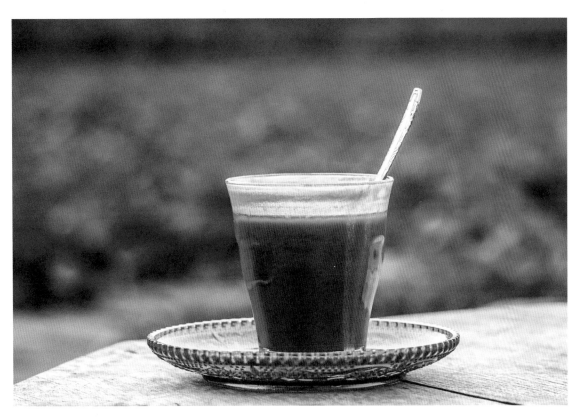

# 清涼滋補飲

## 椰子、生薑和薑黃陽光滋補飲

這款滋補飲風味絕佳、清爽、令人欲罷不能，彷彿置身天堂！我習慣使用的椰子水是C2O這個牌子。請使用不加糖的椰子水品牌，成分只有椰子水，糖含量低，代表椰子汁來自新鮮的椰子。炎炎夏日，你會愛上這款滋補飲。舉辦泳池派對或健康主題派對時，也能跟朋友分享這款完美的提神飲料！

材料：

4 杯不加糖椰子水

¼ 杯新鮮薑片

¼ 杯新鮮薑黃片

2 茶匙新鮮檸檬香茅，切碎

8 個小荳蔻，壓碎

1 顆萊姆，切成薄片

3～4 攝卡宴辣椒粉

作法：

1. 將所有材料放入玻璃罐中，密封後放入冰箱。浸泡1小時，最長不超過75分鐘。一旦時間拉長，會變得有點太辣！

2. 計時器時間一到，將滋補飲過濾到另一個容器中，可加上新鮮薄荷飲用或單獨飲用，或是放回冰箱稍後飲用。請務必保存在有密封蓋的梅森罐或密封的玻璃容器中。放在冰箱中可保存約一星期。

## 高良薑蘋果醋提神飲

高良薑根，也稱為暹羅生薑或泰國生薑，具有強大的保健功效，雖然外觀與生薑和薑黃等薑科家族類似，但味道卻完全不同，帶有一種清爽的苦味，在亞洲雜貨店和一些食品雜貨店能買到。切成薄片會比磨碎來得好，是一種能喚醒所有感官的補水飲品，有絕佳的提神效果，隨時都能飲用。

材料：

20 克高良薑，切成薄片

⅛ 杯新鮮薄荷

1 茶匙新鮮百里香

½ 顆血橙（或其他柳橙）皮

2 大匙未過濾的生蘋果醋

1 根肉桂棒，切成數段

2 茶匙生蜂蜜，先溶解在2茶匙熱水中

2 杯過濾水

自選：5、6個鐵觀音烏龍茶冰塊

作法：

1. 將所有材料放入玻璃罐中，密封後放入冰箱。浸泡1小時，最長不超過75分鐘。計時器時間一到，將滋補飲過濾到另一個容器中，直接飲用或放回冰箱稍後飲用。請務必保存在有密封蓋的梅森罐或密封的玻璃容器中。放在冰箱中可保存約一星期。

2. 或是製作高良薑烏龍冰茶。如果手邊有常見的鐵觀音烏龍茶，可以泡茶後倒入製冰盒。冷凍後，將烏龍茶冰塊和高良薑蘋果醋一起放入容器中，放入冰箱1小時。冰冰的喝，非常享受！

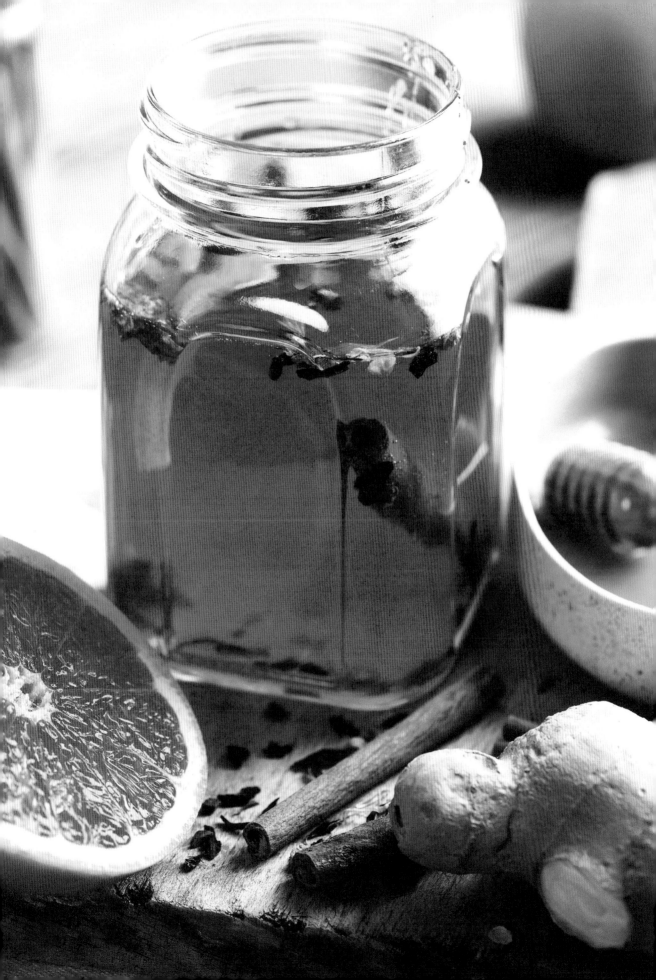

# 香辣石榴椰子滋補飲

這款滋補飲風味絕佳，能恢復活力和促進身體機能。帶有一點石榴的酸味，加上羅勒和奧勒岡的香氣，辛辣的墨西哥辣椒和生薑則有畫龍點睛的效果……跟椰子水混搭後，變身成一款完美的滋補飲。

## 材料：

⅓ 杯石榴籽，壓碎

½ 個新鮮墨西哥辣椒，去籽切碎

⅛ 杯生薑片

⅓～½ 顆檸檬，切片

⅛ 杯新鮮奧勒岡和薄荷葉

2 杯不加糖椰子水

## 作法：

1. 將所有材料放入玻璃罐中，密封後放入冰箱。浸泡1小時，最長不超過75分鐘。

2. 計時器時間一到，將滋補飲過濾到另一個容器中，直接飲用或放回冰箱稍後飲用。請務必保存在有密封蓋的梅森罐或密封的玻璃容器中。放在冰箱中可保存約一星期。

# 清涼薄荷草本滋補飲

檸檬香茅具有清新的香氣，是泰國料理常用的食材。這個配方中，檸檬香茅與新鮮香草、柳橙片、薑黃、蘋果醋和少許胡椒薄荷的搭配，風味絕佳。

## 材料：

2 杯過濾水

1 大匙新鮮百里香，壓碎

⅛ 杯切碎的新鮮蒔蘿，壓碎

⅛ 杯薑黃，切成薄片

⅛ 杯切碎的芫荽，壓碎

⅛ 杯檸檬香茅，切碎

½ 顆柳橙，切成薄片

7～8 滴胡椒薄荷油

1 大匙純楓糖漿

## 作法：

1. 柳橙不去皮切片。將所有材料放入玻璃罐中，密封後放入冰箱。浸泡1小時，最長不超過75分鐘。

2. 計時器時間一到，將滋補飲過濾到另一個容器中，直接飲用或放回冰箱稍後飲用。請務必保存在有密封蓋的梅森罐或密封的玻璃容器中。放在冰箱中可保存約一星期。

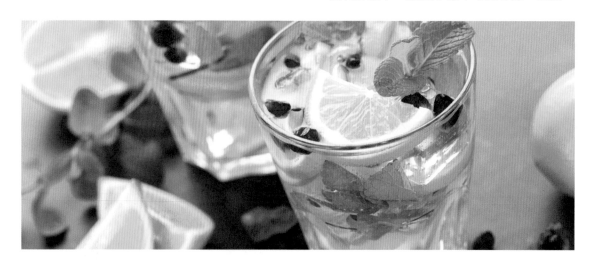

## 金黃辣蒜滋補飲

這款滋補飲需要比較多的準備時間，因為必須用榨汁機榨柳橙和檸檬汁，但付出絕對值得。完美融合了果汁和滋補飲，再加上辣大蒜和生薑增添風味。鮮榨果汁的柑橘風味和蘋果醋的驚人功效，將為身體帶來絕佳效果。這是我的最愛之一！

### 材料：

1 顆去皮柳橙，榨汁

1 顆檸檬，榨汁

1 杯過濾水

2 大匙生蜂蜜

3 瓣大蒜，壓碎

2 大匙生薑，切片或磨碎

1 根肉桂棒，壓碎

⅛ 杯未過濾的生蘋果醋

### 作法：

1. 將所有材料放入玻璃罐中，密封後放入冰箱。浸泡1小時，最長不超過75分鐘。

2. 將滋補飲過濾到另一個容器中，直接飲用或放回冰箱稍後飲用。請務必保存在有密封蓋的梅森罐或密封的玻璃容器中。放在冰箱中可保存約一星期。

## 莓果水潤滋補飲

在炎熱的夏日，用新鮮莓果、生薑、鼠尾草和黃瓜，為自己製作這款美味的滋補飲，能讓你保持冷靜、補充水分，並攝取一些營養。

### 材料：

½ 杯藍莓，壓碎

4 顆草莓，壓碎

1 大匙薑末

5 片鼠尾草葉，去莖，壓碎

20 片泰國羅勒葉，壓碎

1 根波斯黃瓜，切丁

4 杯過濾水

自選：1大匙生蜂蜜，先溶解於1大匙熱水中

自選：2片萊姆

### 作法：

1. 將所有材料放入玻璃罐中，冷藏1小時後過濾。莓果會吸收大量水分，輕輕按壓過濾器以收集全部汁液。

2. 如果風味太濃郁，可加一點蜂蜜。這款滋補飲冰冰的喝更好喝，請隨意添加冰塊。放在冰箱中可保存約一星期。

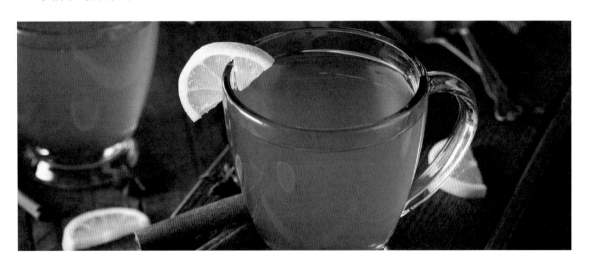

## 法努許*的神奇滋補飲配方

蘋果醋是天然保健領域最受歡迎的醋類型，對健康有許多好處，其中有些已經過科學證實。你可能聽說過「含有酵母的蘋果醋」，指的就是未過濾的生蘋果醋，而酵母就是未過濾的蘋果醋中會出現的蛋白質、酵素和健康細菌。因此搖晃瓶子時，蘋果醋會看起來有點混濁。這種未過濾的生蘋果醋，能帶給人體最大的健康益處。

在這個配方中，除了未過濾的生蘋果醋，我決定加入一些高效成分，例如大蒜、生薑、薑黃、卡宴辣椒粉、生蜂蜜和檸檬。以下是神奇滋補飲的作法，以及如何飲用、何時飲用的建議。

*　Farnoosh Torabi，美國個人理財專家、新聞記者、作家和電視名人

### 第一階段的材料：

9～10 瓣大蒜，去皮
3 顆檸檬，不去皮
1～1½ 杯新鮮生薑根
¾～1 杯新鮮薑黃根

### 【小提醒】

如果找不到新鮮的薑黃根，可以用1大匙薑黃粉溶解在1大匙熱水中代替。找不到新鮮的生薑根，也可以用薑粉代替。不過，建議還是盡量找到新鮮的生薑根和薑黃根。

### 第一階段的作法：

1. 將以上材料用榨汁機榨汁。最好使用慢速榨汁機，才能徹底榨出汁。

接下來，你將需要以下材料：

### 第二階段的材料：

2 大匙生蜂蜜
1～1¼ 杯未過濾的生蘋果醋
1 茶匙卡宴辣椒粉
自選：3～4滴迷迭香精油

### 第二階段的作法：

1. 用2大匙熱水溶解蜂蜜。將第二階段的材料和溶化的蜂蜜加到第一階段的榨汁中。
2. 攪拌1分鐘後，放入密封的玻璃容器，放在冰箱中兩星期。
3. 每天空腹服用1～2大匙神奇滋補飲，不用稀釋。接著喝480～720毫升的過濾水，再吃早餐。一定要在喝完滋補飲後15～20分鐘內進食，否則可能會感到噁心。如果不想吃早餐，可以吃一些鹹堅果和喝點水。

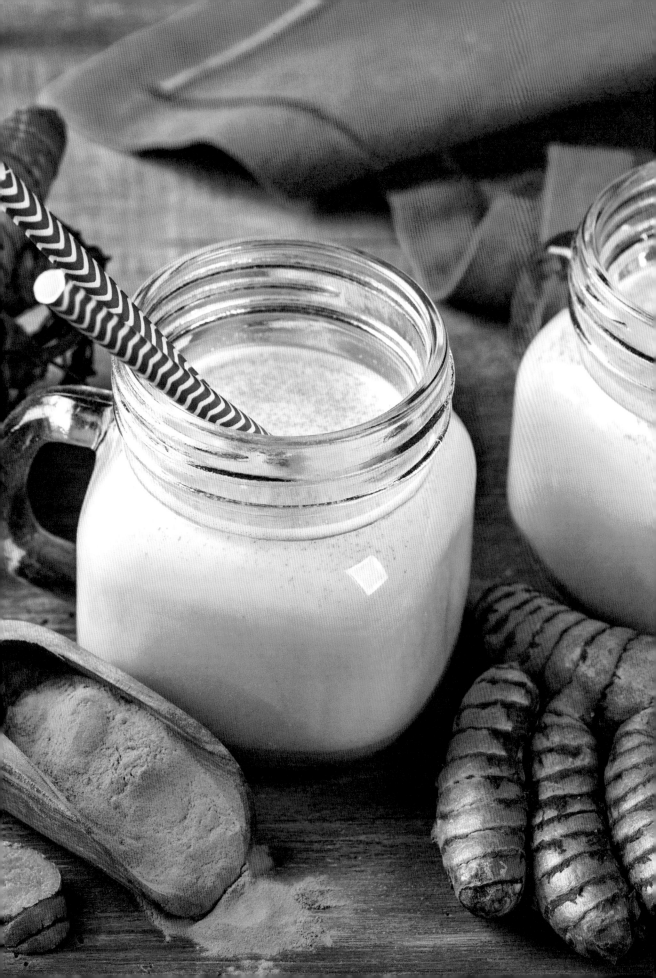

# 保健飲

## 辣味抗炎提神飲

這款類似拿鐵的冷飲兩分鐘內即可完成，非常適合時間緊迫的早晨。你的香料櫃裡可能有薑黃粉、卡宴辣椒粉和薑粉。一天的開始，我習慣用豐富的香料讓自己清醒，除了有抗發炎效果，而且風味絕佳！香料粉用熱水比較容易溶解，但是不用加熱堅果奶，只要用少於兩大匙的熱水溶解粉末，靜置1分鐘稍微冷卻後，再加入冷堅果奶即可。這是一款具有溫暖餘味的辛辣飲料，能減輕肌肉發炎，有助於消化問題，或在一天的開始快速排毒。

### 材料：
½ 茶匙薑黃粉
¼ 茶匙薑粉
⅛ 茶匙卡宴辣椒粉
½ 杯杏仁奶或腰果奶

### 作法：
1. 將所有材料放入杯中，加入1～2大匙熱水攪拌溶解後，靜置冷卻1分鐘。
2. 加入冷杏仁奶或腰果奶，攪拌均勻後即可飲用。

## 微量礦物質睡前飲

你有吸收足夠的微量礦物質嗎？身體每天都需要鐵、鋅、硒、氟、鉻、銅、碘、鎂等微量礦物質。健康多樣的飲食通常含有大部分礦物質，但話又說回來，生活中大小瑣事不斷，我們是否經常忽略健康、完整的飲食？雖然從天然食物來源攝取微量礦物質是最佳選擇，但每天是否能持續攝取才是重點。補充保健食品是一個選項，但我更習慣以粉末形式補充，這樣身體能更快速有效吸收。

過去三年，我在櫥櫃裡放了一罐Mezotrace礦物質補充粉，每晚睡覺前，我都會幫自己弄一杯舒緩睡前飲。我喜歡Mezotrace的一點是，只要混合少許堅果奶就很好喝。雖然每個人的味覺不同，但鄰居也同意我的看法。她愛上了Mezotrace，而且服用一週後，她的頭痛就消失了。我不敢保證Mezotrace是萬靈藥，但如果你體內的微量礦物質太低，這是一個快速解決的方法，容易執行、效果好，而且能輕易融入日常習慣。Mezotrace品牌當然不是唯一選擇，可自行搜尋以粉末形式提供必需礦物質的其他品牌，睡前喝效果更好！

### 材料：
½ 茶匙Mezotrace或自選礦物質補充粉
½ 杯杏仁奶或腰果奶，或水

### 作法：
1. 攪拌至粉末溶解後，即可飲用。

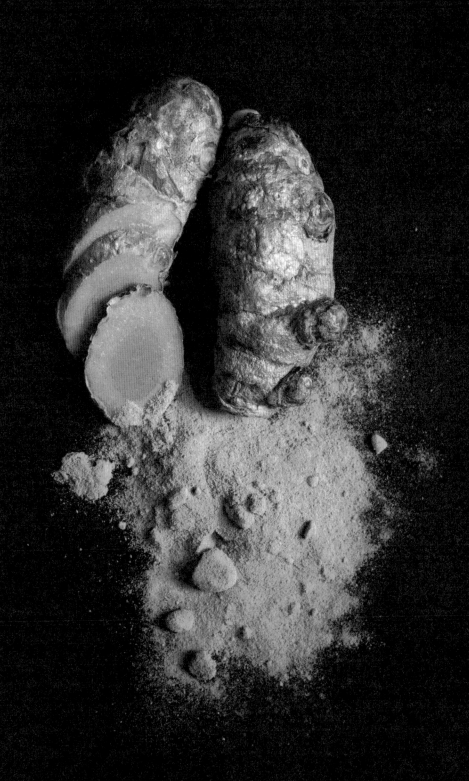

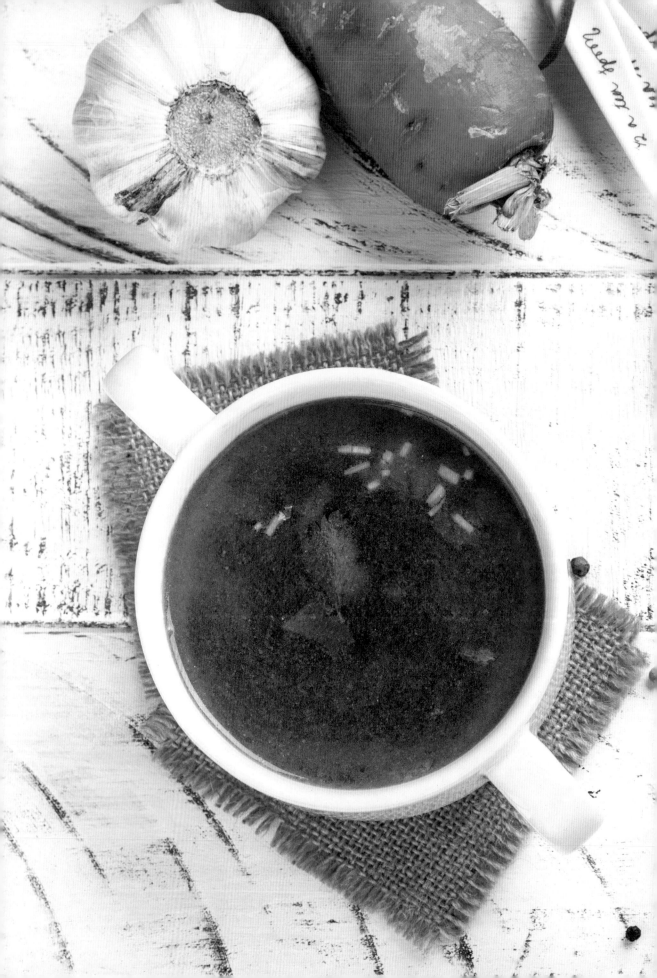

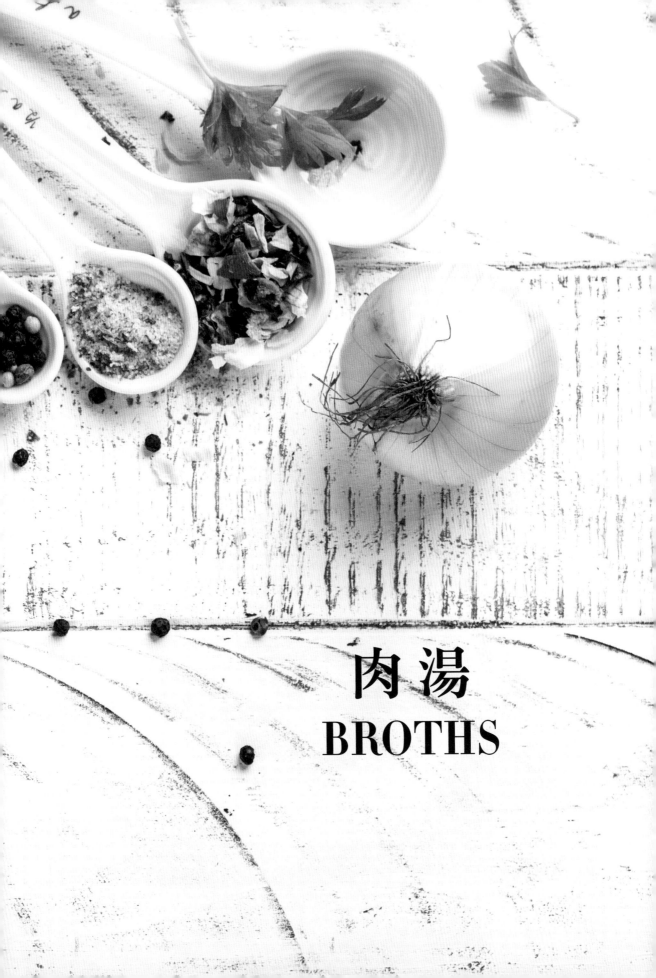

肉湯
BROTHS

以下食譜會使用新鮮食材，也會使用剩菜、料理時剩下的食材。這是肉湯的優點之一：善用原本會被扔進垃圾桶的食材。看看你在料理時經常丟棄的東西，例如雞骨頭、碎肉塊、洋蔥皮、馬鈴薯皮、菜梗和玉米芯（切玉米剩下的部分而不是啃過的玉米！）。這些東西都可以變成肉湯的材料，只要你勇於實驗。

## 大骨湯的維生素和礦物質

大骨湯對健康好處多多，經過慢燉的過程，這鍋湯充滿營養，富含礦物質。隨著骨頭在慢火中經過數小時的軟化和分解，鈣、鎂、磷和鉀等礦物質會在過程中釋放出來。雖然每批肉湯的礦物質含量有異，端看肉湯燉煮的時間、骨頭的來源是否有機和草飼、動物的健康程度以及其他細微因素，然而在飲食中經常食用肉湯仍是個健康作法，能補充身體所需的礦物質。

## 發炎疾病

身體內部的適當發炎，不是件壞事。這是身體應對危險攻擊，引入資源修復或消除危害的方式。當我們經歷創傷、外傷、燒傷，甚至是皮膚上的碎片或眼睛裡的灰塵等小麻煩時，該區域會腫脹、發熱、發紅和疼痛，這是發炎的正常反應，因為免疫系統會送出白血球來解決或消除問題。當刺激物傷害或損害身體，引發發炎進而開始修復受影響的區域時，這種情況被稱為先天反應。面對外來因素或刺激時，這是身體的正常機制。

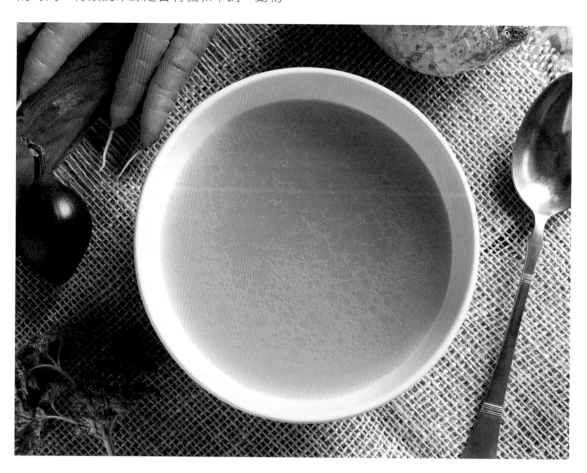

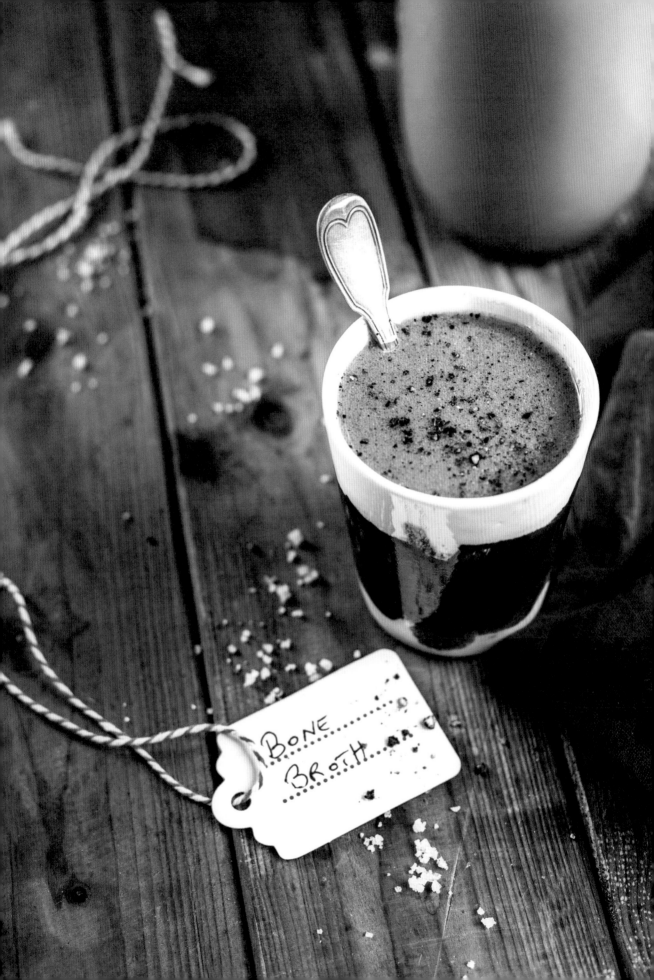

發炎是免疫系統必經的過程，也會產生適應性免疫。當身體受到疾病或其他病原體（如細菌、真菌和病毒）的侵襲時，免疫系統會記住它，將其摧毀，並在下次復發時想起它。因此有些人罹患某些疾病時，反而會增強免疫力，並在下次疾病找上門時出現輕微的症狀，或是根本毫無症狀。

類似的身體反應有個缺點：有時會演變成慢性疾病，這通常與外部壓力來源有關，例如持續引起體內發炎的飲食和環境污染。身體持續承受壓力，並長期處於防禦模式，會嚴重危害整體健康，而不只是受影響的部位。含防腐劑、由加工植物油製成、來自非有機農場，或暴露於化學物質和殺蟲劑等毒素的食物，都可能導致慢性發炎。考慮到這些誘因，慢性發炎通常是糖尿病、心臟病、中風、肥胖症、關節炎和骨質疏鬆症、囊狀纖維化、纖維肌痛、憂鬱症和焦慮症等嚴重疾病的主要症狀。

慢性發炎的症狀可以用藥物控制，但無法完全治癒。有效預防發炎的方法是改變飲食，改吃由抗發炎食物組成的健康飲食。破壞造成發炎的原因，並將其從周圍環境或常規飲食中去除，容易發炎的個體便能完全預防炎症的發生。對於那些因飲食不良、疾病或環境污染而患有慢性發炎的人來說，只要採取健康的生活方式，便能徹底改變甚至修復對身體造成的損害。

大骨湯作為深受幾代人信賴的家庭療法，已證實能減少、修復和預防發炎及其根本原因。再加上健康的飲食、運動和對炎症潛在誘因的認識，個人便能在生活中減少（就算無法完全擺脫）疾病造成的影響。每天喝幾杯大骨湯或在食譜中加入肉湯的膠質，就能發揮積極的抗發炎效果，定期預防這些極具破壞性的發炎疾病，方法簡單又有效。

## 提升能量

每天只需喝幾杯大骨湯，就能提升能量。大骨湯不僅富含營養、礦物質、蛋白質和維生素，能補充身體所需，而且能取代平常常喝的飲料，這些飲料反而會讓我們昏昏欲睡、精神不振且缺少活力。含糖的能量飲料、汽水和過多的咖啡因雖然會刺激瞬間的能量激增，但隨之而來的卻是劇烈、不舒服的能量崩潰和腎上腺疲勞。不僅如此，這些飲料還含有防腐劑、化學物質和色素，可能對健康造成危害，包括體重增加、生病，甚至癌症。

喝大骨湯是一種溫暖的提神劑，豐富的營養和蛋白質能激發能量並促進新陳代謝。加入大骨湯製成的燉菜和湯品，融合了維生素、礦物質和豐富的營養，製成健康均衡的飲食，能預防身體發炎、消化問題和其他與飲食相關的壓力源，而以上這些問題都會讓我們懶得動。研究證明，積極準備食物和注重健康飲食的人，更有可能好好運動並享受其中。有些人認為喜不喜歡運動是性格使然，然而事實並非如此，如果身體因為吸收食物的營養而感覺良好，會讓你更想要採取行動，好好鍛練自己的身體。

## 改善睡眠品質

多數美國人都有睡眠問題。根據美國國家衛生研究院（NIH）國家睡眠障礙研究中心的數據，美國有30～40%的成年人有失眠症狀，其中10～15%的人患有慢性失眠。美國國家睡眠基金會發現，有38%的美國人從睡眠中醒來後會感到不安，有些人一旦醒來，則是怎麼翻來覆去都睡不著。這是個嚴重的問題，睡眠不足造成的身體壓力會對白天造成影響，導致疲勞、精神不振和頭痛，進一步造成更嚴重的健康問題。睡眠障礙通常與肥胖、高血壓、糖尿病、中風、憂鬱、心血管疾病、工作表現不佳、記憶力下降、認知功能受損、胃腸道疾病、易怒和焦慮有關。體重過重和缺乏運動則會導致睡眠期間呼吸中斷，造成睡眠呼吸中止和其他睡眠問題。

大骨湯能有效改善睡眠品質。養成喝大骨湯的習慣能攝取健康的營養，減少肥胖和消化系統引起的睡眠不足，並擁有更安寧的夜晚。此外，已發現胺基酸中的甘胺酸（glycine）可改善睡眠週期。甘胺酸與大腦受體的交互作用能限制快速動眼期睡眠（rapid eye movement，REM）期間的肌肉運動、增加血清素濃度和降低核心體溫。大骨湯富含甘胺酸在內的胺基酸，能幫助身體進入更健康、更能恢復精神的睡眠週期。

## 打敗感冒

好幾個世代以來，一到感冒和流感季節，雞湯一直是深受信賴的家庭療法。雖然背後的原因眾說紛紜，然而最近的研究證實，嗜中性白血球（neutrophil）的轉移通常會導致發炎，而雞湯能抑制這種現象。用整隻雞熬成的雞湯，含有的脂肪和抗氧化劑對健康有益，而且雞湯能抗發炎，避免營養不足和許多疾病。此外，小口慢慢喝溫熱的肉湯時能使鼻腔暢通。感冒期間喝肉湯，有助於改善上呼吸道的不適。

## 健身和養傷

長期以來，運動和健身與高蛋白飲食密切相關，這是有充分理由的。蛋白質能提供能量並增強肌肉，然而整個社會卻太過依賴瘦肉和蛋白粉。雖然這麼做短期內有助於增加肌肉和力量，然而忽略不用肉的其他部分，包括關節塊、軟骨和骨髓，失去的好處卻更多。動物的這些部分較少為人所食用，卻能提供瘦肉所沒有的維生素、胺基酸、礦物質和脂肪酸。長期下來，會導致維生素缺乏並對身體造成傷害。

這就是大骨湯的優點。大骨湯的明膠含有許多重要的條件式必需胺基酸，能幫助運動員訓練、比賽，以及修復因耗費大量體力所造成的身體磨損。明膠甚至能提高運動員200%以上的成績表現。研究證實，攝取15克甘胺酸搭配劇烈運動，能提高靈活性、重建肌肉組織、增強肌肉力量並趕走疲勞。大骨湯中含有另一種條件式必需胺基酸：麩醯胺酸（glutamine），能支持免疫系統，減少肌肉萎縮，幫助身體更快從疲勞中恢復。大量運動和高強度訓練導致身體過度勞累時，肌肉會釋放出麩醯胺酸以減少疲憊感，導致肌肉變弱。運動後喝大骨湯能補充麩醯胺酸，進而解決這個問題。

運動員一旦受傷，後果不堪想像。持續的訓練和施加在身體的壓力會破壞軟骨和關節，撕裂韌帶，並讓骨架承受強大的壓力。每天喝幾杯大骨湯，關節、結締組織和骨骼能獲得持續的營養，以及來自胺基酸和抗炎劑的保護，減少受傷的可能性。萬一真的受傷了，運動員的典型反應通常是服用布洛芬（ibuprofen）等非類固醇消炎藥（NSAIDs）抑制發炎和減輕疼痛。然而，對這些藥物的依賴會導致胃黏膜損傷。大骨湯反而對整體健康有益，能減少受傷導致的發炎並加速癒合過程。洛杉磯湖人隊的營養顧問兼醫師，多年來一直鼓勵球員多喝大骨湯，效果顯著。有一次柯比・布萊恩（Kobe Bryant）腳踝嚴重扭傷，癒後的診斷暗示將來可能無法上場，大骨湯卻讓他在兩場比賽後就能回歸。大骨湯能為運動員和活動力強的人提供健康的緩衝，增強肌肉力量，保護骨骼和肌肉組織，並有助於傷勢的恢復。

煮大骨湯的注意事項：

1. 煮好大量熱湯後，請不要馬上放入冰箱或冷凍庫，必須先冷卻到室溫以下。為了加速冷卻過程，可將水和冰塊放入廚房水槽中。將煮好的肉湯過濾到碗中後，將碗放入冰水中，能快速降低肉湯溫度。等到肉湯變成微溫，就可以放入冰箱。如果冷凍庫原本就有肉湯，也可以把冷凍肉湯和剛做好的肉湯一起放進碗裡降低溫度。

2. 我針對食譜用了三種不同的製作方法，每種方法都可以用來製作所有類型的肉湯。唯一不同的是烹飪時間；大骨湯需要較長的烹飪時間才能完全分解膠原蛋白，肉湯冷卻時，膠原蛋白會讓肉湯呈現類似「果凍」的狀態。

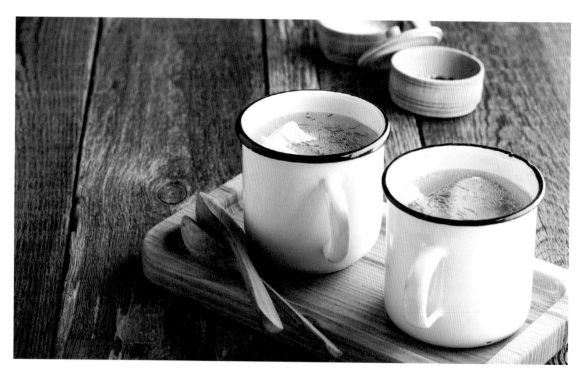

## 壓力鍋牛骨湯

煮肉湯前先用烤箱將骨頭烤過，會為肉湯帶來更富有層次的味道。此外，我加的鹽相對較少，因為我喜歡在喝肉湯時添加其他調味料，可能是一點醬油、擠個檸檬汁、一兩撮卡宴辣椒粉。這個食譜，我使用的是Instant Pot音速鍋，它是一個電子壓力鍋，會比在爐子上燉煮或用Crock-Pot慢燉鍋更快完成。

　　如果你沒有Instant Pot音速鍋，也不用擔心；如果你有慢燉鍋，請按照下一個雞骨湯食譜的說明進行操作。如果是直接在爐子上燉煮，將所有材料放入鍋子煮滾後，鍋蓋留一點縫，轉小火燉至少12個小時。時間越長效果越好！

以下分量為6～7杯

### 材料：

960 克牛骨，解凍

1 顆大洋蔥，切碎

2 根芹菜，切丁

4 瓣大蒜，去皮壓碎

1 茶匙海鹽

8 杯水

推薦自選：一把香草，如巴西利、百里香或
　　迷迭香

### 作法：

1. 烤箱預熱至200°C，牛骨放在烤盤上，放入烤箱烤30分鐘。
2. 30分鐘後，將骨頭放入Instant Pot音速鍋中。
3. 將洋蔥、芹菜、大蒜和鹽放入鍋中。
4. 慢慢加入8杯水（不要超過「最高水位線」），鎖上鍋蓋。
5. 音速鍋設定為「高溫高壓」燉煮2小時。
6. 2小時後，讓音速鍋的壓力自然釋放，大約20分鐘。
7. 排出剩餘的壓力，打開蓋子。
8. 將湯品用篩子過濾到容器中，冷卻後儲存。

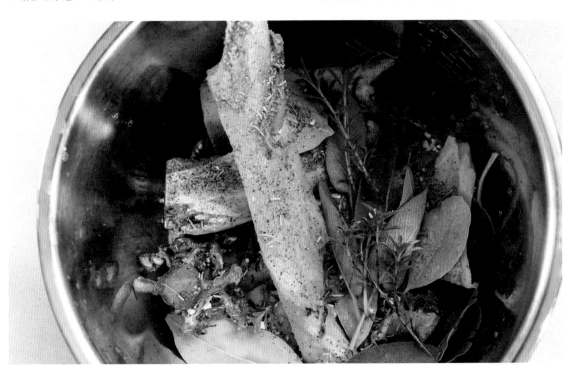

## 慢燉鍋雞骨湯

我們每週會吃幾次雞肉，每當有吃不完的雞肉或烤雞剩下來的雞骨頭，我都會用密封袋裝起來放進冰箱。收集到大約960克的分量時，就可以做雞湯了。

### 材料：
960 克雞骨頭
1 顆大洋蔥，去皮切碎
2 根芹菜，切丁
1 杯胡蘿蔔泥（或2根中型胡蘿蔔，切丁）
2 片月桂葉
1 茶匙海鹽
8 杯水
推薦自選：一把香草，如巴西利、百里香或迷迭香

### 作法：
1. 將所有材料放入慢燉鍋中。
2. 慢慢地將水加入慢燉鍋中並蓋上蓋子。
3. 慢燉鍋設定為12小時「慢燉LOW」模式。
4. 將湯品用篩子過濾到容器中，冷卻後儲存。

## 用爐子煮蔬菜湯

如果沒有吃肉的習慣，可以製作一個全素的版本，藉由喝湯促進健康。這個食譜是純素的，而且比煮肉湯更省時！

### 材料：
1 杯蘑菇，洗淨後對切
2 顆大洋蔥，去皮切碎
2 杯芹菜泥（或4根芹菜，切丁）
2 杯胡蘿蔔泥（或4根中型胡蘿蔔，切丁）
1 杯巴西利，切碎
6 瓣大蒜，去皮壓碎
2 片月桂葉
1 茶匙海鹽
10 杯水

### 作法：
1. 將所有材料放入大鍋中。
2. 慢慢地把水加到鍋裡，蓋上蓋子。
3. 開中大火煮沸。
4. 煮沸後轉小火，燉1小時。
5. 將湯品用篩子過濾到容器中，冷卻後儲存。

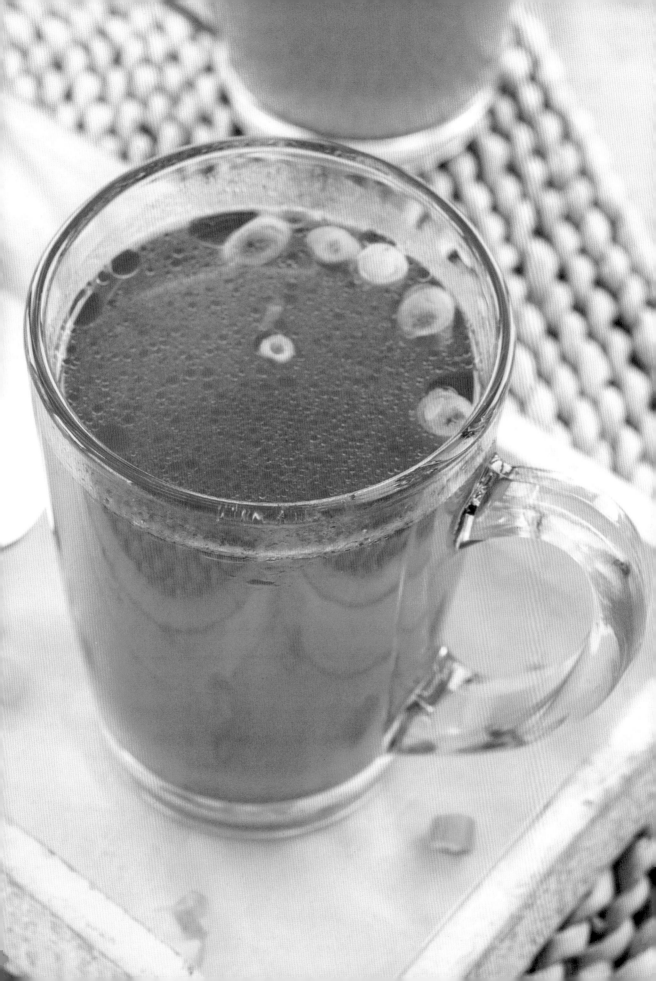

## 簡易羊骨湯

美味的羊肉富含維生素B群、鋅，甚至比牛肉含有更多的共軛亞麻油酸（CLA，存在於天然乳脂肪及牛肉脂肪中的一種脂肪酸）。雖然味道溫和，但氣味濃郁，有些人可能不太喜歡這種「野味」。不過，多數人還是喜歡它溫和的味道，而且能夠完美地融合各種香料。

以下分量為8～10人份

**材料：**
2400 克羊骨髓骨頭（生的或煮熟的剩菜）
4800 毫升水
2 大匙蘋果醋
1 大匙鹽
自選：四枝薄荷或兩個完整的丁香粒

*如果想製作不同的分量，骨頭和水的比例為1：2，每480克骨頭加入1茶匙鹽和½大匙醋。

**作法：**
1. 在湯鍋、壓力鍋或慢燉鍋中，放入骨頭。
2. 如果骨頭是生的，可先炒成褐色增加風味。
3. 加入水、鹽和醋，蓋上蓋子，煮至沸騰。
4. 轉小火，蓋上蓋子繼續燉煮，壓力鍋煮1～3小時，慢燉鍋煮24～48小時，或用爐子煮12～24小時。適時在湯鍋或慢燉鍋中加水，並撈起脂肪浮渣。
5. 撈出骨頭，加鹽調味。

## 簡易魚骨湯

魚骨中的明膠常用於商業產品中，從棉花糖到軟糖都有，但許多人從未注意到。雖然魚湯的外觀比較不吸引人，因為很多人不喜歡被食物盯著看的感覺，然而魚的營養成分與家禽或紅肉不同，卻能有效改變體質。

以下分量為8～10人份

**材料：**
2400 克魚頭和魚骨（生的或煮熟的剩菜）
4800 毫升水
2 大匙蘋果醋
½ 大匙鹽
自選：幾枝蒔蘿

*如果想製作不同的分量，骨頭和水的比例為1：2，每480克骨頭加入1茶匙鹽和½大匙醋。

**作法：**
1. 在湯鍋、壓力鍋或慢燉鍋中，放入骨頭。
2. 如果骨頭是生的，可先炒成褐色增加風味。
3. 加入水、鹽和醋，蓋上蓋子，煮至沸騰。
4. 轉小火，蓋上蓋子繼續燉煮，壓力鍋煮1～3小時，慢燉鍋煮24～48小時，或用爐子煮12～24小時。適時在湯鍋或慢燉鍋中加水，並撈起脂肪浮渣。
5. 撈出骨頭，加鹽調味。

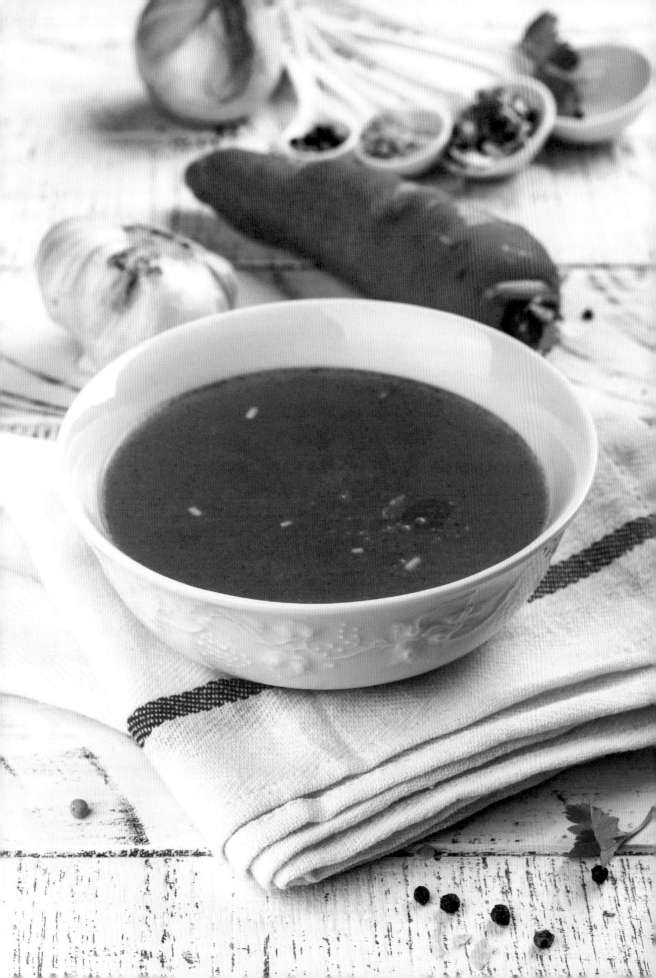

## 美容湯

雖然所有大骨湯都含有膠原蛋白，同時能促進身體產生膠原蛋白，但美容湯最能快速補充大量膠原蛋白。雞爪和豬腳富含膠原蛋白，番茄和辣椒等富含茄紅素的紅色食物能幫助身體產生更多膠原蛋白。美容湯的味道十分溫和，因為番茄增添了美妙的風味。

以下分量為8～10人份

**材料：**
1440 克雞爪
3 個豬腳
480 克番茄，對切
4800 毫升水
2 大匙蘋果醋
1 大匙鹽
自選：一根紅辣椒，去籽或不去籽皆可，對切

*如果想製作不同的分量，骨頭和水的比例為 1：2，每480克骨頭加入1茶匙鹽和½大匙醋。

**作法：**
1. 在湯鍋、壓力鍋或慢燉鍋中，放入雞爪和豬腳。
2. 如果雞爪和豬腳是生的，可先炒成褐色增加風味。
3. 加入水、鹽和醋，蓋上蓋子，煮至沸騰。
4. 轉小火，蓋上蓋子繼續燉煮，壓力鍋煮1～3小時，慢燉鍋煮24～48小時，或用爐子煮12～24小時。適時在湯鍋或慢燉鍋中加水，並撈起脂肪浮渣。
5. 加入番茄，辣椒可加可不加，爐子繼續煮1小時，慢燉鍋2小時，如果使用壓力鍋，則等待減壓結束。
6. 濾出骨頭和番茄，加鹽調味。

## 消炎湯

由草飼肉類和野生魚類製成的肉湯都有助於降低炎症，但如果你現在有發炎的問題，可能會希望更加強防禦並盡量快速解決。這個食譜含有生薑、薑黃和地瓜，能讓身體馬上冷靜下來。

以下分量為8～10人份

**材料：**
2400 克牛或羊骨髓（生的或煮熟的剩菜）
4800 毫升水
15 公分生薑根，切1公分薄片
1 個中型地瓜，切四等份
4 個新鮮薑黃根，縱向切片
2 大匙蘋果醋
1 大匙鹽

*如果想製作不同的分量，骨頭和水的比例為 1：2，每480克骨頭加入2.5公分生薑、1個薑黃根、¼個地瓜、1茶匙鹽和½大匙醋。

**作法：**
1. 在湯鍋、壓力鍋或慢燉鍋中，放入骨頭。
2. 如果骨頭是生的，可先炒成褐色增加風味。
3. 加入水、鹽和醋，蓋上蓋子，煮至沸騰。

4. 轉小火，蓋上蓋子繼續燉煮，壓力鍋煮1
   ～3小時，慢燉鍋煮24～48小時，或用爐
   子煮12～24小時。適時在湯鍋或慢燉鍋
   中加水，並撈起脂肪浮渣。
5. 加入地瓜、生薑和薑黃，爐子繼續煮1小
   時，慢燉鍋2小時，如果使用壓力鍋，則
   等待減壓結束。
6. 過濾後，加鹽調味。

## 加入CBD浸泡液的飲品和肉湯

使用CBD或CBDA（大麻二酚酸，某些大麻
植物的莖、葉和花產生的大麻素）酊劑和阿
拉伯膠粉製作飲品，是將CBD和CBDA溶入
飲料（尤其是清澈的飲料和肉湯）的快速做
法。高級的阿拉伯膠粉適合所有飲品，冷熱
皆可，一份飲料或肉湯的分量約為177～240
毫升。

### 每份飲料或肉湯材料：

CBD或CBDA酊劑　1滴或最多1茶匙（1～5
　毫升）
½～1茶匙（1～2.5克）阿拉伯膠粉
1大匙（15毫升）室溫水

### 作法：

1. 將酊劑和阿拉伯膠粉加入杯中或碗中後加
   水。
2. 用力攪拌直到完全混合和乳化。
3. 在杯中或碗中，一邊攪拌一邊慢慢加入飲
   料或肉湯。立即飲用。

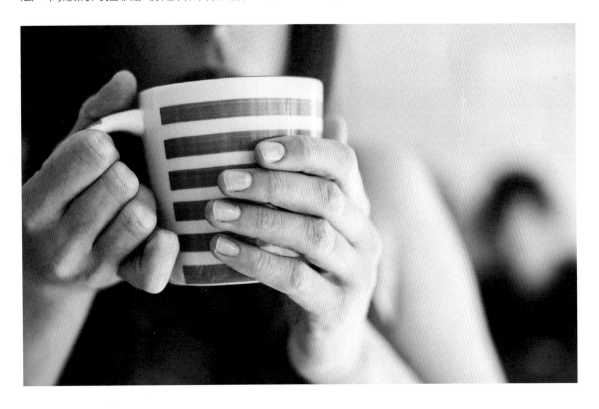

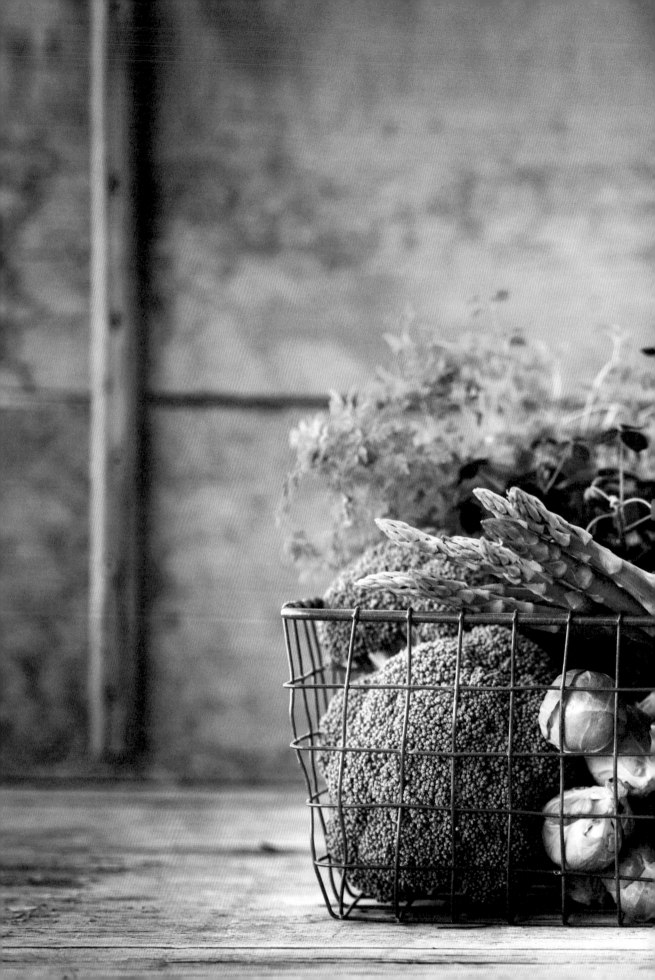

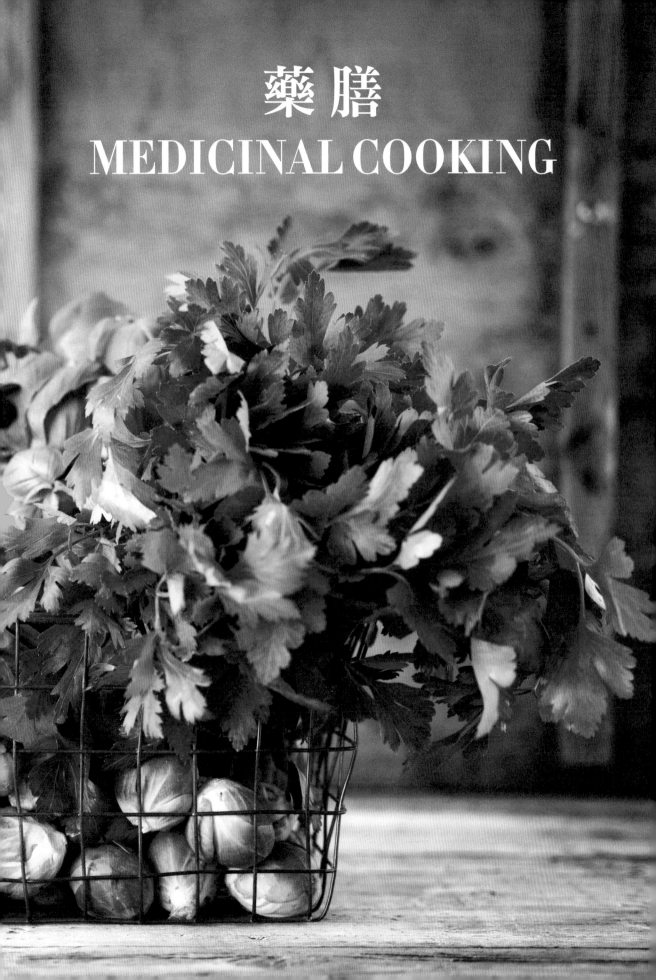

藥膳
MEDICINAL COOKING

## 藥草和香料的療效

**羅勒**具有強大的抗細菌和抗病毒特性，富含維生素A，具有抗發炎效果。每週三次，每次吃一大匙新鮮羅勒葉或½茶匙乾燥羅勒葉，可治療便秘和消化不良。

**肉桂**具有抗氧化效果，有助於調節胰島素、控制血糖，還能抑制大腦類澱粉蛋白質斑塊的形成，降低罹患阿茲海默症風險。建議每天吃¼～½茶匙肉桂粉。

**孜然**能刺激胰酶（pancreatic enzymes）產生以促進消化。孜然是強大的抗氧化劑和抗炎劑，有助於調節胰島素，減少氣喘發生。

**大蒜**具有強大的抗細菌、抗真菌和抗微生物特性，通常用於對抗感染，尤其是耳朵感染。有助於降低低密度脂蛋白膽固醇（LDL cholesterol），預防心臟病，減

輕疼痛。使用新鮮大蒜，不要用乾燥大蒜或蒜粉。

**生薑**有助於緩解噁心和胃部不適，也有消炎和止痛效果。新鮮生薑根比薑粉更有效。

**迷迭香**含有鼠尾草酚和迷迭香酸，能有效抗氧化，抵消致癌物質的致癌作用。煎肉、炭火燒烤或高溫烘烤時，記得使用迷迭香。

**薑黃**是阿育吠陀醫學經常使用的香料，是一種強大的抗氧化劑，能預防癌細胞生長和阿茲海默症等，具有抗發炎效果，能增強免疫系統，調節胰島素。每週三次，每次吃1茶匙薑黃粉。新鮮薑黃根比薑黃粉更有效，但可能較難買到。

## 杏仁粉鬆餅

杏仁含有大量的抗氧化劑和維生素E，杏仁粉能增加蛋白質，食用後會精力充沛而不是懶洋洋的。

以下材料可製作4個大的正方形鬆餅。

**材料：**

3 個雞蛋，蛋白蛋黃分開
¼ 杯椰奶、牛奶、杏仁奶或豆漿
1 茶匙香草
1 大匙楓糖漿或蜂蜜
¼ 杯奶油或椰子油，融化備用
1 杯杏仁粉

¼ 茶匙小蘇打
¼ 茶匙鹽

**作法：**

1. 鬆餅烤盤預熱。

2. 將蛋黃和牛奶倒入碗中打發，加入香草、楓糖漿和融化的奶油或椰子油。拿出另一個碗，將蛋白打發至輕盈蓬鬆狀態。

3. 把乾料攪拌均勻。加入蛋黃打發液，攪拌均勻後，倒入蛋白打發液。

4. 鬆餅烤盤塗上一層油，並根據使用說明製作鬆餅。使用標準的鬆餅烤盤，將大約¼杯麵糊倒入烤盤中心，蓋上蓋子，兩面變成淺棕色即可。與楓糖漿、糖煮蘋果（參考第251頁）或新鮮水果和優格一起食用。

# 糖煮蘋果

**材料：**

3 杯蘋果，去皮切片

2 大匙奶油

2 大匙黑糖或楓糖漿

½ 茶匙肉桂

**作法：**

1. 在煎鍋或鑄鐵煎鍋中，用中火融化奶油。

2. 加入所有材料，拌炒約5分鐘或炒至蘋果變軟。

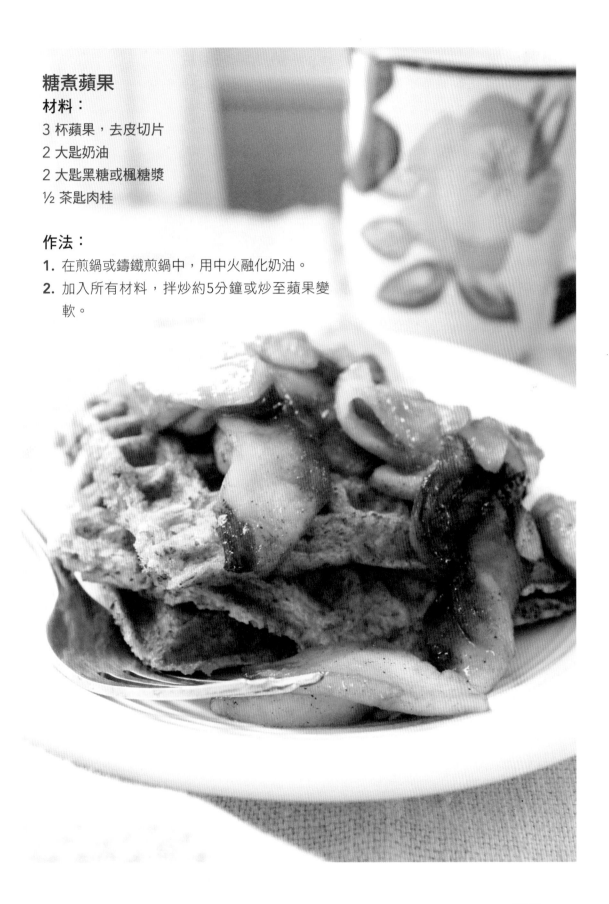

## 地瓜薄煎餅

地瓜富含抗氧化劑β-胡蘿蔔素,有助於降低罹患癌症風險。椰子油和肉桂為這些美味的煎餅增添了更多營養價值。

以下材料可製作大約12個中型煎餅。

**材料:**
奶油、椰子油或植物油
1½ 杯無麩質多用途麵粉
3 茶匙泡打粉
½ 茶匙鹽
½ 茶匙肉桂
¼ 杯奶油或椰子油,融化備用
2 個雞蛋,打散
1½ 杯椰奶、牛奶、杏仁奶或豆漿
1¼ 杯地瓜,去皮煮熟搗成泥

**作法:**
1. 在碗中放入乾料,倒入融化的奶油或椰子油混合。將雞蛋、牛奶和地瓜泥混合後加入,攪拌直到混合均勻,不需過度攪拌。
2. 加熱平底鍋或煎鍋,用奶油或椰子油輕輕塗抹表面。一旁準備盤子備用,煎餅完成後移至盤子(或將烤箱設定最低溫度,將平底鍋連同煎餅放在烤箱中保溫再上桌)。
3. 將大約¼杯麵糊舀到熱鍋上。如果平底鍋夠大,可以一次做多個薄煎餅,煎餅之間保持距離即可。如果麵糊黏在一起,只需在煎餅成形後用抹刀分開即可。第一面煎2～3分鐘,或煎餅表面出現氣泡即可翻面。另一面再煎1～2分鐘,直到煎餅變成淺棕色。
4. 將所有麵糊用完,必要時再加點油。完成後可搭配奶油和純楓糖漿食用。

## 熱莧菜籽麥片

莧菜籽富含蛋白質和鈣,並含有抗氧化劑和礦物質。

以下材料可製作2份。

**材料:**
½ 杯莧菜籽
1 杯水
¼ 茶匙鹽
1 杯椰奶、牛奶、杏仁奶或豆漿
2 大匙蜂蜜或楓糖漿
½ 茶匙香草
½ 茶匙肉桂
新鮮漿果或其他水果、堅果

**作法:**
1. 在中型平底鍋中放入莧菜籽、水和鹽,煮沸後轉小火燉20分鐘,或是煮到水接近收乾的狀態。仍可看見清楚的莧菜籽,而不是煮成泥狀。
2. 加入剩下的材料,趁熱享用。

> 莧菜籽含有豐富的纖維、蛋白質、鈣、鐵和鎂。步驟一可以在前一天完成,隔天早上只需重新加熱並加入牛奶、蜂蜜或糖漿和香料,以及其他配料。

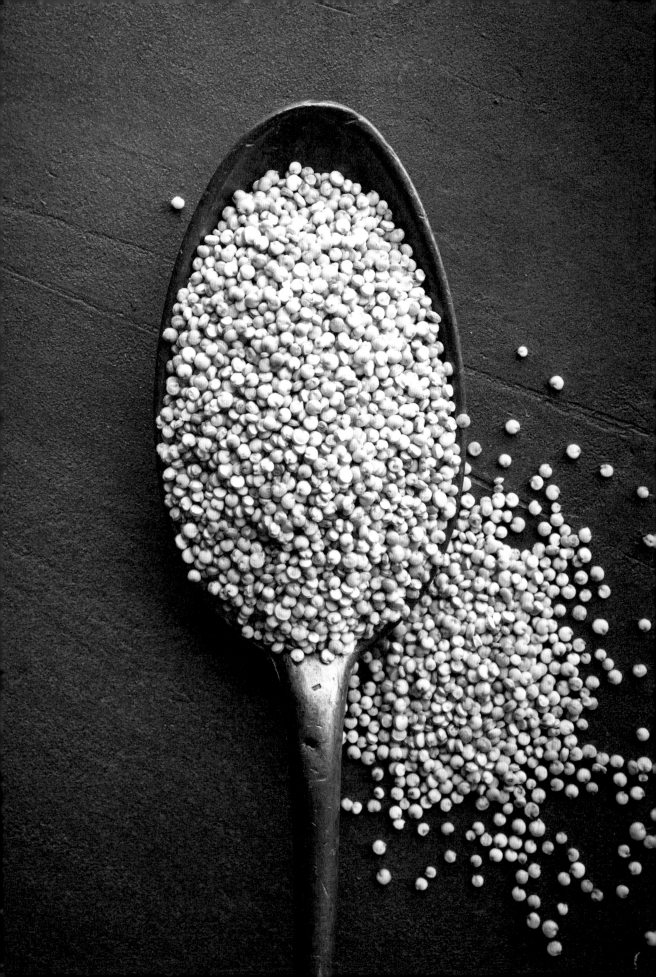

# 燕麥南瓜馬芬

南瓜有抗氧化效果，燕麥含有豐富纖維，肉桂和生薑則增加了營養價值。

以下材料可製作14個馬芬。

材料：

1½ 杯無麩質多用途麵粉

1½ 杯無麩質傳統燕麥片

½ 杯黑糖或⅓杯楓糖漿或蜂蜜

1 茶匙泡打粉

½ 茶匙小蘇打

½ 茶匙鹽

1 茶匙肉桂

1 茶匙薑末

1½ 杯南瓜泥

3 大匙橄欖油或融化的椰子油

¼ 杯椰奶、牛奶、杏仁奶或豆漿

2 茶匙香草精

2 個雞蛋，打散

½ 杯黑巧克力片、葡萄乾、蔓越莓或去皮切碎的蘋果（自選）

作法：

1. 烤箱預熱至190°C。在14個馬芬烤模或蛋糕紙杯塗上一層油。

2. 將所有的乾料混合。拿一個新的碗，將南瓜、油、奶、香草和雞蛋攪拌後，加入乾料中，混合均勻。加入巧克力片、葡萄乾或蔓越莓，攪拌均勻。

3. 將麵糊倒入馬芬烤模中烘烤約20分鐘，或將牙籤插入鬆餅，拿出不沾即可。

# 義大利烘蛋

雞蛋、希臘優格、新鮮蔬菜和香草做成的義大利烘蛋，能提供豐富的營養，讓你充滿活力展開新的一天。

以下材料可製作6人份。

材料：

橄欖油

1 顆小洋蔥，切碎

½ 杯蘑菇，切碎（不限種類）

1½ 杯新鮮菠菜，切碎

8 個雞蛋

½ 杯希臘優格

1 茶匙鹽

½ 茶匙黑胡椒

½ 杯新鮮香草，如巴西利、蒔蘿、芫荽或龍蒿，切碎（自選）

¾ 杯現磨的切達起司（自選）

作法：

1. 烤箱預熱至200°C。拿出10吋的鑄鐵煎鍋，開中火加熱。在平底鍋底部塗上橄欖油。

2. 炒洋蔥和蘑菇約5分鐘，或直到洋蔥呈半透明狀。加入菠菜和香草，再炒幾分鐘把菠菜炒熟。拿出一個小碗，放入雞蛋、優格、鹽和胡椒攪拌。轉小火，將蛋液倒入鍋中。不加蓋，不攪拌，煮約5分鐘。撒上現磨起司。

3. 關火，將平底鍋移至烤箱。不蓋蓋子烘烤3～5分鐘，或雞蛋凝固、起司略呈棕色即可。不要烤過頭。分切上桌。

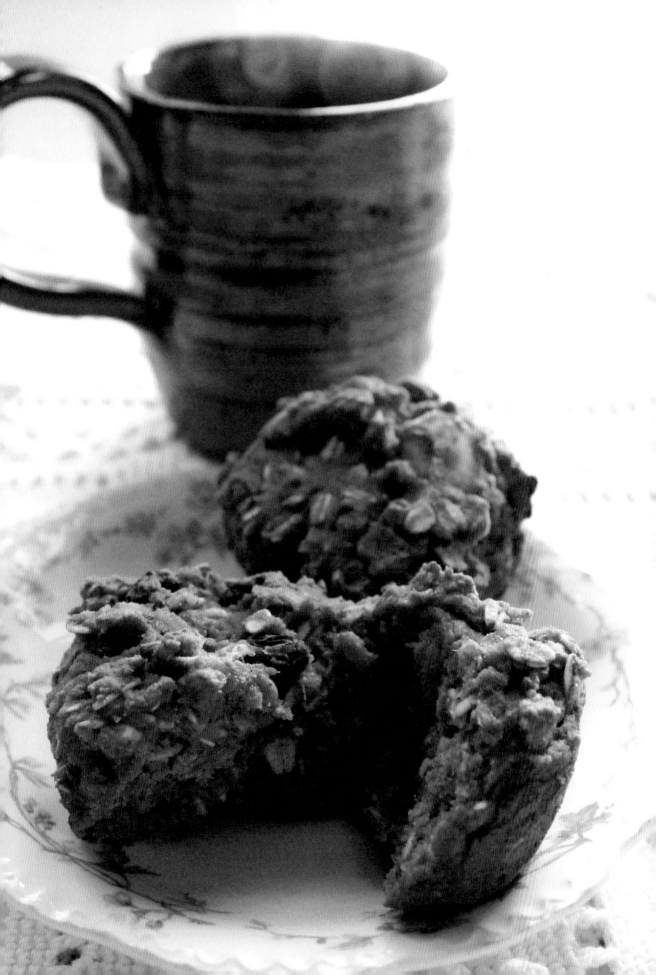

## 慢燉鍋自製優格

優格富含有益於腸道健康的益生菌，自己做非常簡單。擁有健康的消化系統，才能擁有健康的皮膚和開心的心情。

以下材料可製作4杯優格。

### 材料：

960 毫升牛奶，最好是有機的
1 大匙原味優格，含活性益生菌
1 大匙蜂蜜或楓糖漿（自選）
2 茶匙香草精（自選）

### 工具：

Crock-Pot慢燉鍋
煮糖溫度計
毛巾

### 作法：

1. 將牛奶倒入Crock-Pot慢燉鍋中，溫度調至中高，加入蜂蜜或楓糖漿。蓋上鍋蓋，加熱約30分鐘後，用煮糖溫度計測量牛奶溫度是否達到80°C，未達溫度則蓋回蓋子繼續加熱。牛奶達到80°C時，關上慢燉鍋開關，打開蓋子，讓牛奶冷卻至50°C（約30分鐘）。

2. 牛奶冷卻時，將一大匙優格放入碗中，讓優格溫度上升至室溫。等牛奶達到50°C時，將優格加入牛奶中，輕輕攪拌至優格溶解，蓋上鍋蓋，用厚毛巾將鍋子包住以保溫，放置6～8小時或一個晚上，勿移動或搖晃。然後移至冰箱繼續靜置約4小時或達到優格所需的濃稠度，加入香草或其他調味料攪拌。加蓋後放入冰箱冷藏，可保存10～20天。

## 杏仁粉香蕉麵包

食譜中的杏仁粉富含蛋白質，有助於平衡血糖，並提供身體抗氧化劑和維生素E。香蕉則提供鉀、鎂和各種維生素和礦物質。

以下材料可製作1條麵包。

### 材料：

1½ 杯無麩質多用途麵粉
1½ 杯杏仁粉
1 茶匙小蘇打
½ 茶匙泡打粉
½ 茶匙鹽
3 個雞蛋
2～3 根熟透的香蕉，弄成泥狀
⅓ 杯黑糖、蜂蜜或楓糖漿
¼ 杯奶油或椰子油，融化備用
1 茶匙香草精
1 杯巧克力片、葡萄乾或核桃（自選）

### 作法：

1. 烤箱預熱至180°C，麵包烤模塗上一層油。將所有乾料放入一個大碗中攪拌均勻。

2. 拿出另一個碗，混合所有濕料。將濕料倒入乾料中混合均勻，加入巧克力片、葡萄乾或核桃。

3. 將麵糊倒入麵包烤模中烘烤35～40分鐘，或將牙籤插入麵包，拿出不沾即可。靜置冷卻直到烤模不再燙手，取出麵包放在金屬架上冷卻。

---

食譜中的1½杯無麩質多用途麵粉可以全部用杏仁粉取代。使用全杏仁粉製作麵包，口感會比較紮實（成本也較高）。

---

## 楓糖柑橘烤鮭魚

鮭魚富含omega-3脂肪酸，能促進大腦發育。鮭魚的汞含量低於大型魚類，如劍魚、鯊魚、旗魚或鯖魚。

以下材料可製作4人份。

**材料：**

1 片鮭魚（約720克），建議使用野生阿拉斯加鮭魚
3 大匙楓糖漿
3 大匙巴薩米克醋
1 大匙柳橙汁
⅛ 茶匙猶太鹽
⅛ 茶匙現磨黑胡椒

**作法：**

1. 烤箱加熱到230°C。烤盤鋪上烘培紙，鮭魚皮朝下放在烤盤上。
2. 楓糖漿、巴薩米克醋、柳橙汁、鹽和胡椒倒入小碗攪拌後，將一半的醬汁刷在鮭魚上。
3. 烤10分鐘，刷上剩下的醬汁再烤5分鐘，或用叉子能將魚肉輕易分離即可。

> 義大利燉飯通常是用義大利短梗米烹煮，這種米很美味，不含麩質，但澱粉含量很高，沒有太多的營養價值。而藜麥則富含蛋白質、纖維和其他營養素，跟義大利米一樣能吸收各種風味。

## 藜麥燉飯佐香菇芝麻菜

這份食譜中幾乎所有材料都具有超級食物的功效。其中藜麥不含麩質，蛋白質含量高，富含健康胺基酸，香菇可增強免疫系統並對健康有益，而大蒜跟洋蔥都能抗發炎、增強免疫。

以下材料可製作4人份。

**材料：**

1 大匙橄欖油
½ 顆黃洋蔥，去皮切碎
1 瓣大蒜，去皮切碎
½ 杯香菇，切片
1 杯生藜麥
¼ 杯白酒
2¼ 杯雞湯或蔬菜湯
2 杯芝麻菜
½ 杯磨碎的帕瑪森起司（自選）
鹽和胡椒粉調味
新鮮百里香，切碎（裝飾用）

**作法：**

1. 將藜麥放在細濾網中沖洗。
2. 開中火，大平底鍋倒入橄欖油。加入洋蔥炒至變軟，大約5分鐘。加入大蒜和蘑菇，再炒3分鐘。
3. 加入藜麥，攪拌2分鐘。倒入白酒，小火煮至湯汁收乾。加入½杯雞湯或蔬菜湯，煮沸後轉小火慢燉，不時攪拌，直到湯汁收乾。繼續加入雞湯，一次加½杯，攪拌直到湯汁收乾，再加下一輪。等到全部的湯汁收乾，藜麥變軟後，加入芝麻菜煮熟。
4. 加入帕瑪森起司，加鹽和胡椒調味，並用新鮮百里香點綴裝飾。

## 香辣素食

大蒜和洋蔥能增強免疫系統，豆類含有豐富的蛋白質，可改善心臟健康。

以下材料可製作6人份。

**材料：**

1 大匙橄欖油
1 顆中型洋蔥，去皮切碎
2 瓣大蒜，去皮切碎
1 個甜椒（顏色不拘），切碎
1 個墨西哥辣椒，去籽切丁（自選）
3 個（450毫升）番茄丁罐頭，含液體
2 個（450毫升）紅腰豆罐頭，含液體
2 個（450毫升）黑豆罐頭，含液體
1 個（450毫升）玉米罐頭，含液體
2 大匙孜然
1 大匙辣椒粉
鹽和胡椒調味

**作法：**

1. 在大平底鍋或荷蘭鍋中倒油，開中火加熱。炒洋蔥和大蒜，直到洋蔥變軟，大約5分鐘。加入甜椒，再炒5分鐘。

2. 加入剩下的材料攪拌，小火燉至少20分鐘，不時攪拌。加入鹽和胡椒調味。

3. 可加入酸奶油和起司絲一起食用，搭配玉米麵包一起吃更美味。

## 橡子南瓜釀藜麥

橡子南瓜富含纖維、維生素A、維生素C和多種礦物質，羽衣甘藍是營養豐富的蔬菜。這個食譜包含肉湯、橄欖油、洋蔥和肉桂，能提供滿滿的營養！

以下材料可製作2人份。

**材料：**

1 個橡子南瓜，對切去籽
2 大匙橄欖油或椰子油，分成兩份
1 杯生藜麥
2 杯雞湯或蔬菜湯
¼ 顆紅洋蔥，去皮切丁（約¼杯）
3 杯羽衣甘藍，洗淨切成小片
1 大匙楓糖漿
¼ 茶匙猶太鹽
⅛ 茶匙黑胡椒
⅛ 茶匙肉桂
¼ 杯蔓越莓
3 大匙磨碎的帕瑪森起司

**作法：**

1. 烤箱加熱至200°C。用½大匙油刷南瓜內部，面朝下放在烤盤上。烘烤20～25分鐘或南瓜變軟即可。

2. 將藜麥和肉湯放入平底鍋中，蓋上鍋蓋小火燉約12分鐘，或湯汁收乾為止。加入楓糖漿、鹽、胡椒和肉桂混合後，加入蔓越莓。

3. 開中火，將剩餘的油塗在煎鍋上，將洋蔥炒至變軟，加入羽衣甘藍炒熟。

4. 將步驟2和步驟3的材料混合，舀入南瓜挖洞處，撒上帕瑪森起司即可食用。

## 慢燉摩洛哥鷹嘴豆

地瓜、奶油南瓜和胡蘿蔔含有豐富的維生素A，食譜中的香料具有抗發炎效果，而鷹嘴豆則含有維生素K、蛋白質和鐵質。

以下材料可製作6人份。

### 慢燉鍋材料：

2 個中型地瓜，洗淨切碎（保留地瓜皮）
480 克奶油南瓜，去皮並切成一口大小
2 根胡蘿蔔，洗淨並切成13毫米小塊
1 顆中型黃洋蔥，去皮切丁
1 個鷹嘴豆罐頭，瀝乾洗淨，或2杯泡水的鷹嘴豆
1 個（435毫升）番茄丁罐頭，含液體
2 杯雞湯或蔬菜湯
2 茶匙孜然
1 茶匙薑黃
½ 茶匙薑粉
½ 茶匙肉桂粉
½ 茶匙鹽
¼ 茶匙黑胡椒
2 瓣大蒜，去皮切碎

### 配菜：

蒸印度香米或藜麥
1杯醃漬去籽綠橄欖
烤杏仁片（自選）
原味優格（自選）

### 作法：

1. 將所有材料放入慢燉鍋中攪拌，小火煮約6小時或煮到蔬菜變軟。
2. 加入綠橄欖。先在餐盤裝上米飯或藜麥，再淋上鷹嘴豆。可加些優格、灑上杏仁片讓擺盤更好看。

## 椰奶南瓜湯

椰子含有月桂酸（lauric acid），能增強免疫系統，奶油南瓜則富含維生素A。

以下材料可製作4人份。

### 材料：

2 大匙奶油或椰子油
1 個中型奶油南瓜
¼ 杯黃洋蔥，切碎
1 大匙蜂蜜或楓糖漿
½ 茶匙鹽
½ 茶匙胡椒
2 杯椰奶
1 個印度香料茶包

### 作法：

1. 將南瓜去皮去籽，切成13毫米的塊狀。在湯鍋或荷蘭鍋中放入奶油或椰子油，開中火融化。加入南瓜和洋蔥，炒至南瓜有點變軟，大約8分鐘。加入蜂蜜或楓糖漿、鹽和胡椒，再炒幾分鐘。
2. 加入椰奶、3杯水和茶包。煮沸後轉小火，讓湯燉煮約20分鐘。
3. 取出茶包並丟棄。使用手持攪拌器將湯打成泥。或是使用攪拌機或食物處理機，可能必須分好幾次才能完成。
4. 試味道，味道不夠的話再加鹽和胡椒。

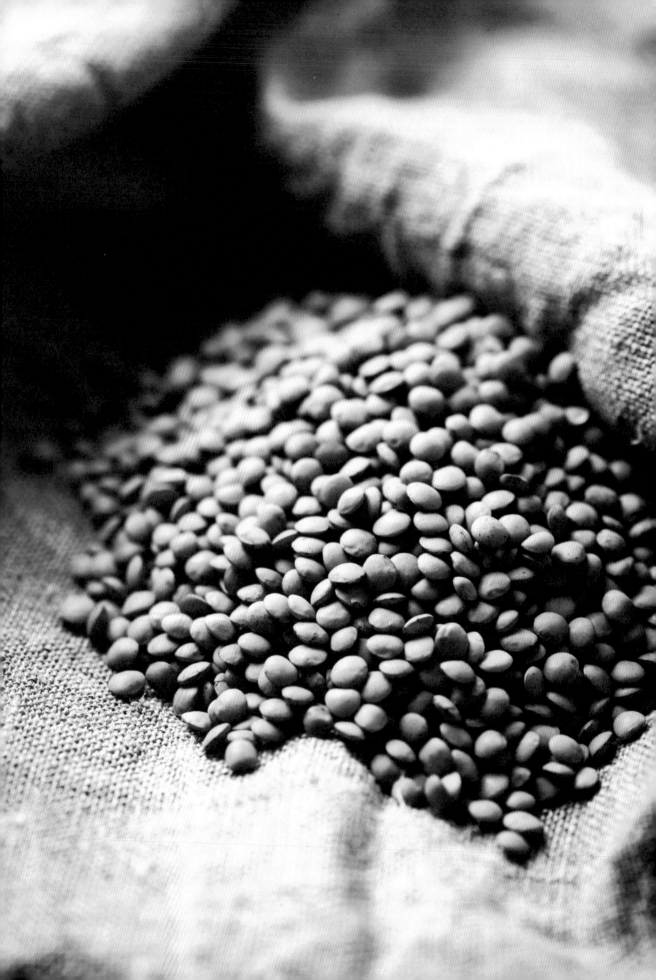

# 簡易燉扁豆

以下材料可製作4人份。

**材料：**

2 大匙橄欖油或椰子油

½ 顆黃洋蔥，去皮切碎

1 根中型胡蘿蔔，切碎

1½ 杯乾扁豆

4 杯雞湯或蔬菜湯

1 個（435毫升）番茄丁罐頭

1 個中型馬鈴薯，去皮並切成一口大小

1 大匙乾燥巴西利

1 茶匙孜然

鹽和胡椒調味

**作法：**

1. 將扁豆放在細濾網中沖洗。

2. 湯鍋或平底鍋倒油加熱。加入洋蔥和胡蘿蔔炒約3分鐘，或炒至變軟。加入剩下的材料，蓋上蓋子，用文火燉約45分鐘，不時攪拌，或燉到扁豆和蔬菜變軟。試味道，味道不夠的話再加鹽和胡椒。

# 烤蔬菜

蔬菜、大蒜、香草和香料的組合營養豐富。烤蔬菜會帶出蔬菜自然的甜味，既美味又對身體有益！

以下材料可製作6人份。

**材料：**

2 個中型馬鈴薯（黃色或紅色），洗淨切塊

2 個地瓜，洗淨切塊

1 顆紅洋蔥，切四等分

1 根中型胡蘿蔔，洗淨切塊

1 顆蘋果，洗淨去核切塊

2 茶匙新鮮百里香

1 大匙新鮮迷迭香

3 大匙橄欖油

2 大匙巴薩米克醋

1 大匙tamari醬油

¼ 茶匙肉桂

2 瓣大蒜，去皮切碎

少許海鹽和黑胡椒調味

**作法：**

1. 烤箱預熱至250°C。把所有蔬菜和蘋果放入一個大碗，加入香料和調味料攪拌均勻。

2. 將所有材料鋪在一個大烤盤上烤35～40分鐘，或烤至蔬菜變軟，每10分鐘稍微翻攪一下。

# 烤梨沙拉佐綠茶醬

綠茶對大腦、新陳代謝和皮膚都有幫助！梨子是一種低升糖水果，含有豐富纖維和維生素C。

以下材料可製作4人份配菜沙拉。

## 醬汁

½ 杯沖泡綠茶，泡濃一點
2 大匙葡萄籽油
1 大匙未過濾蘋果醋
2 大匙蜂蜜
1 大匙無麩質tamari醬油
½ 茶匙鹽

## 梨子

2 顆實心梨，對切去籽
2 大匙蜂蜜

## 沙拉

4 杯芝麻菜，洗淨拍乾
1 大匙椰子油或奶油
¾ 杯去殼核桃對切

## 作法：

1. 烤箱預熱至190°C。
2. 製作醬汁。將所有材料放入食物處理機混合均勻，或放入罐子搖勻。
3. 將對切的梨子放在烤盤上，切面朝上，刷上蜂蜜，烘烤約20分鐘，或梨子變成淺棕色即可。取出後切成薄片。
4. 在平底鍋中倒入椰子油或奶油，熱油後將對切的核桃稍微拌炒，只需幾分鐘。

將芝麻菜、梨子薄片和核桃淋上醬汁後拌勻。如果醬汁沒有用完，可放入冰箱冷藏，下次做沙拉時使用。

# 純素南瓜布朗尼

布朗尼因添加南瓜和蘋果醬而變得濕潤可口，同時維持低脂肪含量。由於果汁、蘋果醬和燕麥粉都有天然的甜味，椰子糖的用量可以減少至1杯以下。

以下材料可製作16個布朗尼。

## 材料：

1 杯無麩質多用途麵粉
1 杯燕麥粉
1 杯椰子糖
¾ 杯不加糖可可粉
1 茶匙泡打粉
1 茶匙鹽
1 杯果汁（蘋果汁或其他果汁）
¼ 杯椰子油
1 杯南瓜泥
½ 杯蘋果醬
1 茶匙香草精
1 杯巧克力片

## 作法：

1. 烤箱預熱至180°C。在22.5×32.5公分的烤盤塗上一層油。
2. 將麵粉、糖、可可粉、泡打粉和鹽放入中型碗中攪拌，倒入果汁、植物油、南瓜泥、蘋果醬和香草，混合均勻。
3. 將麵糊均勻鋪在烤盤後，撒上巧克力片。
4. 烘烤25～30分鐘或麵糊表面不再油亮即可。冷卻至少10分鐘後切成方塊。

## 莧菜籽焦糖爆米花

莧菜籽含有蛋白質、離胺酸、鈣和抗氧化劑，使其成為超級食物的一員。

以下材料可製作4杯。

### 材料：

¾ 杯莧菜粒
2 大匙蜂蜜或楓糖漿
2 大匙椰子油或奶油
1 杯腰果
1 杯杏仁
½ 杯蔓越莓乾
¼ 茶匙粗海鹽

### 作法：

1. 要讓莧菜粒像爆米花一樣爆開，先拿出中型鍋子，用大火加熱。測試鍋子是否夠熱，請加一滴水。如果很快形成水珠並蒸發，鍋子就達到了合適的溫度。
2. 在鍋中加入2大匙莧菜粒，蓋上蓋子，輕輕搖晃鍋子，在爐火上快速前後移動。10～15秒內，莧菜粒應該會完全爆開。小心別被燙到！
3. 將爆開的莧菜粒倒進碗裡，重複這個步驟，直到用完全部的莧菜粒。
4. 烤箱預熱至140℃。
5. 將爆開的莧菜粒與堅果和蔓越莓乾混合。拿出小平底鍋，放入蜂蜜或楓糖漿、椰子油或奶油並開火融化，倒入莧菜粒堅果中，加鹽，攪拌均勻。放在鋪有烘培紙的烤盤上，烤半小時左右，每10分鐘用抹刀翻攪一次。

完全冷卻後，放入密封容器中。

## 簡易椰子芒果雪糕

這個食譜很簡單，成品很好吃，對身體也非常好！

以下材料可製作3杯。

### 材料：

2 杯冷凍芒果塊
½ 杯不加糖椰奶
¼ 杯蜂蜜或楓糖漿
一點肉桂
一點肉荳蔻

### 作法：

1. 在攪拌機中放入所有材料，攪拌至光滑。立即享用，或放入金屬或玻璃容器中，再放入冷凍庫。

> 如果攪拌機馬力不夠強，可以先拿一個碗將所有材料混合，分成好幾次攪拌，或是加入更多液體。嘗試不同的冷凍水果，創造屬於自己的雪糕食譜。香蕉、覆盆子和藍莓是不錯的選擇，也可以用豆漿、杏仁奶或牛奶代替椰奶。如果想要美美的展示，可將雪糕放在挖空的柑橘或椰子殼中。

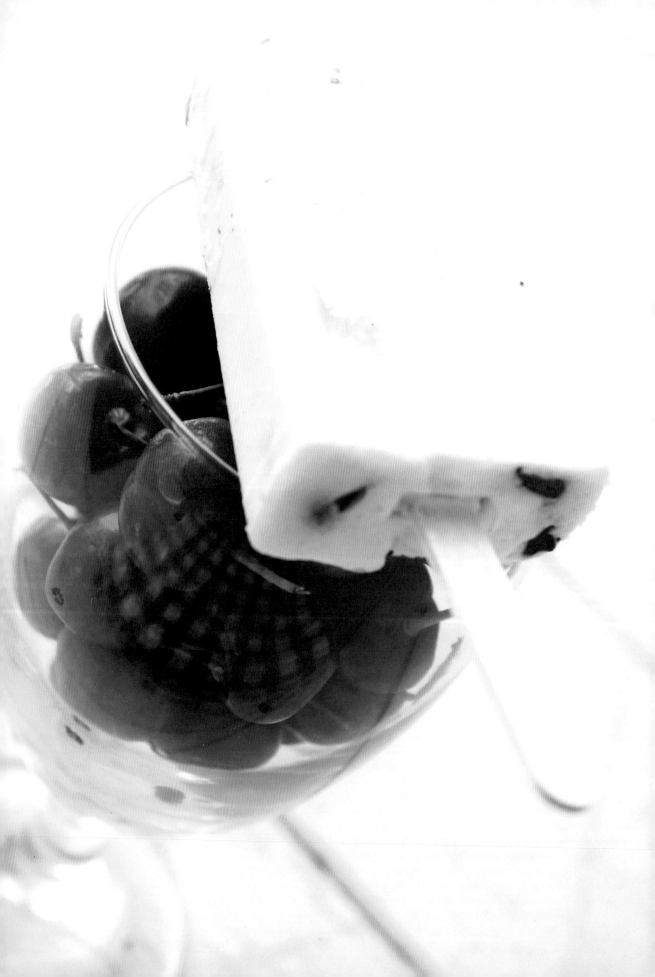

## 巧克力櫻桃冰棒

櫻桃具有抗炎特性，有助於治療關節炎和許多疾病，食譜中的其他材料也有療效！

以下材料可製作8根冰棒。

**材料：**

1 罐（400毫升）椰奶

4 大匙蜂蜜

1 茶匙香草精或杏仁精

2 大匙椰子油

1 杯冷凍櫻桃，解凍切小塊

90 克黑巧克力，切碎（約½杯）

**作法：**

1. 將椰奶、蜂蜜、香草精和椰子油放入攪拌機中，攪拌至光滑濃稠。倒一些在10個冰棒模具的底部，加上一層櫻桃、巧克力，再倒入更多液體。將所有材料用完，最後用液體收尾。至少冷凍3小時。

2. 用熱水沖模具底部讓冰棒能脫離模具。如果想在派對上展示，請將冰棒放在一桶冰中。將剩下的冰棒單獨用塑膠袋包裝，放在密封袋中再放入冷凍庫。

## 能量球

在正餐之間填個肚子、當作點心、或需要補充能量和營養時，都可以吃一、兩個！

以下材料可製作約12個。

**材料：**

½ 杯杏仁、榛果或核桃（或任選混合）

¾ 杯椰棗、李子、蔓越莓乾或葡萄乾（或任選混合）

1 大匙蜂蜜

3 大匙堅果醬（杏仁、花生或腰果）

⅛ 茶匙杏仁精

⅛ 茶匙香草

½ 茶匙肉桂

⅛ 茶匙丁香

**作法：**

1. 將果乾和堅果放入食物處理機攪打。

2. 加入剩下的材料，攪打至材料逐漸成團。取出後搓成球狀。

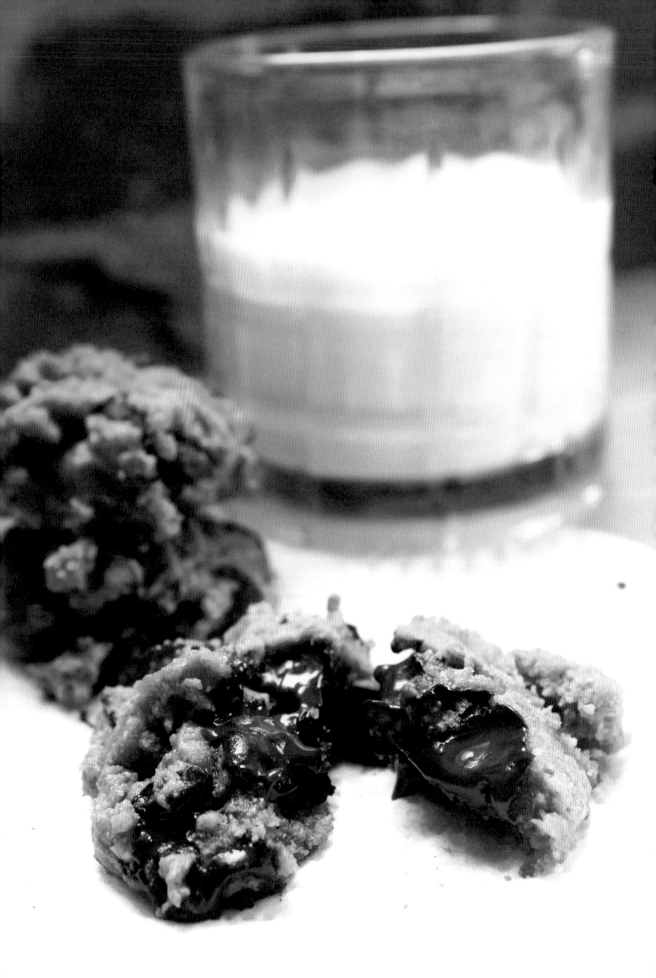

## 鷹嘴豆巧克力餅乾

這款餅乾含有豐富的蛋白質和多種營養素，一吃就上癮！

### 材料：

1 罐（450毫升）鷹嘴豆，洗淨瀝乾
¾ 杯花生醬
1 茶匙香草
2 大匙煮好的咖啡
¼ 杯楓糖漿
1 茶匙泡打粉
150 克（½袋）巧克力片

### 作法：

1. 烤箱預熱至180°C。
2. 在食物處理機中放入除了巧克力以外的所有材料，攪拌至光滑，再加入巧克力片攪拌。
3. 每次挖一茶匙，將麵糊置於鋪上烘焙紙的烤盤上。
4. 放入烤箱烤10分鐘。做好的餅乾是軟的。

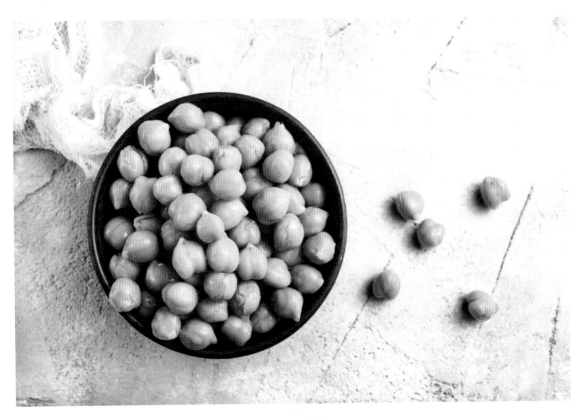

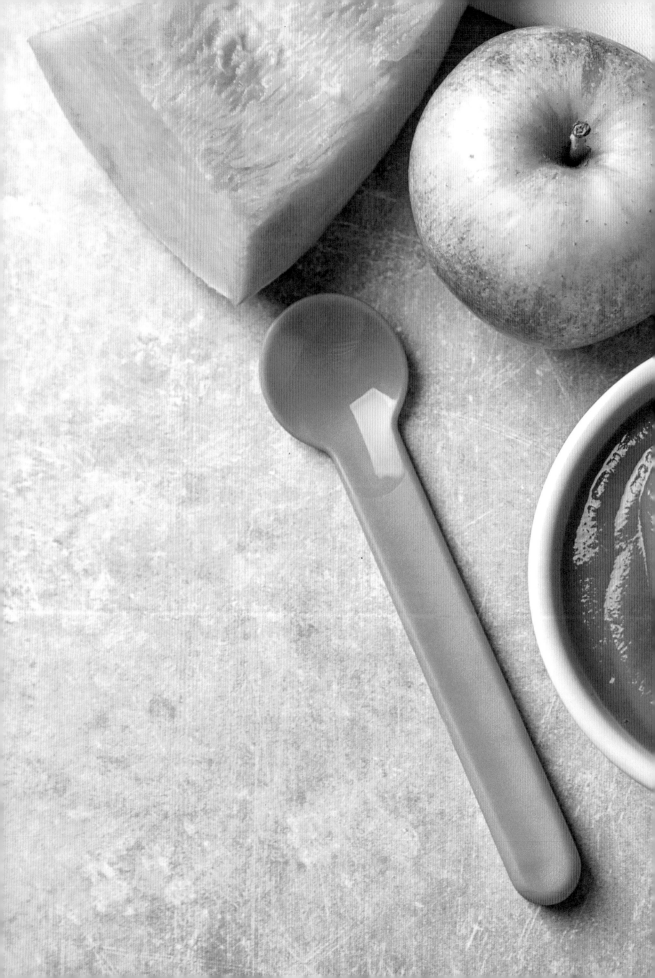

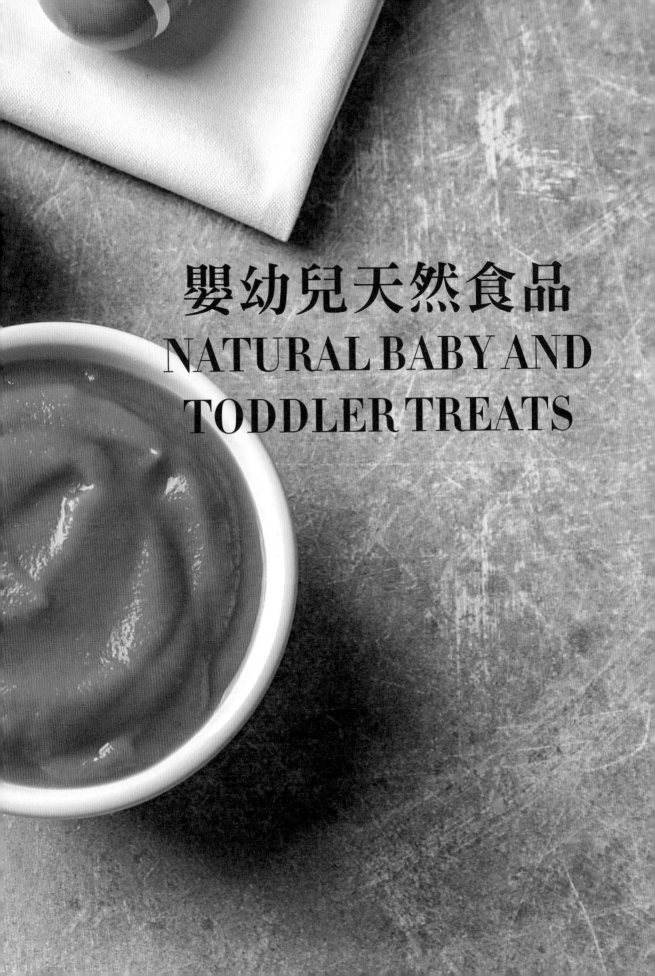

# 嬰幼兒天然食品
# NATURAL BABY AND TODDLER TREATS

# 嬰兒副食品
# Baby Food

## 酪梨香蕉泥

這款綿密的果泥絕對是寶貝的最愛，也是初學者很好上手的絕佳組合，畢竟只有兩種材料！不需要使用食物處理機，光用手就能弄成完美的泥狀！

**材料：**

½ 個酪梨，去皮

1 根熟香蕉

**作法：**

1. 用叉子將酪梨和香蕉壓碎成泥狀。
2. 立即享用。

### 【小提醒】

成品無法冷藏或冷凍，請在完成的一小時內吃完。

## 柿子哈密瓜泥

這款果泥不需要任何準備，只要將水果去皮並放入攪拌機中即可！哈密瓜富含維生素C和A，對寶貝來說非常有營養。

**材料：**

1 個熟柿子，去皮

1 杯熟哈密瓜，去皮去籽

**作法：**

1. 將材料放入攪拌機，攪拌至光滑。
2. 立即食用，或冷藏、冷凍以備日後食用。

## 四季豆、梨子、豆腐

豆腐能為寶貝的飲食添加蛋白質。豆腐軟綿綿的，能製作出漂亮的果泥，且味道溫和，跟其他材料也能完美搭配！

**材料：**

½ 杯四季豆

1 杯水

¼ 杯嫩豆腐

½ 杯熟透的梨子

**作法：**

1. 在中型平底鍋中加入水和四季豆，將四季豆煮軟，大約10分鐘。
2. 過濾後，將四季豆、豆腐和梨子一起加入大功率攪拌機中。
3. 攪拌至光滑，可視需要加水以維持濃稠度。
4. 立即食用，或冷藏、冷凍以備日後食用。

## 蕪菁韭蔥泥

蕪菁的營養價值比馬鈴薯高，可以作為馬鈴薯泥的美味替代品！

**材料：**

1 大匙草飼奶油

1 根韭蔥，清洗後切片

⅛ 茶匙黑胡椒

2 杯蕪菁（約2～3個大蕪菁）

**作法：**

1. 小平底鍋加入奶油、韭蔥和黑胡椒。
2. 炒5分鐘，炒到韭蔥變軟。
3. 將蕪菁去皮，蒸15～20分鐘讓蕪菁變軟。
4. 將所有材料加入食物處理機中，攪拌至光滑。
5. 適時增減以維持濃稠度。
6. 立即食用，或冷藏、冷凍以備日後食用。

## 生薑南瓜烤胡蘿蔔

這款蔬菜泥風味絕佳，富含維生素和健康脂肪，會讓寶貝一掃而空。南瓜和胡蘿蔔都對視力發展有益，含有豐富的β-胡蘿蔔素，加上生薑味道更好，對腸胃和免疫系統都有好處！

**材料：**

4 根胡蘿蔔，削皮
1 茶匙椰子油
½ 杯南瓜泥
1 茶匙新鮮薑末
1 撮肉桂

**作法：**

1. 烤箱預熱至200°C。
2. 整根胡蘿蔔淋上椰子油，烤30分鐘，或烤到胡蘿蔔變軟。
3. 在大功率攪拌機或食物處理機中，加入烤胡蘿蔔、南瓜泥、薑末和肉桂，攪拌至光滑。
4. 立即食用，或冷藏、冷凍以備日後食用。

## 肉桂核果泥

**材料：**

2 個成熟的黑李子
2 個成熟的杏子（或桃子）
¼ 茶匙肉桂

**作法：**

1. 李子去皮去核。杏子去核。
2. 將李子和杏子與肉桂一起加入攪拌機中。
3. 攪拌至均勻。
4. 立即食用，或冷藏、冷凍以備日後食用。

**【小提醒】**

如果水果不夠熟，可先將水果加水煮軟，再放入攪拌機。

## 滑順芒果優格

芒果富含維生素C、鉀和數種維生素，對寶貝身體很好！我喜歡將芒果和優格混合，能增添蛋白質和滑順感，做成真正美味且營養的果泥。

**材料：**

1 個成熟的芒果，去皮切丁
1 大匙水（可視需要加水以保持濃稠度）
½ 杯希臘或原味優格

**作法：**

1. 將芒果放入食物處理機或攪拌機中攪拌至均勻，可視需要加水。
2. 拌入優格即可食用。
3. 立即食用，或冷藏、冷凍以備日後食用。

# 兒童點心

## 無麩質雞塊搭配自製番茄醬

為孩子製作的雞塊使用了有益健康的材料，如果吃起來也很美味，就沒有必要購買充滿未知成分的冷凍雞塊！

以下材料可製作20～24個雞塊。

### 雞塊材料

- 480 克雞柳（或用雞胸肉自行切片）
- 2 杯無麩質餅乾
- ½ 杯無麩質多用途麵粉
- 2 個雞蛋，打散
- 1 茶匙猶太鹽或海鹽
- ½ 茶匙黑胡椒
- 酪梨油噴霧或橄欖油噴霧

### 番茄醬材料

- 1 茶匙酪梨油
- ¼ 杯洋蔥，切碎
- 1 瓣大蒜，切碎
- 1 個（450毫升）碎番茄罐頭
- 1 大匙番茄醬
- 1 大匙伍斯特醬
- 1 茶匙糖蜜
- ½ 茶匙猶太鹽
- ¼ 茶匙黑胡椒

### 雞塊作法

1. 烤箱預熱至190°C。
2. 將雞肉切成2.5公分一口大小的雞塊。
3. 將餅乾放入食物處理機中，攪打成餅乾屑。
4. 將麵粉、雞蛋和餅乾屑分別放入3個碗中。
5. 麵粉加入鹽和胡椒調味。
6. 將雞塊輕輕沾上麵粉，將沾上麵粉的雞肉浸入蛋汁後，再沾上一層餅乾屑。
7. 將雞塊放在金屬網架上，置於烤盤上，放入烤箱。
8. 用酪梨油噴霧噴灑雞塊並烘烤18～20分鐘。
9. 將烤箱切換到上方加熱狀態，烤2分鐘，讓外皮更酥脆。

### 番茄醬作法

1. 平底鍋中倒油，中火加熱。
2. 加入洋蔥和大蒜，炒2～3分鐘。
3. 加入碎番茄、番茄醬、伍斯特醬、糖蜜、鹽和黑胡椒，攪拌均勻。
4. 煮沸後轉小火煮30分鐘，直到番茄醬稍微變稠。
5. 立即食用或放入密封容器冷藏。

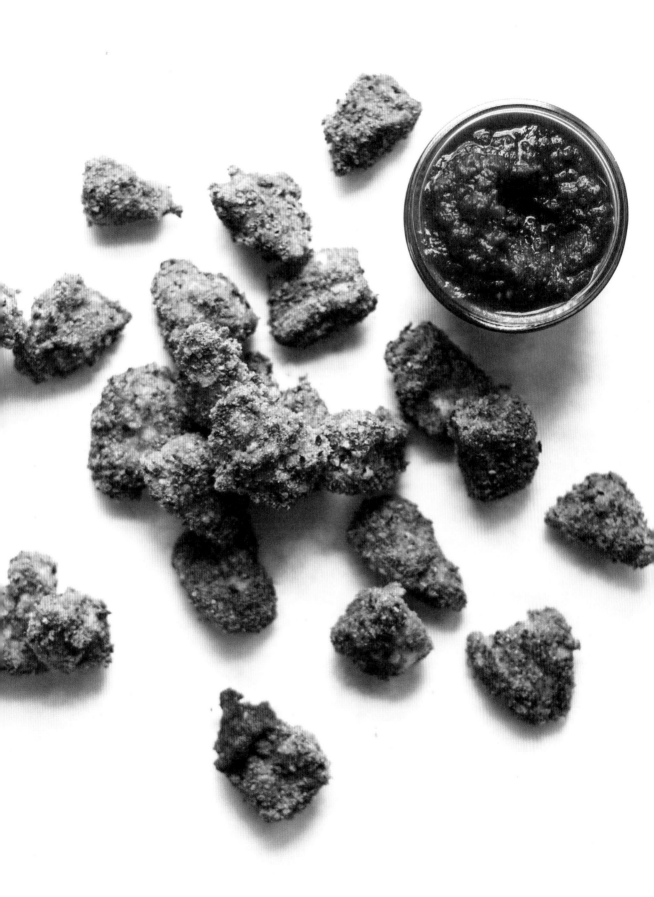

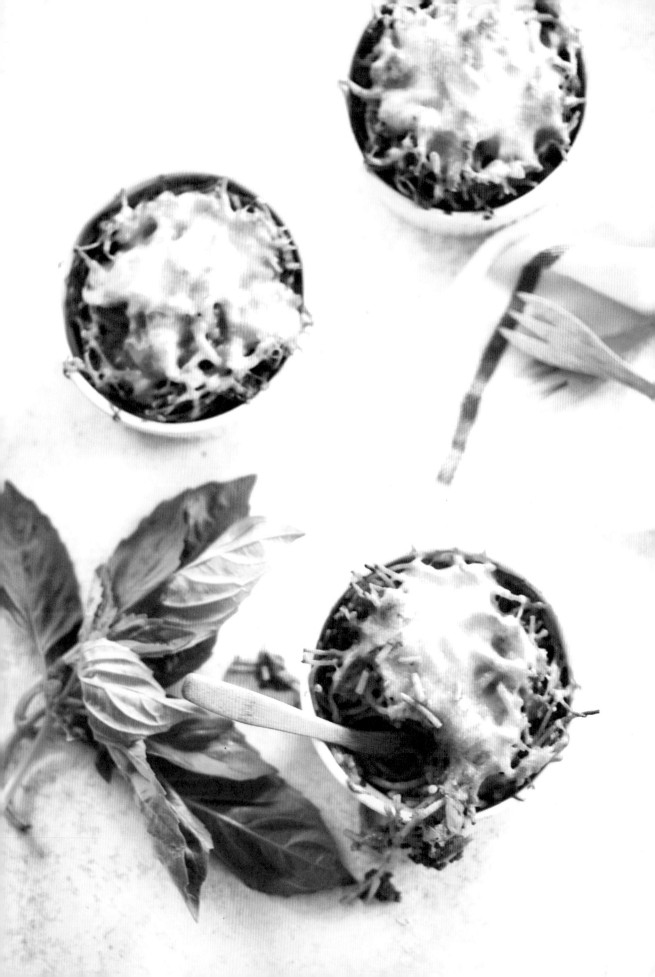

## 全麥焗烤義大利麵

義大利麵一直是孩子的最愛，我喜歡在傳統的作法上發揮創意，製作個人的焗烤義大利麵。孩子會喜歡擁有自己專屬的一份料理！

以下材料可製作8人份。

### 材料：

480 克全麥或無麩質義大利麵

1 大匙橄欖油

480 克野牛絞肉或牛絞肉

½ 杯洋蔥，切丁

2 瓣大蒜，切碎

2 個（450毫升）碎番茄罐頭

2 大匙義大利調味料

1 茶匙黑糖（自選）

2 茶匙鹽

1 茶匙黑胡椒

2 大匙新鮮羅勒

2 杯莫札瑞拉起司絲

### 作法：

1. 把一大鍋水燒開。
2. 加入義大利麵，煮至變軟。
3. 拿出大煎鍋，用中火加熱。
4. 加入橄欖油和野牛絞肉，炒至肉變成褐色，大約10分鐘。
5. 將切碎的洋蔥和大蒜加入肉中，繼續炒5分鐘。
6. 倒入兩罐番茄以及義大利調味料、黑糖、鹽和胡椒，攪拌讓所有材料混合均勻。
7. 讓醬汁燉煮約15分鐘。
8. 試味道，味道不夠的話再加鹽和胡椒。
9. 加入新鮮羅勒，攪拌1分鐘。關火。
10. 瀝乾義大利麵，可用廚房剪刀剪斷麵條，讓小孩更容易入口。
11. 將義大利麵和醬汁放入一個大碗中，攪拌均勻。
12. 將義大利麵放入小烤模中，放在烤盤上（以防烘烤時溢出）。
13. 撒上起司，再烤20分鐘，或起司變成金黃色且冒出泡泡即可。

## 墨西哥菠菜玉米餡餅

墨西哥餡餅能讓孩子開心吃蔬菜。製作簡單，可以用手邊的任何材料。菠菜和玉米的組合，是我們最喜歡的作法！

以下材料可製作1～2人份。

### 材料：

| | |
|---|---|
| 1 茶匙橄欖油 | ⅛ 茶匙辣椒粉 |
| 2 大匙紅洋蔥，切丁 | ⅛ 茶匙黑胡椒 |
| ¼ 杯玉米粒 | 2 個小麥墨西哥薄餅 |
| ¼ 杯嫩菠菜，切碎 | ¼ 杯切達起司絲 |

### 作法：

1. 平底鍋中倒入橄欖油，用中火加熱，加入洋蔥、玉米、嫩菠菜、辣椒粉和黑胡椒，炒3～5分鐘，直到洋蔥呈半透明狀、菠菜炒熟。
2. 將以上材料取出，將一個玉米餅放在同一個平底鍋中。
3. 把一半的起司鋪在薄餅上，接著把炒料放在起司上，再鋪上另外一半的起司。
4. 放上第二個玉米餅，每面加熱約3分鐘，讓起司融化。
5. 切成4塊，立即享用。

### 【小提醒】

可製作多餘的玉米餡餅放在冷凍庫中，下次做飯更省事！

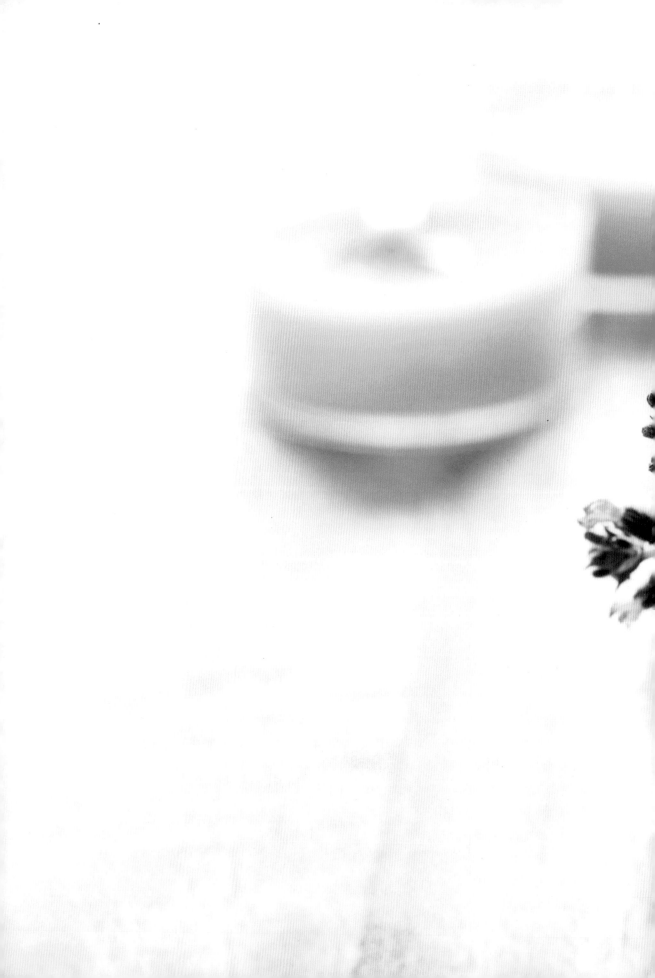

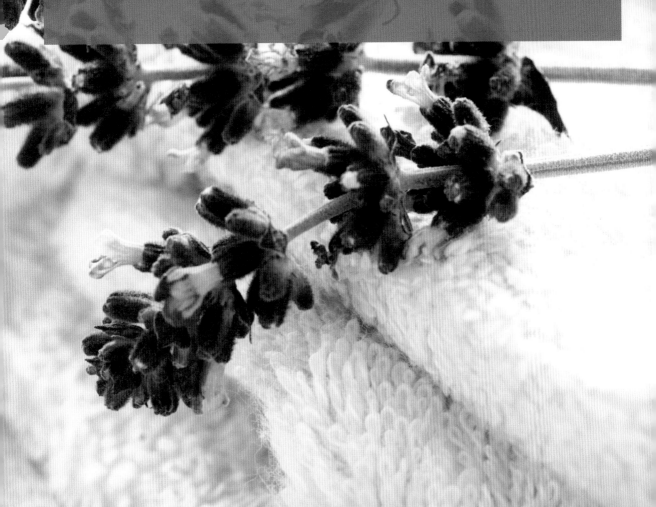

# 第三單元

# 自製保養品和
# 天然清潔用品

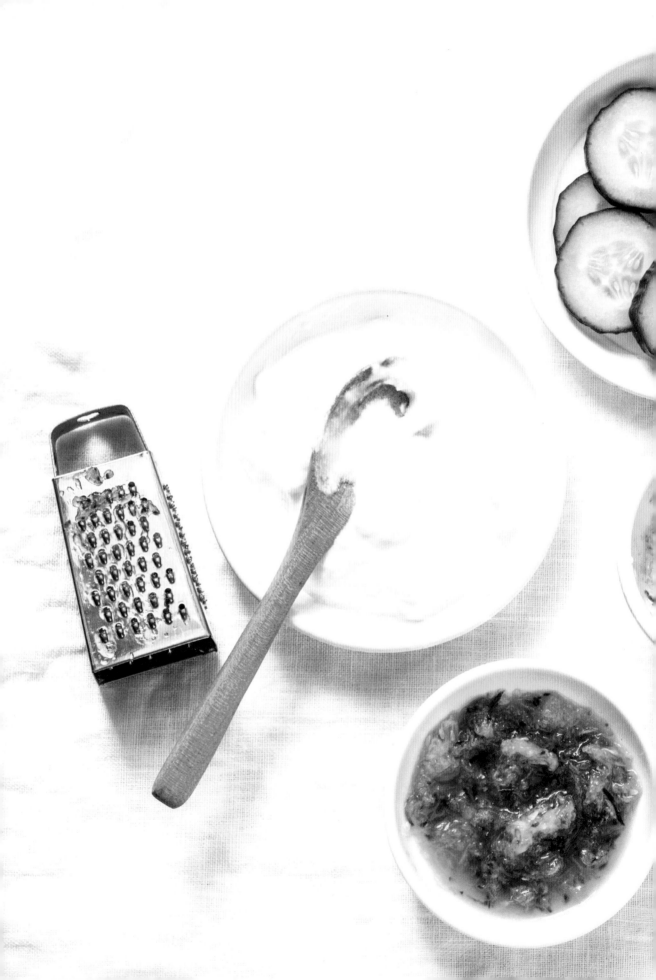

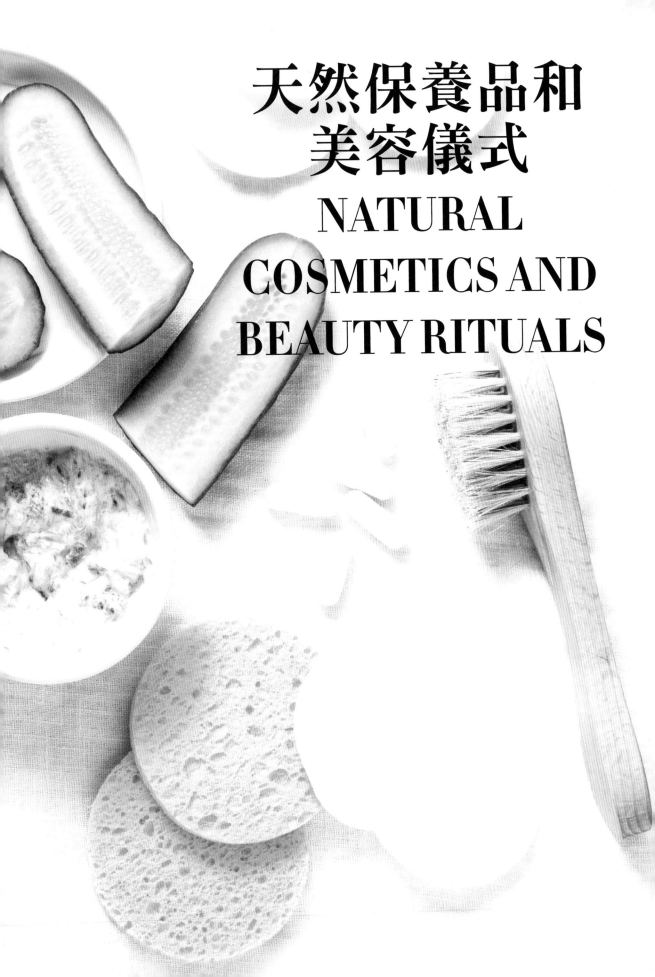

# 天然保養品和美容儀式

# NATURAL COSMETICS AND BEAUTY RITUALS

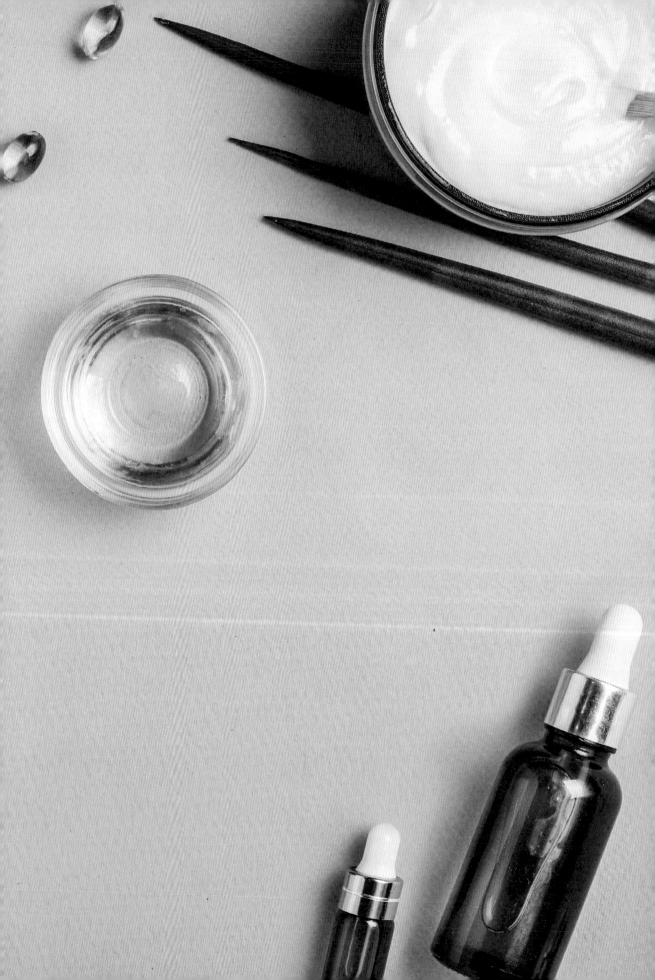

# 身體乳液

## 打發椰子油身體乳

這是一款奢華的全面保濕霜，只需少量使用，皮膚就會煥發光澤、恢復彈性、柔潤嫩滑。

### 工具：

- 電動手持攪拌器或桌上型攪拌機
- 攪拌盆
- 有密封蓋的玻璃罐

### 材料：

1 杯固體椰子油
1 茶匙維生素E油
大約6滴自選精油

### 作法：

1. 將椰子油和維生素E油放入攪拌盆中，高速攪打約10分鐘至輕盈蓬鬆。
2. 加入精油。
3. 將乳液舀入玻璃罐中，蓋上蓋子。
4. 存放在陰涼處，並根據需要塗抹在皮膚上。

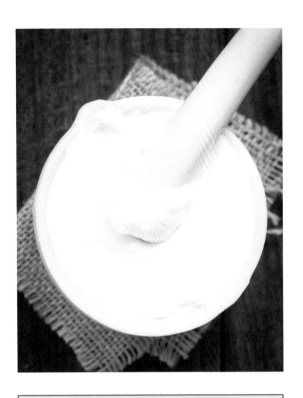

### 各種膚質適合的蔬果

**對油性皮膚有益：**檸檬、葡萄、萊姆、草莓、葡萄柚、蘋果

**對正常皮膚有益：**桃子、木瓜、番茄、杏子、香蕉、柿子、甜椒、黃瓜、奇異果、南瓜、西瓜

**對乾性皮膚有益：**胡蘿蔔、結球萵苣、甜瓜、酪梨、哈密瓜

# 身體油

身體油是阿育吠陀醫學（地球上最古老的醫學系統）中一種古老的技術。我們的皮膚渴望被照顧，渴望被觸摸，適合天然藥物，而不是市面上用合成香料製成的商品。天然的最好。

根據阿育吠陀醫學，身體油可增強免疫系統，放鬆精神和中樞神經系統，使肌肉和組織更靈活。身體油對皮膚有很多好處，純精油與奢華的基底油融合後，能深層滋養肌膚，有效減少皺紋、瘀痕、燒傷、瑕疵、老年斑，讓皮膚恢復光采。

身體抹油是一個非常享受的過程，會為皮膚和整個生命帶來巨大的改變。我習慣在剛洗完澡，皮膚仍然溫暖濕潤時抹上身體油。先選擇喜歡的基底油，例如荷荷芭油、可可脂、玫瑰果油、猴麵包樹油、巴巴蘇油、椰子油、乳木果油，再選擇喜歡的精油加以混合。比例為2大匙基底油加入10滴精油。

## 可加入身體油的精油配方：

- 杜松子、羅勒、薰衣草：改善血液循環和排毒
- 依蘭依蘭、佛手柑、肉桂：提高性慾和活力
- 小荳蔻、香草、義大利永久花：讓人心情愉快
- 茉莉、黑麥草、血橙、黑胡椒：男女皆宜的配方
- 檸檬香茅、檸檬、薰衣草、迷迭香：清潔、活力、淨化

好好寵愛自己，就從按摩開始，保持專注、慢慢來，先是腿部、腹部和臀部，再到背部和胸部，手掌的方向由外往內，讓油滲透皮膚。使用高品質的天然油，不到幾分鐘便會身陷其中。這項歷史悠久的技術，會讓你擁有觸感滑順的皮膚。

在古埃及，社會各階層的男女都會使用身體油。他們認為這樣做能保持青春、活力和皮膚光澤，否則在炎熱的沙漠陽光照射下，皮膚很快會變得乾燥粗糙。

## 身體美容油

**材料：**
等量金盞花、玫瑰和洋甘菊
2 份橄欖油
1 份甜杏仁油
½ 份椰子油
½ 份荷荷芭油
薰衣草、檸檬香茅和鼠尾草精油（每30毫升基底油加入15滴精油）

**作法：**
1. 將藥草放入玻璃罐後倒入油，確定藥草都浸泡在油中。
2. 蓋緊蓋子後搖勻。將玻璃罐放在陽光充足的地方，靜置2～3週，每天搖勻一次。
3. 用紗布過濾藥草，收集浸泡的油。
4. 將油倒入有密封蓋或軟木塞的玻璃罐中，貼上標籤並放在遠離陽光直射的地方。

## 皮膚修復油

材料：

2 份康復力葉

1 份金盞花

1 份接骨木花

1 份車前草

2 份橄欖油

½ 份椰子油

作法：

1. 將藥草放入玻璃罐後倒入油，確定藥草都浸泡在油中。

2. 蓋緊蓋子後搖勻。將玻璃罐放在陽光充足的地方，靜置2～3週，每天搖勻一次。

3. 用紗布過濾藥草，收集浸泡的油。

4. 將油倒入有密封蓋或軟木塞的玻璃罐中，貼上標籤並放在遠離陽光直射的地方。

## 自製按摩油

材料：

1 杯荷荷芭油、葡萄籽油或杏仁油（也可使用橄欖油，但敏感皮膚可能會長痘痘）

12～15滴自選精油（薰衣草、茉莉、沒藥、甜橙或薄荷皆可）

作法：

1. 將油混合後倒入有密封蓋或軟木塞的玻璃瓶中，避免陽光直射。

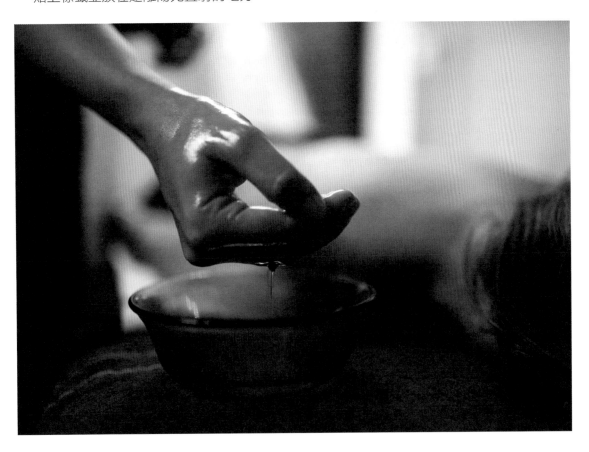

# 乾刷

擁有充滿活力與光澤的皮膚，表示擁有健康的身體。隨著年齡的增長，我們的皮膚角質會變厚，外觀變得粗糙、乾燥、暗沉。每日乾刷是皮膚保持活力、柔軟、容光煥發的古老秘訣。

皮膚是身體最大的排泄器官，被稱為整體健康的第三個腎臟。如果內臟跟不上廢物的排泄速度，皮膚就會接手這個任務。皮膚乾刷是早晨可以進行的珍貴儀式，之後再洗個冷水澡或泡個瀉鹽浴更好。乾刷能移除死皮細胞，讓皮膚更柔軟、更能自在呼吸，定期乾刷有助於淋巴系統排毒和清除廢物。

## 皮膚乾刷的優點

1. 快速啟動淋巴系統：皮膚乾刷能促進淋巴引流、透過淋巴管加速清除廢物、改善靜脈循環並消除組織中的代謝廢物，促進清潔和排毒過程。心臟有如自動泵送機器，淋巴系統不同於心臟，是依靠周圍肌肉的運動保持液體流動和效能。淋巴水腫會導致腫脹、體液潴留、發炎和慢性疾病。在臥床休息、慢性病或久坐不動的生活方式下，可能導致淋巴水腫，使液體無法有效排出，因此運動對健康非常重要。

2. 皮膚乾刷能使血液流向四肢刺激循環，增加通過靜脈返回心臟的血液，同時消除代謝廢物和老舊細胞。

3. 促進汗腺和皮脂腺正常分泌，讓皮膚充滿光澤、柔軟和彈性。此外，在身體的結締組織和關節輕輕摩擦，能促進膠原蛋白和彈性蛋白纖維增生，進而減緩身體的老化過程。

4. 改善消化，促進腸道正常運作，對器官重複且溫和的刺激能使腎臟保持健康。順時針刷過腹部，與消化道的方向一致（從右下腹開始，向上移動到肚臍，然後是腹部的左下方）。身體排出多餘的液體和毒素後，腹脹和液體潴留的狀況便會減少。

5. 皮膚去角質：皮膚乾刷能移除老化細胞，讓皮膚超柔軟、能夠「呼吸」。

6. 能促進脂肪團分解，去除分解結締組織的物質，改善肌肉張力，促進脂肪沉積均勻分布，消除局部靜脈充血，並改善淋巴阻塞。

## 皮膚乾刷是美好的儀式

每天早上進行皮膚乾刷，能振奮精神，展開新的一天。活在當下，對生活保持感激，正向樂觀期待每一天，同時讓身體充滿活力；據說這樣做可以激發身體重要的「氣」能量。

晚上進行乾刷則有點像冥想；在每晚的瀉鹽浴前花幾分鐘乾刷皮膚，能解放身心、釋放壓力和放鬆肌肉。

如果沒有定期按摩或規律運動的習慣，乾刷也能讓皮膚保持光澤和彈性，並促進淋巴系統正常運作。

在淋浴或在浴缸中放鬆之前，使用乾毛刷在乾燥的皮膚上進行皮膚刷洗。購買由植物纖維製成的天然鬃毛刷，不要使用由合成纖維或動物鬃毛製成的刷子。新刷子可能會感覺很硬，讓你感到震驚。堅持下去！你的皮膚會感謝你的！臉上則可以使用較軟的刷子。用溫和的清潔劑或橄欖皂定期清潔刷毛後風乾。

## 如何乾刷皮膚

先從四肢開始：以繞小圓圈方式刷手臂和腳，然後往心臟方向靠近。從腿向上移動到腹部，順時針方向刷腹部、臀部和背部，高舉雙手，慢慢向心臟方向移動。跳過乳房和頸部等皮膚太薄的地方，以及開放性傷口、靜脈曲張和感染處。癌症治療期間如果腫瘤已經轉移，請不要進行皮膚乾刷。

靜者恆靜，動者恆動。無論你處於何種健康狀態，請記得一靜不如一動。

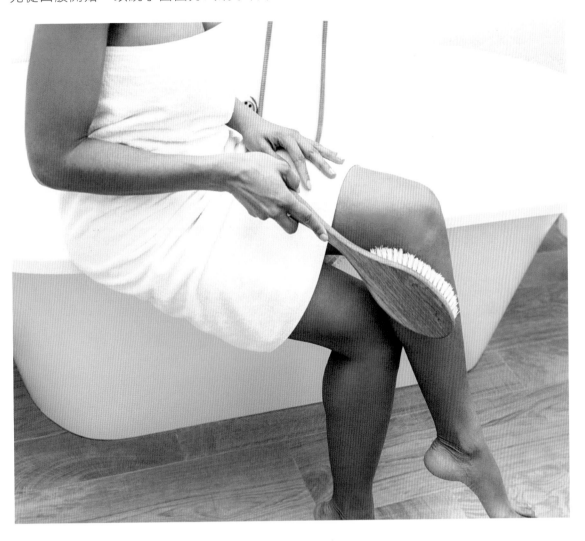

# 臉部護膚油

有些人認為，在臉上塗油會導致粉刺、黑頭和青春痘，這是錯誤的認知，事實並非如此。

　　一般肥皂會破壞內分泌、生殖、消化和神經系統。肥皂通常含有致癌的月桂基硫酸鈉，會產生泡沫或乙醇，洗去皮膚上寶貴且必要的天然油脂。為了達到鎮定效果，身體會在失去油脂後重建以維持正常的皮膚平衡。用肥皂清潔臉部會導致皮膚乾燥、太油、容易長粉刺或提早出現皺紋。扔掉會產生很多泡沫的肥皂或液體化學「肥皂」，學學埃及人吧。護膚油才是王道。

　　護膚油能解決皮膚不平衡的問題，讓皮膚恢復彈性和色澤，甚至能去除細紋。我習慣在臉部和身體使用荷荷芭油。荷荷芭油是很棒的液體蠟，與皮膚皮脂的成分接近。（皮脂是一種油性或蠟狀物質，會從皮膚排出，使其水潤和年輕。哺乳動物會分泌皮脂，讓皮膚和頭髮潤澤保水。）荷荷芭油非常穩定，比芝麻油或杏桃核仁油更好，保存期限長，可維持其效力和品質達數年之久，也能讓身體自然吸收。

　　清潔臉部時，只需用水潤濕臉部，或是奢侈地使用玫瑰純露後，將少許油輕輕塗在臉上，以畫圓圈的方式按摩臉部和頸部。使用乾淨的毛巾或紗布，以畫圓圈的方式將油擦乾並去除臉部角質。也可以將毛巾的邊緣弄濕後，用濕毛巾沾上一點油，直接清潔和去除臉部角質。用幾滴荷荷芭油或其他基底油按摩臉部，可達到保濕效果。用化妝棉沾油清潔眼睛，即可輕鬆去除眼妝。保持美麗，也能感覺如此美好。

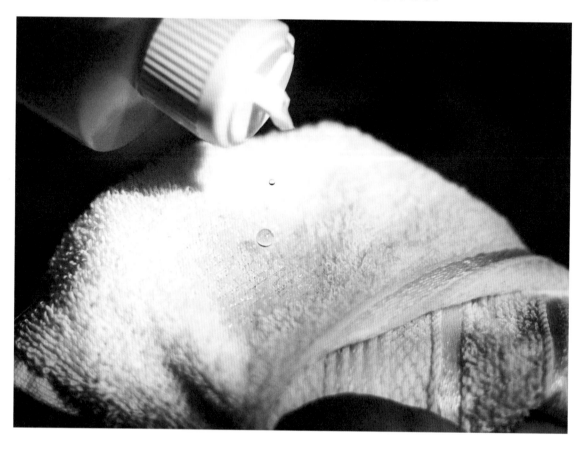

# 臉部蒸氣護膚

在漫長寒冷的冬季，臉部蒸氣能滋潤肌膚，去除黑頭和雜質，讓臉部容光煥發。蒸臉時我習慣用純露代替水作為基礎。純露是蒸氣蒸餾後留下的芳香液體，因其藥用、香氣和營養價值而備受推崇。蒸臉時使用純露，就是在將純正順勢療法的奧圖玫瑰、橙花、薰衣草或依蘭依蘭，以溫和有效的方式直接導入皮膚。另一個好處是，肺部也能享受芳香蒸氣浴，因為純露是一種強大且珍貴的液體精華，能透過呼吸和循環系統提高細胞的健康和活力。

如果沒有純露，可以用純精油和泉水或蒸餾水代替。經化學處理、含氯和氟化物的自來水則不適合用在臉部或身體上。進行臉部蒸氣護膚時，毛孔就像肺部一樣，會排毒並吸收水分。使用泉水能保護臉部免受自來水中重金屬、氯、氟化物和神經毒素的傷害。

在一大碗剛煮開的水中加入兩到三滴天竺葵、奧圖玫瑰、乳香、南非洋甘菊、檀香、橙花、薰衣草或葫蘆巴精油。這些精油的單萜（monoterpene，能促進皮膚再生、軟化、氣味美妙的化學物質）含量高，藥效溫和，不會引起刺激或造成肌膚不適。

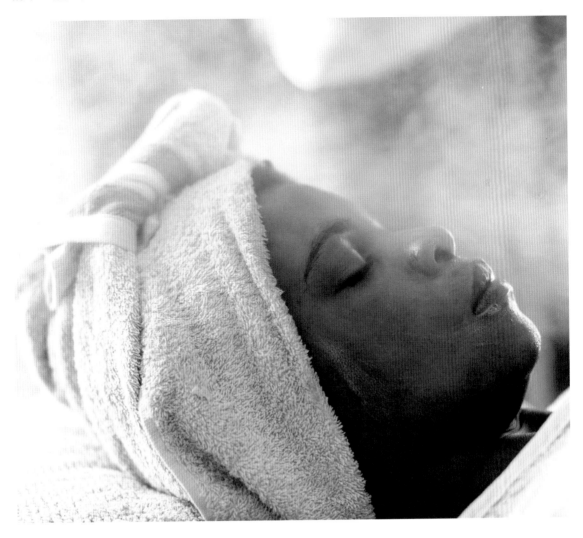

**作法：**

1. 將臉靠近碗中加了精油的熱水，讓臉部吸收蒸氣。用毛巾把頭包起來，效果會更好。經常抬起頭呼吸新鮮空氣，避免長時間高溫對嬌嫩的臉部皮膚造成灼傷和刺激。蒸臉應該是奢侈的享受，而不是折磨人的體驗。蒸臉10～20分鐘後，可進行深層皮膚油護理。蒸臉後毛孔會張開，可輕鬆去除黑頭和粉刺。只要幾分鐘，蒸臉就能讓乾燥粗糙皮膚變成蜜桃般滑順，而且聞起來很香。如果我們能每天寵愛自己，便能將愛和關懷反應到日常生活中。

## 舒緩芳療臉部蒸氣

幾十年前，許多人在進行美容保養時會有蒸臉的習慣，後來卻不再受到歡迎。蒸臉能打開毛孔，讓臉部吸收精油中的藥草精華。蒸臉毫無技巧可言，只是第一次嘗試把毛巾包在頭上時可能會不太習慣，注意蒸氣不要過熱；讓嬌嫩的臉部皮膚灼傷，絕對不是保養的本意。

**材料：**

½ 杯乾燥玫瑰花蕾（粉色或紅色）

½ 杯乾燥薰衣草

½ 杯乾燥洋甘菊

½ 杯胡椒薄荷葉

**作法：**

1. 將以上材料放入480毫升的罐子中，充分混合後，蓋緊蓋子。

**使用說明：**

水平底鍋倒入960毫升的水，加入¼杯上述混合藥草。蓋上鍋蓋，煮15分鐘後關火，蓋子維持蓋上，冷卻5分鐘。先清潔臉部，用浸滿金縷梅或玫瑰水的棉球擦去臉上的油脂或化妝品。紮起頭髮，摘下眼鏡。拿一條毛巾，像頭套一樣放在頭上，從兩側垂下來，形成一個阻擋蒸氣進入的屏障。拿起平底鍋蓋子，小心地讓臉靠近溫暖的蒸氣。一開始不要靠太近，等蒸氣稍微冷卻時，再慢慢靠近。

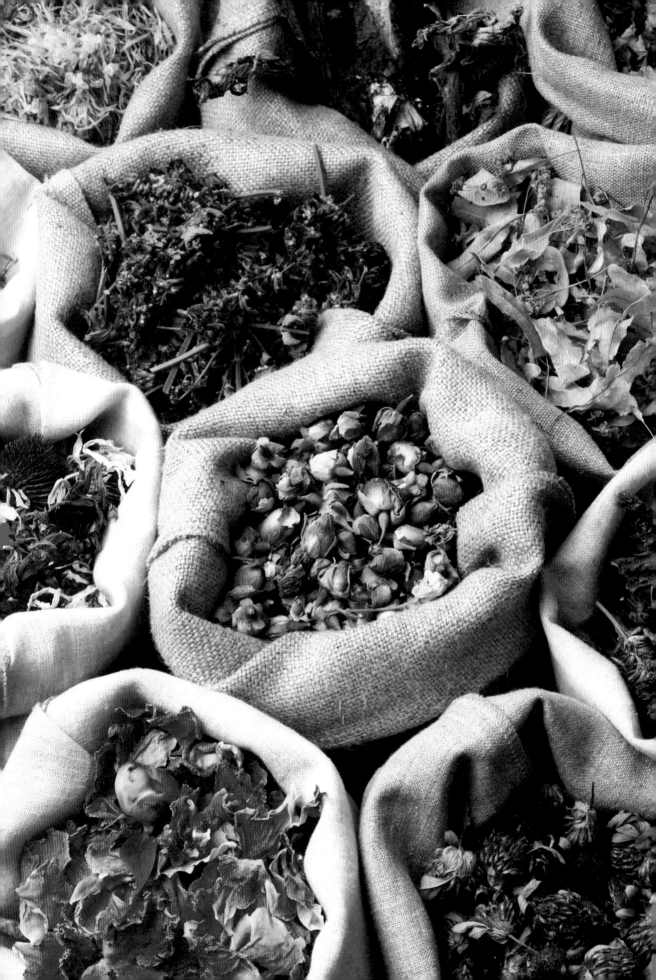

# 頭髮護理

## 乾性頭髮護髮素
材料：
1 根香蕉
1 個酪梨
3 大匙椰子油
2 大匙蛋黃醬

作法：
1. 將香蕉和酪梨搗成光滑的泥狀，並混合均勻。
2. 加入椰子油和蛋黃醬。
3. 塗在乾燥的頭髮上，確保所有頭髮都有塗到，維持30～45分鐘，戴上浴帽效果更好。將頭髮沖洗乾淨，可再用洗髮精洗一次頭髮或省略此步驟。

## 薰衣草頭皮乳霜
如果你患有嚴重的濕疹或頭皮屑，這款頭皮霜能去除死皮，同時舒緩和治療受刺激的區域。這個配方也適用於乾性髮質，可讓頭髮恢復活力。

材料：
3 大匙椰子油
1 大匙橄欖油
3 滴薰衣草精油（乾性髮質可用胡椒薄荷代替薰衣草）

作法：
1. 用小火隔水加熱，椰子油融化後再加入橄欖油。
2. 均勻混合後倒入碗中，加入薰衣草精油。

3. 塗在乾燥的頭髮上，確保所有頭髮都有塗到，至少維持25分鐘，戴上浴帽效果更好。頭皮如果嚴重發炎，可以維持一整晚。將頭髮沖洗乾淨。每隔幾天重複一次，直到頭皮癒合。

## 檸檬胡椒去頭皮屑髮油
工具：
- 隔水加熱的鍋子
- 過濾紗布

材料：
2 大匙椰子油
¼ 茶匙黑胡椒
3 滴檸檬汁
3 滴薰衣草精油

作法：
1. 隔水加熱用小火融化椰子油後，關火加入黑胡椒。
2. 倒入細布過濾後，加入檸檬汁和薰衣草精油。
3. 攪拌至混合均勻，讓椰子油自然冷卻，溫度稍降但仍保持液態。
4. 用油確實地按摩頭皮。將剩餘的油往下塗抹在頭髮上，摩擦髮尖，讓頭髮完全被油包覆，至少維持30分鐘，戴上浴帽效果更好，或是維持一個晚上。之後再用冷水沖洗乾淨。

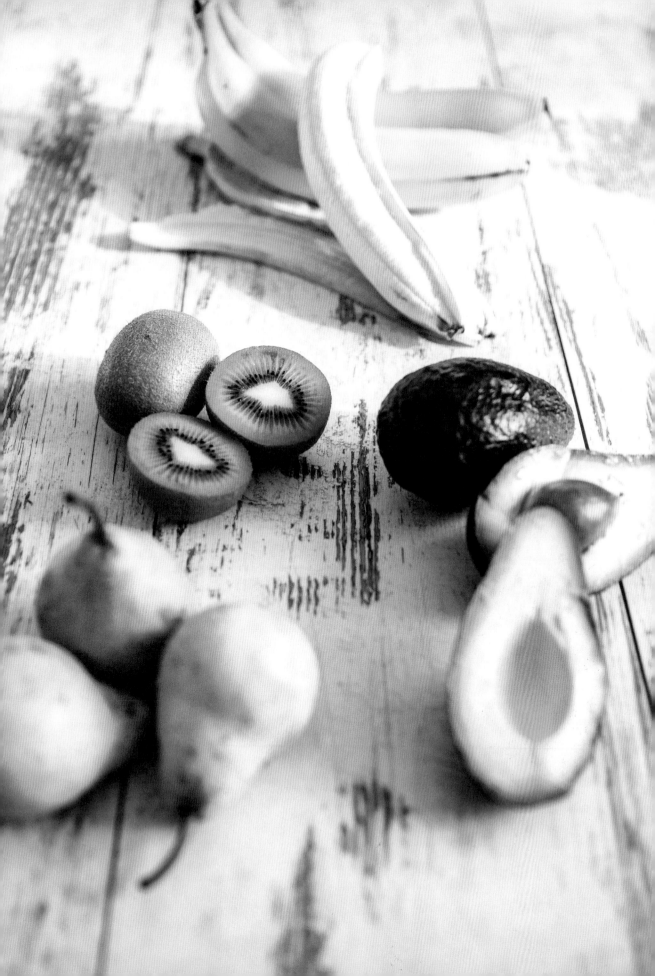

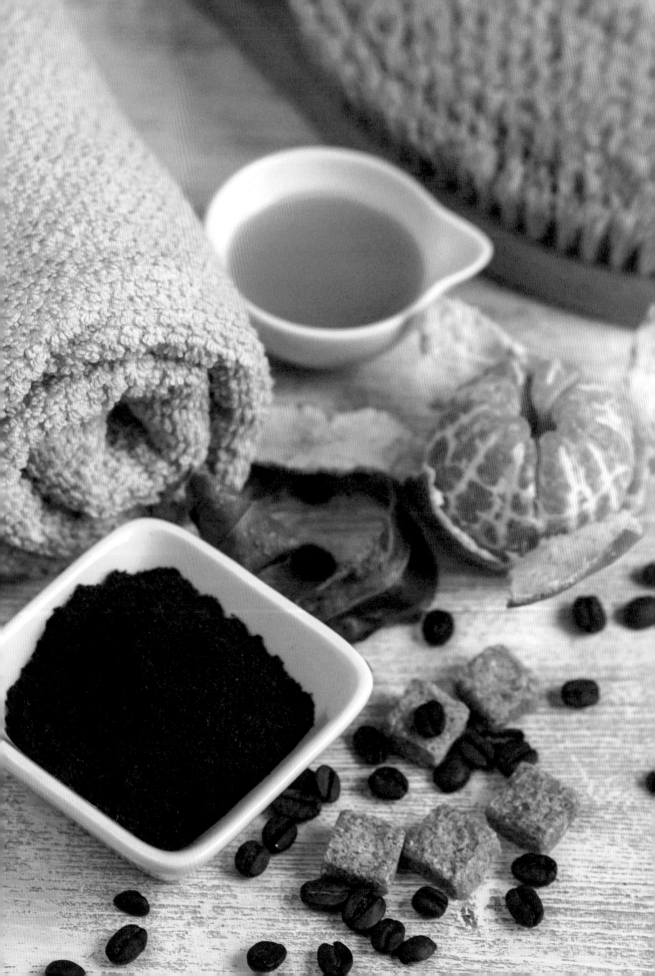

## 洗髮精

清潔頭髮很簡單，只要混合小蘇打和水後搓洗頭髮，沖洗乾淨即可。如果你還是習慣有泡沫、肥皂、香味的洗髮精，可以試試以下配方。

**材料：**
120 毫升液體橄欖皂
3 大匙自選新鮮或乾燥香草，加入2杯水煮
30分鐘後過濾

**作法：**
1. 將液體皂和香草液倒入罐子中，蓋上蓋子，搖晃混合均勻。
2. 弄濕頭髮，抹上洗髮精，搓出泡泡後沖洗乾淨。

## 護髮素

這款護髮素能增加頭髮的柔軟度和髮量，或是用酪梨、香蕉和蛋黃也很好。把護髮素塗在頭髮上至少5分鐘後（拉長時間護髮效果更佳）沖洗乾淨，可再用洗髮精洗一次頭髮或省略此步驟。

**材料：**
1 杯橄欖油
1 茶匙檸檬汁
1 茶匙蘋果醋
2 茶匙蜂蜜
6～10 滴自選精油

**作法：**
1. 將所有材料放入碗中攪拌均勻，或用食物處理機混合。
2. 存放在密封容器中。

---

### 各種髮質適合的藥草

**乾性髮質：**牛蒡根、康復力、接骨木花、薰衣草、藥署葵、巴西利、鼠尾草、刺蕁麻

**油性髮質：**金盞花、馬尾草、檸檬汁、檸檬香蜂草、薄荷、迷迭香、金縷梅、西洋蓍草

**去除頭皮屑：**牛蒡根、大蒜、洋蔥、巴西利、迷迭香、刺蕁麻、百里香

**恢復光澤：**金盞花、貓薄荷、馬尾草、甘草、萊姆花、金蓮花、巴西利、迷迭香、鼠尾草、刺蕁麻、西洋菜

**柔順閃耀：**馬尾草、巴西利、蕁麻、迷迭香、鼠尾草、金盞花

**促進生長：**蘆薈、山金車、樺樹、牛蒡、貓薄荷、洋甘菊、馬尾草、甘草、金盞花、蕁麻、巴西利、迷迭香、鼠尾草、刺蕁麻

**染棕髮：**指甲花（紅棕色）、核桃殼、鼠尾草

**染金髮：**金盞花、洋甘菊、檸檬、番紅花、薑黃、大黃根

# 手足護理

## 解決臭腳丫

如果你需要去除腳臭的泡腳配方，這就是最佳選擇。醋和澳洲茶樹精油有抗菌效果，能完美達成任務。我承認過程不是很宜人，不會讓你感覺像是在度假，但它會解決你的臭腳問題。每晚或每週進行一次以幫助排毒。

**材料：**

1 杯醋

½ 杯小蘇打

½ 杯瀉鹽

4～5 滴澳洲茶樹精油

**配製方法：**

1. 將所有材料放入水盆後倒入熱水，水的溫度以你能忍受的極限為準。充分攪拌，讓所有材料溶解且混合均勻。

2. 泡腳之前，先把毛巾折好放在臉盆旁，泡完腳就可以馬上擦乾。

3. 泡腳20～30分鐘或泡到水不熱為止。

## 迷迭香薄荷足部磨砂膏

這款足部磨砂膏能去除老繭，軟化皮膚，讓雙腳感覺輕盈，而且有舒服的香味。

**材料：**

1 杯粗海鹽

¼ 杯甜杏仁或橄欖油

2～3 滴胡椒薄荷精油

1～2 滴迷迭香精油

2 枝新鮮迷迭香壓碎，或½茶匙乾燥迷迭香

**作法：**

1. 將以上材料混合後按摩腳和腳踝。

2. 用溫水沖洗乾淨後，塗上保濕霜。

## 海濱假期足浴

在漫長的一天結束時，用溫水泡腳能讓人真正放鬆，緩解痠痛，感覺平靜。人們利用瀉鹽有數個世紀之久，已知有助於排毒，而鎂則可以防止痙攣並放鬆肌肉。隨時準備一個水盆、一罐泡腳配方，在辛苦的一天結束時，泡腳會帶走你的煩惱。我習慣使用岩蘭草、檀香和薰衣草精油，會帶來一種平靜的海濱氣味，彷彿來到快樂的海邊，坐在沙灘椅上，腳趾下有沙子，含有鹽分的空氣輕輕吹拂。如果想要更清爽、更振奮精神的感受，不妨試試胡椒薄荷或萊姆精油。

**材料：**

1 杯小蘇打

1 杯海鹽

1 杯瀉鹽

15 滴自選精油（我習慣用岩蘭草、檀香、薰衣草各5滴）

**配製方法：**

1. 將所有材料放入碗中混合均勻。

2. 將步驟1的¼分量加入水盆中，選擇雙腳能輕鬆放入的大水盆。加入溫水或熱水，不要太燙。

3. 泡腳之前，先把毛巾折好放在臉盆旁，泡完腳就可以馬上擦乾。

4. 泡腳20～30分鐘或泡到水不熱為止。

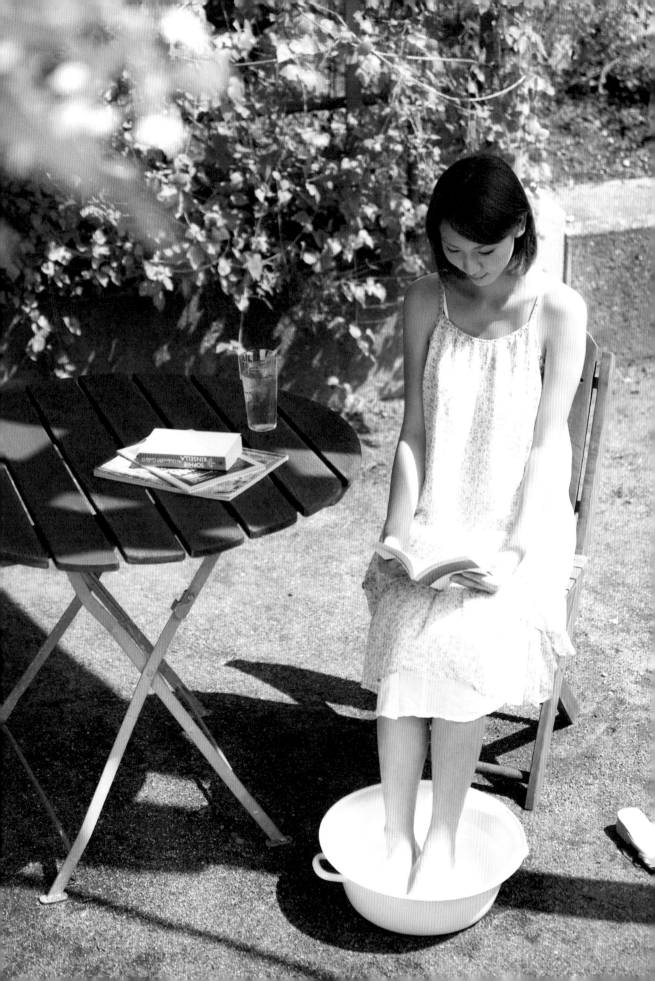

# 卸妝

## 眼睛溫和卸妝液

這款卸妝液對皮膚溫和，但對卸妝非常有效，防水化妝品也能清潔乾淨！購買不含酒精的純金縷梅化妝水，例如Dr. Thayer's這個牌子。雖然價錢稍高，但絕對值得，畢竟這款卸妝液是要用在眼睛周圍！建議少量製作；因為是用於眼睛卸妝，應該盡量不讓細菌有機會滋生。由於這個配方只有兩三種成分，每次少量製作應該不成問題。先加入金縷梅，再加入一半的荷荷芭油即可。

### 材料：

4 大匙金縷梅化妝水
2 大匙荷荷芭油或橄欖油
1 個維生素E油膠囊，自選

### 配製方法：

1. 將所有材料放入一個小泵瓶並混合均勻（可選擇旅行用的大小）。
2. 搖勻後即可使用，按壓少量在化妝棉或棉布上，即可用於卸妝。使用時可能會有點刺痛，記得閉上眼睛！

## 熱帶潔面乳

奇異果的維生素C含有豐富的酵素，能清潔肌膚，杏桃油有保濕效果，杏仁粉能去角質、去除死皮細胞，優格則有清潔和保濕效果。

### 材料：

1 顆奇異果
¾ 杯酪梨、香蕉、杏、桃、草莓或木瓜（或每種都來一點）
2 大匙原味優格（由全脂牛奶製成的較佳）
1 大匙杏桃油（或杏仁油）
1 大匙蜂蜜
1 茶匙磨碎的杏仁

### 作法：

1. 將以上材料混合均勻。按摩臉部和頸部，用冷水洗淨。
2. 沒用完的部分可存放在冰箱一、兩天。

# 面膜

## 檸檬蜂蜜面膜

想要做臉部護理，但不想付出高昂價格？太忙而無法離家，或是有小孩、動物要照顧無法抽身？現在就打開冰箱！冰箱裡可能就有製作面膜所需的材料。不過，冰箱並沒有提供「獨處時間」，你必須躲到房間裡，鎖上房門，才能享受平靜的面膜時光。

### 材料：

3 大匙檸檬或原味優格
1 茶匙蘋果醋
1 茶匙檸檬汁
1 茶匙橄欖油
1 大匙蜂蜜

### 配製方法：

1. 將以上材料放入小碗混合均勻。
2. 用手指輕輕地將面膜塗抹在臉上，頭請稍微向後仰並準備一條毛巾。
3. 避開眼睛將面膜均勻塗抹在臉上，直到面膜變得有點乾又沒完全乾。
4. 用溫水把面膜洗掉後，在臉部輕輕拍上金縷梅或玫瑰化妝水。

## 酪梨椰子油保濕面膜

這款面膜會讓皮膚恢復活力，感覺清爽又有精神。蜂蜜的抗氧化特性能提高椰子油的治癒效果，讓你立即容光煥發。

### 工具：

- 1個碗
- 1個叉子
- 電動攪拌器

### 材料：

2 大匙初榨椰子油
1 大匙蜂蜜
½ 個酪梨
2 片黃瓜（自選）

### 作法：

1. 用叉子搗碎酪梨，弄成光滑的泥狀。
2. 加入椰子油和蜂蜜，攪拌器設定低速混合所有材料。
3. 將面膜塗抹在臉部和頸部，避開眼睛。
4. 將黃瓜片放在眼睛上，讓嬌嫩的皮膚恢復活力。
5. 15～20分鐘後，用溫水徹底洗淨。

## 蜂蜜椰子油修復面膜

這款面膜具有椰子油和蜂蜜的癒合效果，以及希臘優格的抗氧化特性和光滑質地，非常適合患有痤瘡或皮膚炎的人。必須在製作後的幾個小時內使用，以確保成分新鮮有效。

**工具：**

- 碗
- 手持攪拌器

**材料：**

1 大匙蜂蜜

1 大匙希臘優格

1 大匙初榨椰子油

1 茶匙葛根粉

5 滴檸檬汁或3滴澳洲茶樹精油

**作法：**

1. 將所有材料放入碗中，輕輕攪拌混合均勻。如果不是馬上使用，請放入有蓋的容器中冷藏。
2. 從額頭往下塗抹在T字部位、臉部和頸部。避開眼睛周圍。
3. 15分鐘後，用溫水徹底洗淨。

## 薄荷黃瓜面膜

這款活力面膜可以減少浮腫，並讓肌膚煥然一新。

**材料：**

1 大匙奶粉

1 茶匙原味優格（選擇全脂牛奶製成的優格較佳）

1 茶匙蜂蜜

1 茶匙新鮮薄荷葉

½ 根黃瓜，去皮

**作法：**

1. 將以上材料混合均勻，可使用食物處理機或攪拌機。
2. 塗抹於臉部，避開眼睛。10～15分鐘後沖洗乾淨。

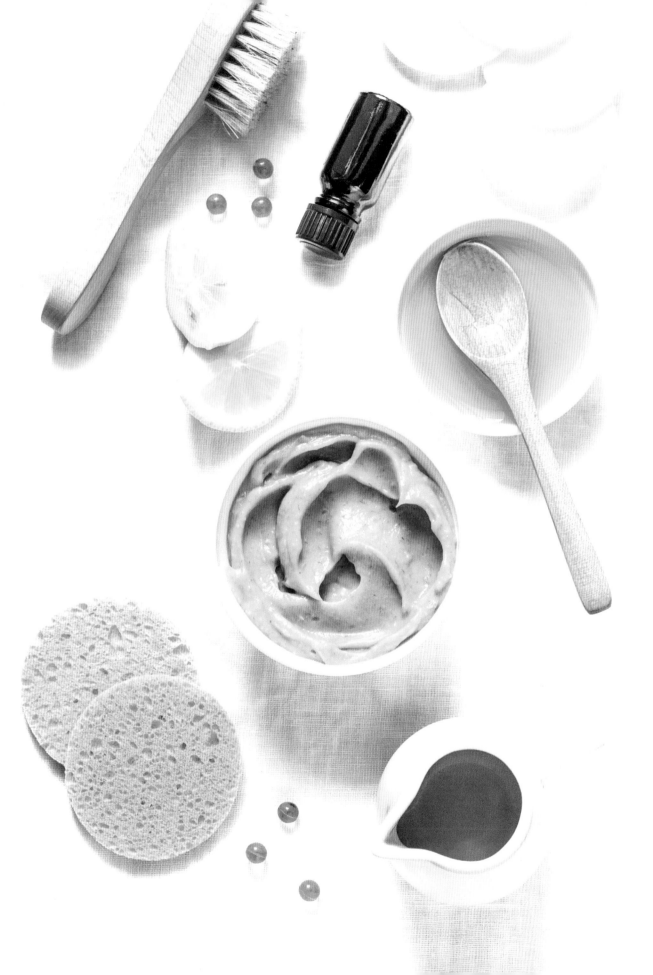

# 天然除臭劑

## 柑橘除臭霜

芳香療法除了對健康有益，且擁有宜人的精油氣味。將精油加入除臭劑，讓我們也能藉由香氣讓自己聞起來很誘人。精油不僅能掩蓋令人不快的體味，也能解決氣味的成因。腋下會滋生出許多細菌，雖然這些細菌對身體無害，但是當細菌與汗水結合時，可能會產生讓人不舒服的氣味。這個配方中的精油有抗菌效果，能讓人心情愉快。

## 材料：

⅓ 杯小蘇打
2～4 大匙杏仁油
2 滴佛手柑精油
2 滴檸檬精油
2 滴萊姆精油
2 滴甜橙精油
1 滴澳洲茶樹精油
香草精（自選）

## 配製方法：

1. 將⅓杯小蘇打倒入120毫升的梅森罐中。
2. 加入1大匙杏仁油，用金屬叉子攪拌。
3. 繼續加入杏仁油，一次1大匙，攪拌至小蘇打的粉末消失、質地光滑，油完全融入。由於各地空氣濕度不同，所需的杏仁油分量請依照地點而定。
4. 加入佛手柑、檸檬、萊姆和甜橙精油各2滴，攪拌均勻。
5. 加入1滴澳洲茶樹精油。
6. 視需求加入香草精，一次1滴，直到香味足夠為止。
7. 視需求加入更多杏仁油。

8. 將除臭霜裝入梅森罐。
9. 用梅森罐蓋密封。

## 使用說明：

1. 用食指挖出五元硬幣大小的除臭霜。
2. 將除臭霜擦在腋下，整個腋窩都要塗到。
3. 另一邊腋下也塗上除臭霜。
4. 使用後請務必蓋緊蓋子，以避免精油蒸發。

## 功效：

- 出汗是身體的排毒過程，這個配方不會抑制出汗。雖然這不是專門的止汗劑，但配方中的小蘇打會吸收水分。
- 澳洲茶樹精油的抗菌特性代代相傳，在原住民傳統醫學占有舉足輕重的地位。原住民將澳洲茶樹的優點傳授給紐澳移民後，再由移民傳到西方世界。
- 柑橘精油擁有抗菌效果，適合清潔皮膚。
- 柑橘精油擁有神奇的振奮效果。配方中的每種柑橘精油經研究證實，都能提振精神。早上使用除臭霜會讓你心情愉快，擁有美好的一天。
- 柑橘精油具有抗氧化特性，對健康有益。

【小提醒】

- 每個人都有融合身體化學成分所散發出的特殊氣味。在整體分量不變的情況下，可以調整個別柑橘精油的分量，調配出最適合自己身體化學成分的配方。葡萄柚精油可以代替任何一種柑橘精油，以達到平衡。
- 如果皮膚對此配方敏感，請將柑橘精油的用量減少到每種各一滴，並增加杏仁油的用量。如果皮膚狀況沒有改善，請暫停使用。
- 柑橘精油造成的皮膚敏感，多數是照到太陽所導致的反應。腋下很少暴露在陽光中，因此這個配方不會造成問題。長時間暴露在陽光下或日照過強時，請在腋下塗抹防曬霜。

# 羅勒薰衣草天然除臭劑

## 材料：

2 茶匙椰子油

8 滴玫瑰天竺葵精油

8 滴羅勒精油

8 滴薰衣草精油

2 大匙可可脂

2 大匙乳木果油

½ 茶匙磨碎的蜂蠟，讓質地更硬

2 大匙葛根粉

1 大匙小蘇打

5 滴維生素E油

## 作法：

1. 將椰子油、可可脂和蜂蠟倒入鍋中；隔水加熱直到融化。
2. 關火後，加入葛根粉、小蘇打和維生素E攪拌，最後再加入精油。
3. 倒入罐子中，用紙巾蓋住，靜置至冷卻凝固，大約5小時或一個晚上。
4. 蓋上蓋子，早上視需要取少量塗抹在腋下和腳上。可選擇其他精油：葡萄柚、羅勒、甜橙、薰衣草，或自己喜歡的香味。

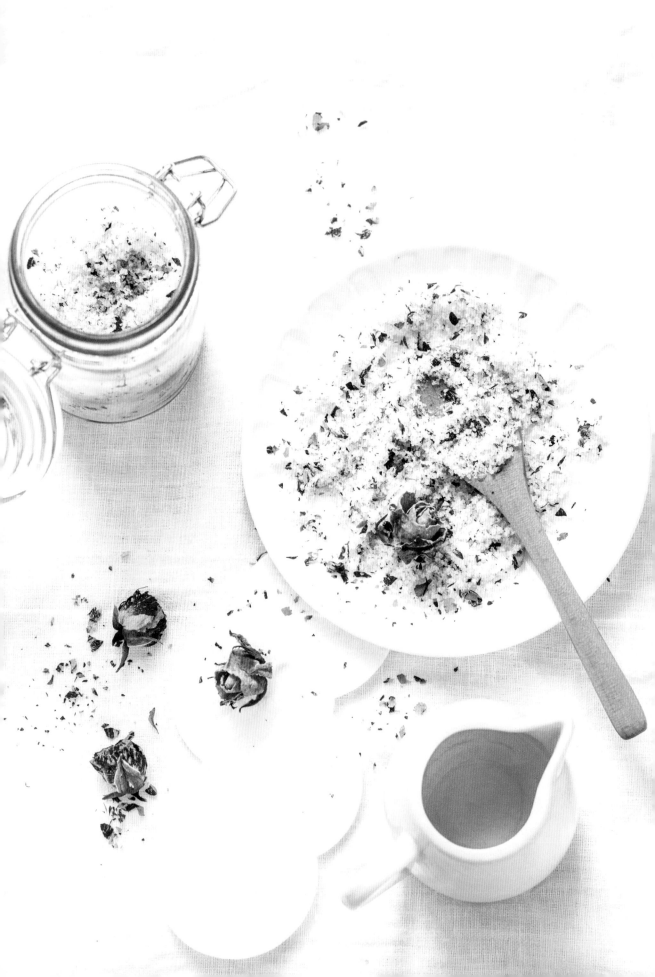

# 磨砂膏

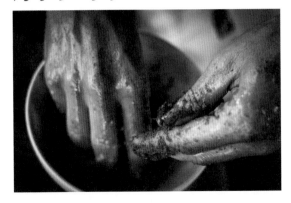

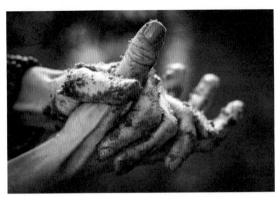

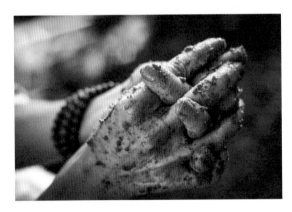

建議將磨砂膏使用在身體上，而不是臉上。糖或鹽的粗顆粒，不適合用在臉部嬌嫩的皮膚上。去除臉部角質，請使用柔軟的毛巾和臉部塗油方法。

鹽會帶走皮膚中的雜質，補充流失的礦物質，糖跟鹽的功能不同，糖是一種保濕劑，有助於保持水分。此外，兩者都能軟化皮膚。使用喜馬拉雅細粒粉紅海鹽或有機蔗糖效果最佳。

食鹽含有漂白劑、氨水和抗結塊劑，一般消費者較容易取得。傳統的糖是基因改造的，含有殺蟲劑、除草劑、殺菌劑、漂白劑和其他毒素，不應該吃進身體或用在皮膚上。在追求美麗的道路上，請使用最優質的有機成分。

## 作法：

1. 將一杯椰子油倒入鍋中，開小火慢慢融化至液體狀態。

2. 在玻璃碗中倒入4杯鹽或糖，再倒入液化的椰子油。

3. 攪拌均勻。可再添加椰子油以達到理想的乳脂狀態：光滑黏稠，不太乾也不太油。可加入3大匙香草，例如迷迭香、鼠尾草、薄荷或百里香，或是3大匙乾燥紫羅蘭、玫瑰花蕾、洋甘菊、茉莉、金盞花或薰衣草。乾燥香草和花朵能為成品添加色彩和質感。

4. 在5毫升瓶子中加入自選純精油（約50滴），至瓶子的一半。

5. 將精油倒入磨砂膏中。攪拌均勻。

6. 裝入密封的玻璃罐中，遠離光、熱和空氣。

7. 泡熱水澡時加入一杯磨砂膏，或將半杯磨砂膏直接塗抹於全身。

請記住，藥草和花朵兼具香味和藥用效果。添加到磨砂膏中時，請思考藥草的特性該如何搭配。

另一個基礎工具是浮石。浮石的顆粒較細，能去除死皮，也能用於臉部。去角質時請保持動作輕柔。浮石可以在保健食品店、藥草藥劑師或高級的藥妝店買到。

手、腳、手肘、膝蓋、臀部、大腿或有需要的地方都可以使用磨砂膏。磨砂膏能有效破壞脂肪團的堆積，將磨砂膏以打圈向上的方式慢慢按摩橘皮組織凹陷處，一次五分鐘，每兩天一次，持續至少三個月，便能改善頑固的脂肪。試試檸檬香茅、絲柏、橘子、檸檬和杜松果的配方，能有效打擊脂肪，而且味道很好聞。

**其他磨砂膏配方：**

- 黑胡椒、生薑、丁香和檸檬：能讓身體變暖和的磨砂膏，適合冬天使用，尤其在腳、手和耳朵上。
- 奧圖玫瑰、香草、薰衣草、白玉蘭花和葫蘆巴：這個配方性感、甜美、充滿花朵的力量，能讓我們今晚「魅力四射」。
- 胡椒薄荷、菊蒿、薰衣草和黑麥草：混合後成品是天藍色，能帶來清爽感受，舒緩疲憊的神經。
- 檸檬香茅、黑雲杉和絲柏：這個配方能讓人「充滿活力地面對一天的開始」。
- 馬鬱蘭、薰衣草、南非洋甘菊和香草：對中樞神經系統有深層的放鬆和鎮靜作用，讓我們能做個好夢。
- 岩蘭草、道格拉斯冷杉、白雪松、雨季大地氣味的精油（mitti attar，attar是使用印度傳統蒸餾法製作的精油，會與檀香一起調和）和穗甘松：男士專屬配方，讓身體油亮有光澤。

除了使用磨砂膏，避免油膩、油炸和高卡路里食物、乳製品和糖，也能減少脂肪堆積。不當的飲食習慣會使體內產生濕氣且無法排出，導致脂肪團出現。

## 椰子萊姆馬鞭草磨砂膏

用糖製成磨砂膏是去角質的絕妙方法，同時也稍微寵愛自己。商店購買的蜜糖磨砂膏可能非常昂貴，但自製蜜糖磨砂膏的成分簡單又便宜。這款椰子萊姆馬鞭草磨砂膏能為泡澡或淋浴營造熱帶風情。

### 材料：

1 杯天然蔗糖

2 大匙未加工椰子油

10 滴萊姆精油

1 大匙乾燥檸檬馬鞭草葉，壓碎

### 配製方法：

1. 將椰子油裝在玻璃碗中，微波爐設定10秒鐘，或用爐子小火融化。
2. 將1杯糖放入中型玻璃碗。
3. 邊攪拌邊將融化的椰子油倒入糖中混合。
4. 加入10滴萊姆精油，一次1滴，邊加邊攪拌。
5. 加入乾燥的檸檬馬鞭草，攪拌均勻。
6. 將磨砂膏分裝在兩個120毫升的梅森罐中，蓋緊蓋子。

### 使用說明：

1. 在泡澡或淋浴前，用湯匙挖出需要的分量放在小盤子裡。
2. 潤濕皮膚後，用手把磨砂膏塗在手臂、肩膀、腹部、背部、臀部、腿部和腳上。避開臉部和敏感部位。
3. 用溫水沖洗身體，將糖和馬鞭草沖洗乾淨後，再用椰子油按摩皮膚。

### 功效：

- 天然蔗糖比精製糖顆粒更大，去角質效果更佳。椰子油能保護皮膚，而天然蔗糖則能去除死皮細胞。
- 萊姆精油有助於提神醒腦。
- 檸檬馬鞭草葉含有抗痙攣特性的成分。

### 【小提醒】

- 如果偏好更滑潤的磨砂膏，可再額外添加椰子油。
- 其他柑橘類精油，如佛手柑、檸檬或野橘精油都具有類似的提神作用，能取代萊姆精油。
- 萊姆精油含有檸檬烯（limonene），使用在皮膚上會引起光敏感。因此，雖然這款磨砂膏香味就像熱帶海灘假期，但不建議使用後照射陽光。椰子油能提供防曬保護，但研究尚未證實椰子油能保護皮膚免於檸檬烯光毒性。

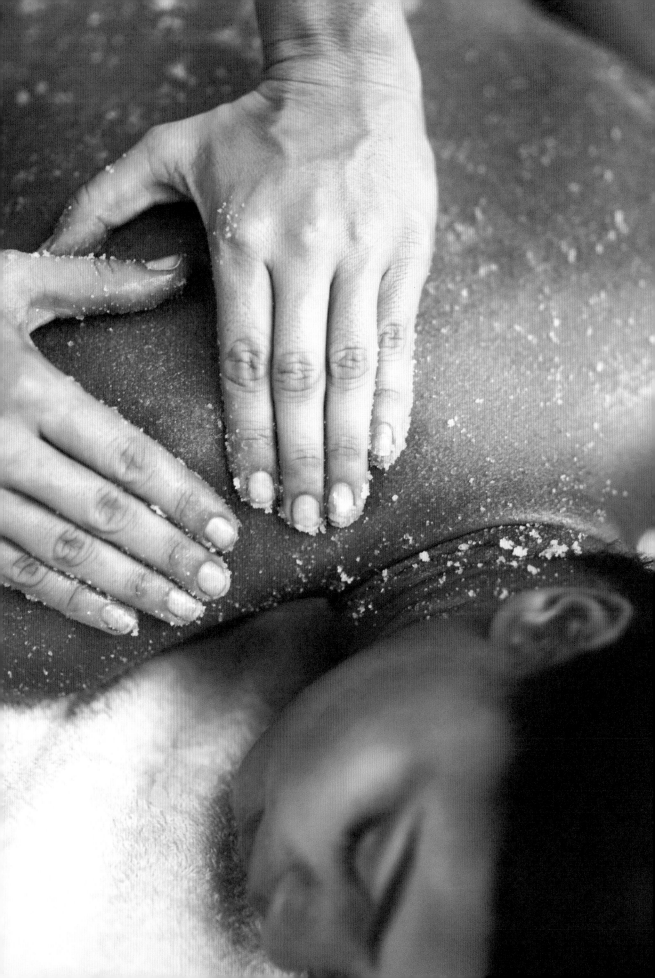

## 甜蜜蜜磨砂膏

讓自己嘗點甜頭，是寵愛自己的最佳方式，但不一定要吃甜食。偶爾放縱一下，讓肌膚得到應有的甜蜜享受，或是每一天更好。這款磨砂膏是獻給身體的完美禮物，能取悅感官，而且能溫柔對待肌膚。

### 材料：

1 杯精製糖

2 大匙淡橄欖油

4 滴依蘭依蘭精油

2 滴天竺葵精油

2 滴檀香精油

### 配製方法：

1. 將1杯糖放入中型玻璃碗。

2. 慢慢加入2大匙淡橄欖油，邊加邊攪拌。

3. 加入4滴依蘭依蘭、2滴天竺葵和2滴檀香精油，每次一滴，邊加邊攪拌。

4. 將磨砂膏分裝在兩個120毫升的梅森罐中，蓋緊蓋子。

### 使用說明：

1. 在泡澡或淋浴前，用湯匙挖出需要的分量放在小盤子裡。

2. 潤濕皮膚後，用手把磨砂膏塗在手臂、肩膀、腹部、背部、臀部、腿部和腳上。避開臉部和敏感部位。

3. 用溫水將身上的磨砂膏沖洗乾淨。

### 功效：

- 精製糖比天然蔗糖對皮膚更溫和，適合柔軟敏感的肌膚。

- 依蘭依蘭的大根老鸛草烯（germacrene）、天竺葵的香茅醇（citronellol）和檀香中的 α-檀香醇（α-santalol）都是抗氧化劑。橄欖油含有酚類化合物，也是一種抗氧化劑。

- 抗氧化劑可減少皮膚粗糙和脫屑。

### 【小提醒】

- 由於淡橄欖油擁有微妙的香氣，因此此配方選擇淡橄欖油作為材料。不過，也能選擇其他橄欖油，深色橄欖油具有更高的抗氧化效果。

- 如果喜歡更滑順的觸感，可額外添加橄欖油。

- 使用磨砂膏後請徹底沖洗淋浴間或浴缸，避免因地板太滑而跌倒。

## 活力減脂磨砂膏

脂肪團是人類身體的正常組成，對女性的影響明顯大於男性，但各種體型的人身上都會有。脂肪團不是醫療問題，卻會影響外觀，許多人都希望大腿和臀部的凹陷能減少。這款加鹽磨砂膏能減少脂肪團堆積，還能幫你瘦大腿和臀部。

這款磨砂膏含有咖啡和葡萄柚、甜橙和迷迭香精油，能振奮精神，是開啟一天早晨的最佳方式。而且，你還能擁有更光滑、更柔軟的肌膚。

### 材料：

¼ 杯瀉鹽

¼ 杯磨碎的咖啡豆

3 大匙荷荷芭油

8 滴葡萄柚精油

5 滴甜橙精油

4 滴黑胡椒精油

3 滴迷迭香精油

1 滴肉桂精油

1 滴生薑精油

## 配製方法：

1. 在玻璃碗中，加入3大匙荷荷芭油與8滴葡萄柚、5滴甜橙、4滴黑胡椒、3滴迷迭香、1滴肉桂和1滴生薑精油。用金屬攪拌器攪拌均勻。
2. 加入¼杯瀉鹽，攪拌均勻。
3. 加入¼杯咖啡渣，攪拌均勻。
4. 將兩勺磨砂膏放入玻璃、金屬或陶瓷小碗中，立即使用。
5. 將剩餘的磨砂膏裝入120毫升的梅森罐中，以備日後使用或作為禮物贈送。

## 使用說明：

1. 在泡澡或淋浴前，用湯匙挖出需要的分量放在小盤子裡。
2. 潤濕皮膚後，用手把磨砂膏塗在手臂、肩膀、腹部、背部、臀部、腿部和腳上。避開臉部和敏感部位。
3. 用溫水將身上的磨砂膏沖洗乾淨。

## 功效：

- 咖啡因是消脂霜的常見成分，能防止細胞脂肪的過度累積，減少大腿圍和臀圍，以及脂肪團的凹陷外觀。
- 荷荷芭油能促進咖啡渣釋出咖啡因，使其更容易被皮膚吸收。
- 使用甜橙、黑胡椒、肉桂和生薑精油，可減少脂肪團的出現。
- 葡萄柚和黑胡椒精油的香氣會影響交感神經系統，與咖啡因一起吸收時，具有減肥效果，能減少脂肪堆積。
- 迷迭香精油能提神醒腦。

## 【小提醒】

- 將磨砂膏保存在陰暗乾燥處，效果可維持兩個多月。保存期限取決於食材的新鮮度、使用的頻率，以及空氣中的溼度和溫度。
- 葡萄柚屬於柑橘油的一種，卻沒有其他柑橘油可能存在的光毒性問題。因此，使用在皮膚上之後照射到陽光是沒問題的。
- 咖啡的抗氧化劑能保護皮膚免於陽光傷害的影響，包括早衰、皮膚癌和光敏性紅斑（由於對太陽過度敏感而導致的皮疹或發紅）。
- 使用來自東非的咖啡（例如肯亞、衣索比亞或坦尚尼亞的咖啡）磨碎後，會與配方中的葡萄柚和甜橙精油完美搭配。選擇拉丁美洲的咖啡，會增加令人愉悅的柑橘香氣，而亞太地區的咖啡則會讓肉桂精油更加突出。
- 淺度烘焙的咖啡，比深度烘焙的咖啡因含量更高。

# 橙花蜂蜜磨砂膏

這款磨砂膏能帶給你光滑、滋養的皮膚，加上橙花蜂蜜的甜美氣味、甜橙精油的明亮香氣和天竺葵精油的芬芳，這個配方能讓你享受奢華的淋浴。將橙花蜂蜜磨砂膏塗抹在身上，感受它帶給皮膚的美好。

## 材料：
½ 杯瀉鹽

¼ 杯喜馬拉雅細岩鹽

3 大匙橙花蜂蜜

2 大匙甜杏仁油

1 大匙月見草油

10 滴甜橙精油

2 滴天竺葵精油

## 配製方法：
1. 在大玻璃碗中，加入2大匙甜杏仁油、1大匙月見草油和3大匙橙花蜂蜜，攪拌均勻。
2. 加入10滴甜橙和2滴天竺葵精油。
3. 加入½杯瀉鹽和¼杯喜馬拉雅岩鹽。
4. 攪拌均勻。
5. 將磨砂膏分裝在三個120毫升的梅森罐中，蓋緊蓋子。

## 使用說明：
1. 在泡澡或淋浴前，用湯匙挖出需要的分量放在小盤子裡。
2. 潤濕皮膚後，用手把磨砂膏塗在手臂、肩膀、腹部、背部、臀部、腿部和腳上。避開臉部和敏感部位。
3. 用溫水將身上的磨砂膏沖洗乾淨。

## 功效：
- 月見草油含有 γ-次亞麻油酸，這是皮膚健康必需的脂肪酸，可改善皮膚彈性和光滑度。
- 喜馬拉雅粉紅鹽含有多種傳統食鹽缺少的化合物，能滋養皮膚。
- 橙花蜂蜜和甜橙精油的組合，能清潔皮膚而不會使皮膚乾燥。
- 天竺葵精油的抗炎特性對水腫、因積液引起的皮膚腫脹特別有效。

## 【小提醒】
先用湯匙測量月見草油的分量後，用同一個湯匙量蜂蜜，蜂蜜會輕易從湯匙滑落。

　　裝浴鹽的容器一旦碰到水，會減少橙花蜂蜜磨砂膏的保存期限，因為杏仁油受到污染會有酸敗的風險。在泡澡或淋浴前，請務必讓手保持乾燥或用湯匙挖出需要的分量放在另外的容器中。

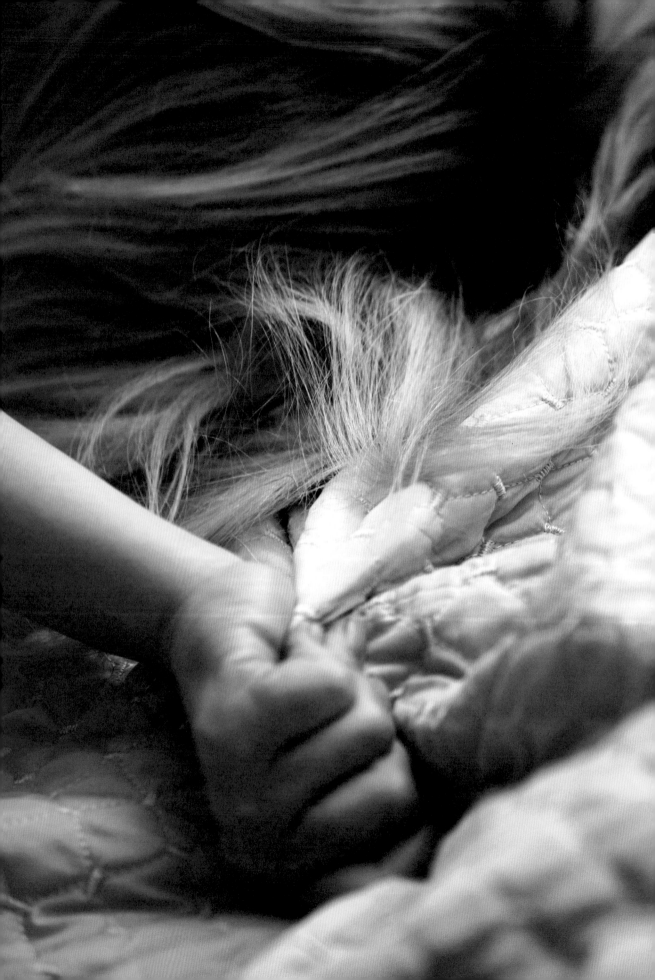

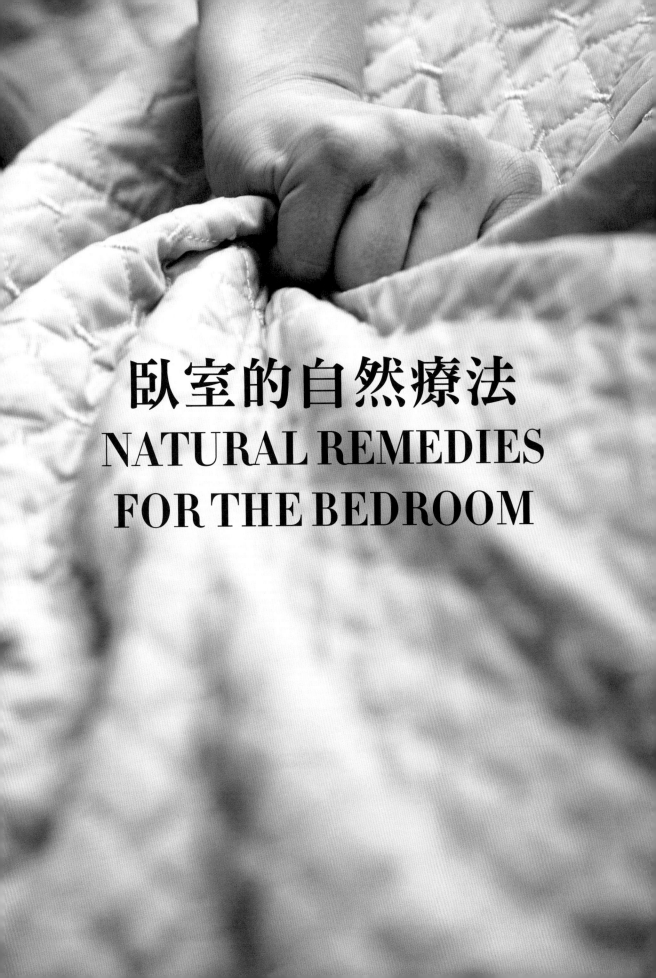

# 臥室的自然療法
# NATURAL REMEDIES
# FOR THE BEDROOM

# 春藥／激情

## 了解性衝動和性慾

性衝動，或性慾，是人類除了食物和睡眠之外最深層的慾望。但伴侶的性慾經常低於另一半，讓他們感到沮喪、被忽視或不被愛。

性慾減退是常見的現象，也是人們諮詢性治療師的最主要原因。正常的性慾是必需的，因為與性健康和整體幸福感密切相關。身體越健康，越想要發生性行為，而增加性能量也對心智、身體和精神有益。

男性會在青少年時期達到生理性需求高峰，而他們的心理性慾則會在五十歲後達到高峰，之後睪固酮濃度便會逐漸下降。女性則會在三、四十歲達到生理性需求高峰，而心理性慾在五十多歲時達到高峰，與男性相同。但這只是研究結果，男性和女性在任何年齡都應該擁有和享受性生活。

---

### 促進性慾的食物和藥草

以下食物和藥草能增強性慾。雖然不是每個人都會有相同反應，但是為另一半準備浪漫的一餐，加入其中一些材料，可能是不錯的調情方式。

- 蘋果
- 蘆筍
- 酪梨
- 櫻桃
- 辣椒
- 月世界仙人掌
- 巧克力
- 葫蘆巴
- 無花果
- 銀杏
- 人參
- 辣根
- 瑪卡（祕魯人參）
- 芥末
- 沒藥
- 松子
- 石榴
- 南瓜
- 番紅花
- 鮭魚
- 草莓
- 纈草
- 香草
- 西瓜

# 櫻桃巧克力棒

還有什麼比自製巧克力更能讓另一半感到被愛？這個配方同時也能促進性慾。烤藜麥能增加鬆脆口感，你也可以隨意替換或添加其他材料，如乾燥玫瑰花瓣、大麻籽或杏仁片。

以下材料可製作大約10個邊長2.5公分方塊。

## 材料：

¼ 杯生藜麥
5 大匙椰子油
5 大匙不加糖可可粉
1 大匙蜂蜜
½ 杯櫻桃乾

## 作法：

1. 烤盤鋪上烘焙紙，鋪上藜麥，180°C的溫度烘烤6～8分鐘。藜麥變成金黃色立即取出，否則會變黑。
2. 小平底鍋放入椰子油，開小火融化後加入可可粉和蜂蜜。攪拌均勻後，倒入另一個鋪上烘焙紙的烤盤。
3. 將烤過的藜麥和櫻桃乾均勻地撒在表面上。放入冰箱至少10分鐘，讓巧克力變硬。切成小塊後，立即享用或放入密封容器冷藏。

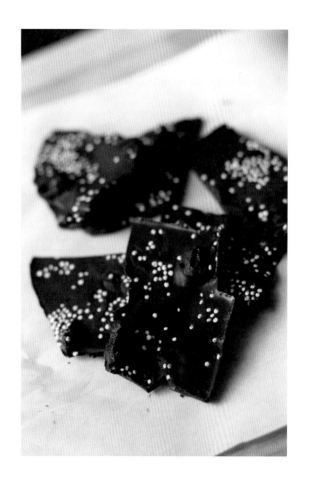

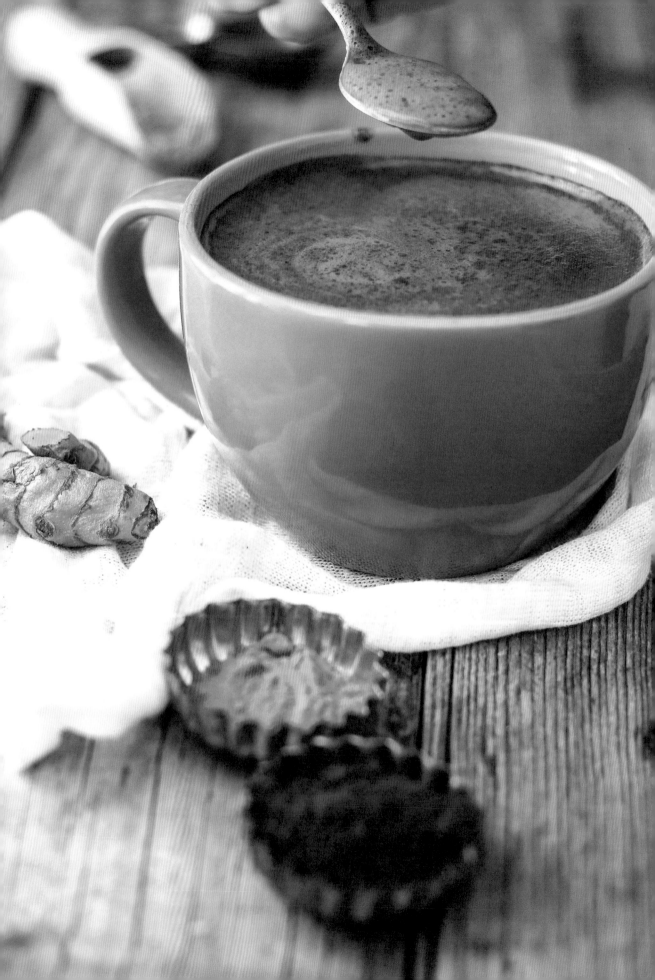

# 瑪卡熱巧克力

瑪卡根粉被視為適應原，常用來促進性慾、增強能量和平衡荷爾蒙。這款飲料特別適合寒冷的日子，或是在大熱天冰冰的喝！如果要做兩人份，請將配方中的材料增加一倍。

以下材料可製作1杯。

**材料：**

1 杯不加糖杏仁奶或椰奶

2 大匙不加糖可可粉

2 茶匙瑪卡粉

⅛ 茶匙肉桂

1 小撮卡宴辣椒粉

1 小撮黑胡椒

⅛ 茶匙薑黃粉

蜂蜜或楓糖漿調味

**作法：**

1. 將以上材料放入平底鍋中，用中火加熱，不時攪拌。
2. 加熱至泡沫產生，倒入杯子即可飲用！

---

## 黑芥

（學名：*Brassica nigra*）

自古以來，黑芥種子和植物都被認為能提高男性生殖能力，因此僧侶禁止使用。文獻記載中，經常推薦用黑芥泡澡以增強女性性慾。

---

## 人參

（學名：*Panax ginseng*）

人參是一種多年生植物，原產於中國東北、俄羅斯東部和北朝鮮，不過現在在野外很少見。人參是一種能真正促進性慾的保健食品和適應原，以增強性慾和提高生育能力而聞名。人參磨碎後可以加入湯和沙拉中食用，也可以乾燥後製成粉末，用來泡茶喝或做成人參片。幾千年來，中國人一直將人參視為一種珍貴的植物。

---

# 春心蕩漾茶

這款茶飲能帶來興奮感，讓人感覺更有自信，非常適合約會之夜，或是想感受更多的愛和開放。

**材料：**

1 份達米阿那

1 份玫瑰花瓣

½ 份天門冬

½ 份橙皮

**作法：**

1. 倒入熱水，讓藥草浸泡幾分鐘後過濾，或使用濾茶球。

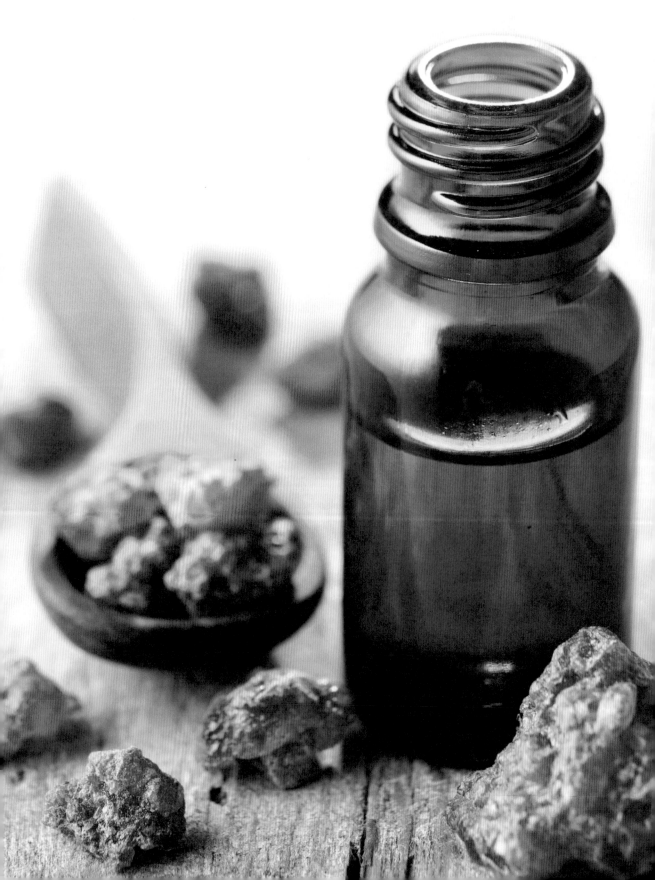

## 浪漫按摩油

一想到精油，就會讓人聯想到有著彩色地毯、掛毯、圍巾和枕頭的帳篷；感性的音樂；和一個準備給你感官按摩的浪漫伴侶。精油長期以來一直被視為春藥，能讓我們既放鬆又精力充沛，非常適合在臥室使用。浪漫的按摩會為一段關係帶來親密感。這在長期關係中尤其重要，畢竟浪漫的連結才能維持健康的伴侶關係，而日常生活並不利於維持浪漫。

使用這款浪漫按摩油時，不要忘記營造浪漫的氛圍。點燃沒有香味的蠟燭，創造一個視覺上吸引人的舒適空間。

### 材料：
甜杏仁油
8 滴依蘭依蘭精油
4 滴快樂鼠尾草精油
2 滴佛手柑精油
2 滴檀香精油

### 配製方法：
1. 拿出一個30毫升的藍色或琥珀色玻璃瓶，加入8滴依蘭依蘭、4滴快樂鼠尾草、2滴佛手柑和2滴檀香精油，混合均勻。
2. 加入甜杏仁油裝滿玻璃瓶。
3. 搖晃瓶子，混合均勻。

### 使用說明：
感官按摩非常私密，個人喜好差異很大，傾聽伴侶的願望並表達自己的意見很重要。因此，本節將介紹一些與另一半一起進行的按摩技巧，而不是一步一步教你如何使用浪漫按摩油。

### 臉部按摩：
將浪漫按摩油滴在指尖上。把伴侶的頭放在膝蓋上，從下巴沿著臉龐輕輕撫摸至前額，用指腹撫摸臉頰，手指穿過伴侶的髮絲。拇指和食指輕輕揉搓伴侶耳朵的耳垂和外緣，上下重複數次，用無名指尖輕輕觸摸伴侶耳朵內脊，然後撫摸耳垂。

### 背部按摩：
跨過伴侶的下背部（不要將重量壓在另一半身上），將幾滴按摩油倒在伴侶的脊椎上。用手將油塗抹在伴侶的背部，從肩膀一直到脊椎底部。手指沿著脊椎慢慢向上移動，以畫圈的方式輕輕拍打頸後，繼續從脊椎底部向上按摩到肩膀。

### 大腿和臀部：
將幾滴浪漫按摩油滴在伴侶的大腿後側和臀部。用食指和中指以畫圈的方式將按摩油揉入皮膚，然後用手掌按摩大腿和臀部，最後指尖從膝蓋後側到臀部輕輕劃過。

### 胸部、腹部和骨盆：
將五元硬幣大小的浪漫按摩油倒入手掌中，搓揉雙手，以畫圈的方式按摩另一半的胸部和腹部，接著用小力輕柔的觸感以畫圈的方式按摩骨盆。

### 手臂和大腿內側：

將浪漫按摩油滴在指尖上，輕輕撫摸手臂內側和大腿的柔軟皮膚。撫摸手腕上的肌腱或伴侶發癢時，請稍微加點力道。這個部分的按摩充滿感官刺激，適合同時進行眼神交流。

### 功效：

- 按摩油的香氣會刺激邊緣系統（limbic system），而邊緣系統又在性行為中扮演關鍵角色。
- 依蘭依蘭精油含有費洛蒙，包括埃及豔后在內的古埃及人常當作春藥使用。
- 快樂鼠尾草是荷爾蒙平衡和抗憂鬱藥，能提升你在臥室的情緒，對子宮也有溫和的痙攣作用。
- 佛手柑精油是一種情緒刺激劑，可緩解焦慮。焦慮通常會阻礙浪漫互動，而佛手柑精油能解決這個問題。
- 檀香精油能增加脈搏、血流量和我們對他人吸引力的感知，達到催情的作用。

### 【小提醒】

- 由於香氣容易激發性慾，你可以調整精油與甜杏仁油的比例以降低香氣的強度。如果希望香氣較淡，可將每種精油分量減為一半。
- 佛手柑精油會引起光敏感。如果外出前已使用按摩油，會曝曬到陽光，請先將按摩油洗掉再外出。

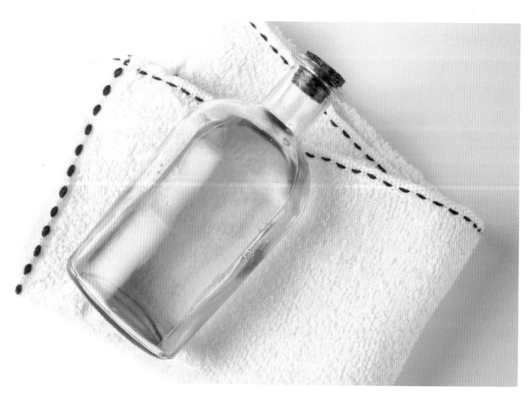

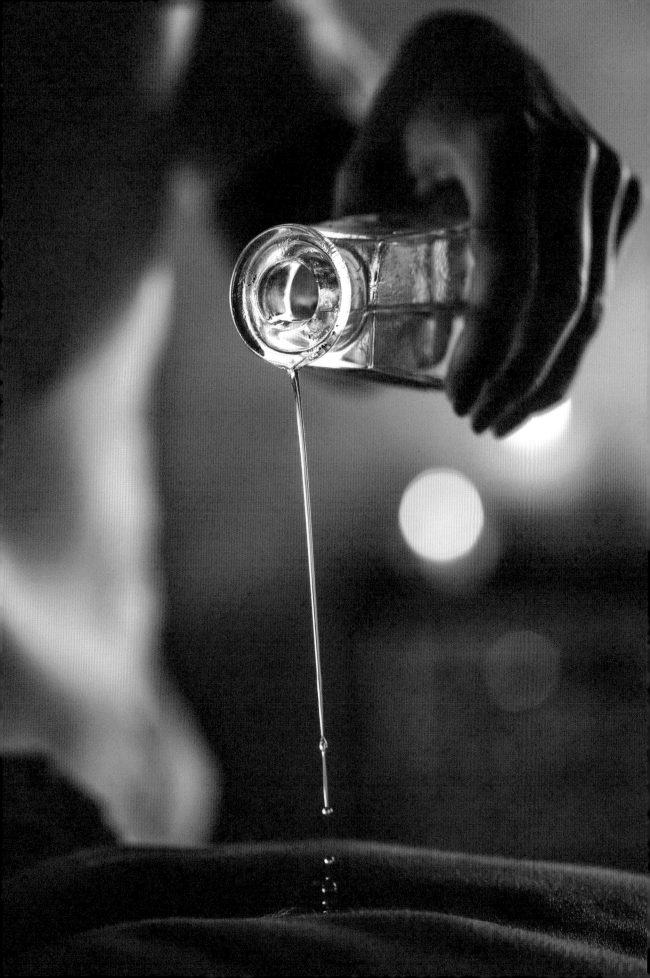

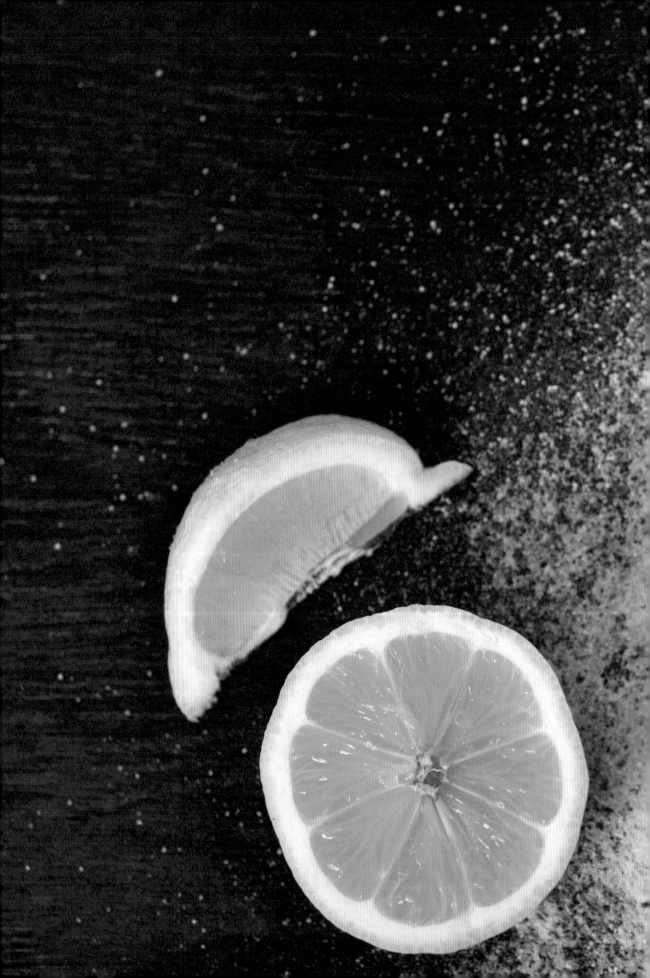

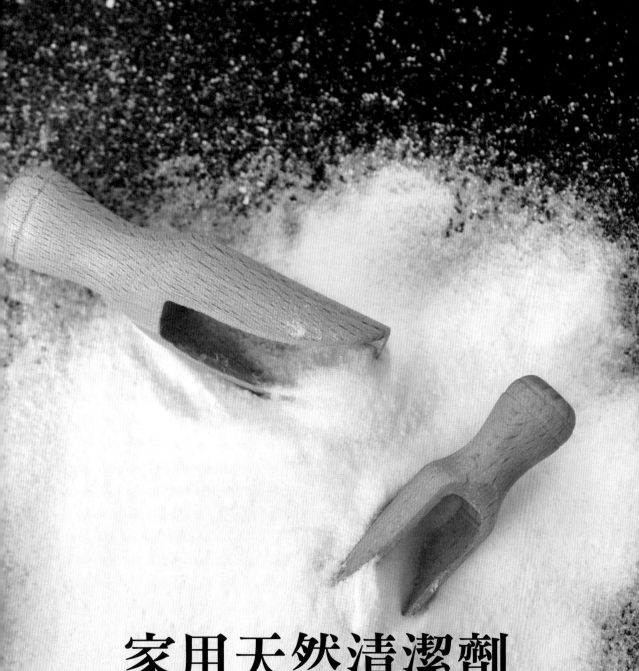

# 家用天然清潔劑
# NATURAL CLEANSERS
# FOR THE HOME

# 清潔空氣的
# 室內植物

室內植物可能會讓人聯想到宜人的裝飾、電視裝潢節目推薦的設計元素，或是一個忙碌家庭的背景音。人們通常將綠色和色彩繽紛的植物視為祖母餐桌上的永久裝飾，或是鄰居客廳的一昧跟隨流行。但是，你是否發現家裡的翡翠木（jade plant）其實有益健康？你是否曾感謝常春藤蕨類植物幫忙過濾空氣或減輕壓力？你是否曾看著家裡的蔓綠絨（philodendron），感謝它幫助你集中精神準備考試？

在家中放置植物是最健康的選擇，只是放著就能發揮作用，能幫助你更快恢復健康、睡得更好、保持專注、減輕壓力、增強免疫系統、降低憂鬱程度等。只要將這些看似無害的植物放在房子裡，什麼都不必做，光是看起來賞心悅目，就足以對健康有所幫助。

早上五點起床跑上五公里真的很痛苦，錙銖必較的飲食計畫更是讓人心生恐懼，將這一切都拋諸腦後吧。這些很難達到的嚴格指導方針，不是唯一能獲得健康的方法。健康是你所選擇的生活方式的累積，包括在家中放上幾棵植物。

你想看起來更年輕、睡得更好、減輕壓力、降低憂鬱、更快恢復健康並提高專注力嗎？

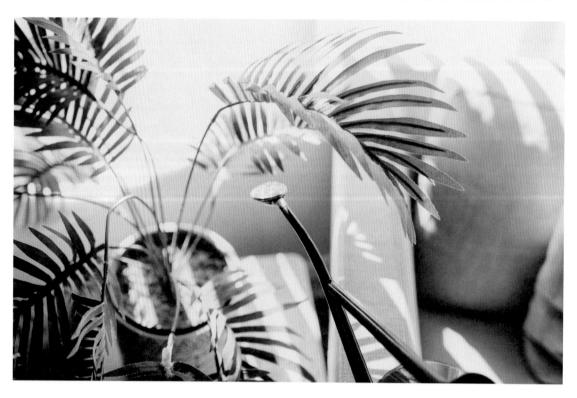

如果你的回答是肯定的，那就太棒了。不需要去看醫生，就能將這些優點一網打盡！事實上，植物的優點數都數不盡，如果能將所有優點打包做成藥丸的話，至少有10億美元的產值。植物能帶給我們更好的空氣。是的，植物能夠過濾空氣中的污染物和毒素，讓我們更健康，並有效預防慢性病。

人類一生中有高達90%的時間都在室內度過，主要是在家裡，不斷地呼吸著循環空氣。我們對戶外環境的過敏，導致身體對骯髒的室內環境產生一連串的反應。家裡呼吸的空氣可能是導致各種疾病的主要因素，而且比污染最嚴重的城市空氣更具殺傷力。從經常感冒到皮膚乾燥、慢性咳嗽、眼睛不適和記憶力減退，我們稱之為「空氣」的停滯顆粒正在讓我們生病。這種現象甚至有個專門術語，叫做「病態建築綜合症」（sick building syndrome），不得不說非常貼切。

幾乎每個家庭都充滿了各種有毒污染物，包括一氧化碳、碳氫化合物、殺蟲劑的化學物質、油漆、清潔劑、除臭劑、髮膠、洗衣粉、壁爐、地毯、衣服、床單、家具產生的廢氣、地毯、膠水，甚至空氣清新劑。**新聞快報：你的海洋微風空氣清新劑實際上是合成的有毒污染物，氣味類似你上次搭乘Uber聞到的味道，而不是真正的海洋氣息。**

空氣品質與身體健康息息相關，如果我們不斷吸入污染物，就有可能得到氣喘、癌症和其他慢性疾病等嚴重的長期併發症。雖然人們不常談論，但這個公衛問題確實有待解決。幸運的是，只要走一趟最近的花園，就能輕鬆避免室內生活方式所帶來的危害。適用的經驗法則是，住家每三坪就應該有一棵清潔空氣的植物。

## NASA的清潔空氣研究

就連NASA也肯定植物的重要性，並在1989年進行了一項研究，檢視植物為太空站清潔和過濾空氣的能力，結論令人印象深刻。研究證實，普通的室內植物不僅可以循環利用空氣，吸收人類呼出的二氧化碳，同時將珍貴的氧氣釋出到大氣中，而且植物還具有過濾致癌化學物質的能力，例如苯、甲醛、三氯乙烯、氨、和二甲苯。植物是如何辦到的？

植物會吸收空氣中的二氧化碳和微粒，轉化為人類生存所需的氧氣，但植物所做的不只如此。盆栽土壤中的微生物，也發揮了強大的清潔效果。你一定聽說過，我們不太想碰到的泥土，卻能讓我們保持健康，並保護肺部免受有毒化合物的侵害。植物的葉子、根部、土壤和所有微生物都在發揮作用，清潔著寶貴的空氣，而我們在密閉家中放置的每一株植物，都能有效改善空氣品質。

一位日本研究人員證實了這些微生物的確會影響身體健康，這項發現將改變你思考環保議題的切入點。森林不僅僅是樹木和泥土；森林是個由芬多精組成的生態系統，空氣中充滿了抗真菌和抗細菌化合物。當你吸入這些化合物時，會增強攻擊腫瘤和病毒的白血球。健行會減少癌症，但不是運動本身帶來的效果。忘記有氧運動，給我更多芬多精！雖然我們沒辦法每天去健行、每天去森林吸收芬多精，卻可以從室內花園中獲得微生物所帶來的好處。真是太棒了！

因此，當我們試圖吸入某些微生物和細菌時，應該避免什麼？以及植物主要能過濾掉的化學物質是什麼？以下是常見的室內空氣污染源，而植物能輕鬆過濾掉這些污染源。

## 常見的室內空氣污染源

**苯：** 一種廣為人知的致癌物質，通常存在於汽油煙霧、香菸和汽車廢氣中，用於塑膠、石油、汽油、橡膠等相關產業。室內空氣的苯含量出乎意料地高，可能來自汽車廢氣、油漆、黏合劑，甚至新家具。在室內度過的時間越多，接觸苯的機會就越多。世界衛生組織指出，苯汙染是個影響重大的公衛議題，原因是接觸苯會導致癌症和再生障礙性貧血。

**甲醛：** 一種廣為人知的化學物質，這種無色、易燃、有強烈氣味的氣體，存在於各種家居產品和建築材料中。常用於膠水；黏合劑；木製品，如刨花板、膠合板和纖維板；以及殺菌劑和消毒劑。美國環保署指出，甲醛會對皮膚、眼睛、鼻子和喉嚨造成短期刺激，過多接觸可能導致某些類型的癌症。

**三氯乙烯：** 常用作工業溶劑的化學物質，長期接觸會導致癌症和其他慢性疾病。

**氨：** 美國生產最廣泛的化學物質之一，氨存在於自然界中，人體會自己產生。常見於化肥和塑膠、炸藥、布料、殺蟲劑、染料和其他化工品的製造過程中，家用清潔溶液是可能的接觸途徑。過度接觸這種化學物質會刺激皮膚；燒傷；眼睛、鼻子和喉嚨不適；和肺損傷。

**二甲苯：** 廣泛用作化學溶劑、清潔劑和油漆稀釋劑，已證明二甲苯會造成口腔和喉嚨不適、暈眩、頭痛、意識模糊以及肝腎損傷。

植物看似溫和，但植物過濾空氣有害物質和化學物質的能力，證明了它們的力量遠遠超出人類想像。根據NASA的研究，有些室內植物清潔和過濾空氣的能力遙遙領先；以下是十大推薦植物（不代表個人意見）。

## 過濾空氣植物Top 10

### 波士頓腎蕨 Boston Fern

如果你正在尋找可靠的室內植物，這就是最佳選擇。波士頓腎蕨是最適合的室內植物，自維多利亞時代以來一直廣受喜愛。波士頓腎蕨在NASA前五十名空氣淨化植物名單中排名第九，能有效去除空氣中的甲醛，以及其他污染物。

### 常春藤 English Ivy

在清潔空氣、過濾三氯乙烯、甲醛、苯和二甲苯方面，常春藤能發揮極大功效。如果家中有寵物或孩子，還能去除空氣中排泄物的臭味！這種藤蔓放在吊盆中或窗台上很美，還會增添你的優雅氣質。這種植物很好照顧，適合新手，但不適合有養寵物的家庭，因為貓狗可能有中毒疑慮。

### 黃金葛 Golden Pothos

黃金葛又名魔鬼的常春藤（Devil's ivy），是我最喜歡的室內植物之一，因為它很好種，不用理它也能長得很好。如果你不熟悉室內園藝，請從黃金葛開始。黃金葛能有效

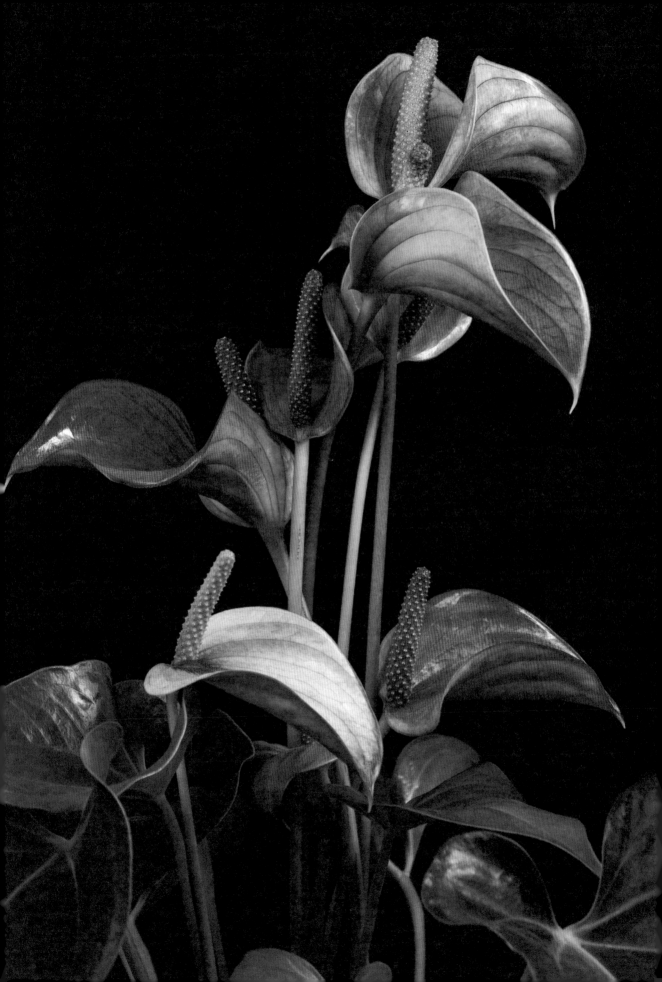

過濾空氣中的甲醛、二甲苯、甲苯、苯、一氧化碳等。

## 白鶴芋 Peace Lily

光看這個美麗的名字就會讓你想在家裡種一棵。NASA研究發現，白鶴芋是去除室內空氣毒素（如氨、甲醛和苯）的前三名植物。不過，白鶴芋對動物和兒童有毒，會引起皮膚刺激、灼熱和腫脹，請放在動物和兒童摸不到的地方。

## 吊蘭 Spider Plant

吊蘭能消除空氣中的甲醛和二甲苯，並在室內快速生長。幸運的話，甚至會開出美麗的白花。這種植物是無毒的。

## 虎尾蘭 Snake Plant

虎尾蘭能在弱光或人造光環境下生存，是辦公室常見的室內植物，已證實可去除苯、甲醛、三氯乙烯和二甲苯。

## 廣東萬年青 Chinese Evergreen

廣東萬年青是美麗又獨特的室內植物，原產於亞洲的熱帶森林，能過濾苯、一氧化碳、甲醛、三氯乙烯等！不過，這種植物對狗是有毒的，請放在狗狗碰不到的地方。

## 火鶴花 Flamingo Lily

火鶴花是獨特又美麗的室內植物，很容易生長，在理想條件下，能在廚房餐桌上存活多年。應該遠離寵物、兒童或行為像兒童的成年人，因為它含有草酸鈣結晶，咀嚼可能對身體有害。火鶴花證實可過濾甲醛、氨和二甲苯。

## 蘆薈 Aloe Vera

蘆薈不只有益肌膚！蘆薈證實可過濾空氣中的甲醛。蘆薈容易種植，只需在土壤變乾時澆水。蘆薈葉子含有一種已知具有抗炎作用、能促進傷口癒合的液體！

## 雪佛里椰子 Bamboo Palm

雪佛里椰子最高能長到3.6公尺，能有效過濾空氣中的甲醛，去除苯和三氯乙烯，在過濾空氣方面表現數一數二，而且適合家裡有養寵物的家庭。

有這麼多植物可選擇，空氣不該再讓我們感到不適。我們無法在整潔卻充滿化學物質的室內真空中生活，沒有植物我們就不可能在室內安身立命，為了過著健康的生活，我們必須讓大自然陪在身邊。幸運的是，有許多植物可以跟我們一起在室內健康成長，幫助我們呼吸更乾淨的空氣，讓我們的家成為健康生活的地方。

## 植物能減輕壓力和憂鬱

現代生活壓力無所不在。從塞車、漫長無聊的通勤、二十四小時的新聞轟炸、電子郵件和手機不斷響起，到社群媒體和網路永無止境的打擾，難怪我們的血管都快爆了。生活可能會變得更有效率，但肯定不會變得更輕鬆或更快樂。不要誤會我的意思，我們生活在一個振奮人心的時代，但《與星共舞》（Dancing with the Stars，美國真人實境秀

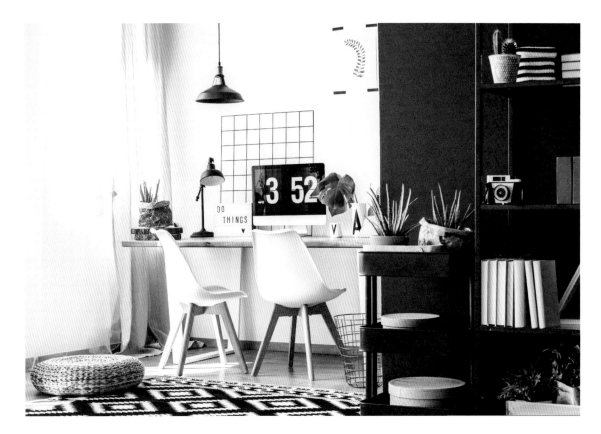

節目）從來不是憂鬱的解方，只是讓我們從忙碌的生活中分心。

許多人被問到是否承受極大壓力時，會習慣回答「我很好」或「我所承受的壓力跟其他人差不多！」這不是個好現象。衡量壓力的標準不該是你與隔壁鄰居喬的比較，喬每週工作70小時，喝5杯琴通寧雞尾酒才能放鬆。忘記你所認識的每個人吧，因為他們很可能都正瀕臨崩潰，不知道什麼是真正的放鬆。

請容我暫時誇張一點：壓力正在殺死你。壓力是造成60%人類疾病（如心臟病發作、中風和心臟疾病）的主因之一。這是怎麼回事？嗯，你可能在上班途中被一輛BMW擋住了去路，或是正被美洲獅追趕，但身體無法區分這兩者的壓力。無論是趕不及上班的不爽，還是生命受到威脅，身體給出的反應一樣強烈。

問題在於，這些壓力事件每天都在發生，不斷地刺激神經系統，讓身體充滿荷爾蒙，而這些荷爾蒙應該在真正有迫切需要時才拿出來用。長期暴露在壓力下會破壞身體的所有系統，抑制免疫系統，增加心率和血壓，導致不孕和腸躁症，甚至重新連接大腦線路，讓你更容易焦慮和憂鬱。

壓力並不是憂鬱症的唯一原因。有許多原因都會導致憂鬱，包括遺傳、生活環境、悲傷、荷爾蒙濃度的變化，以及跟腸道菌群和營養有關的最新研究。根據美國國家心理衛生研究院（National Institute of Mental Health）所發表的數據，2012年有1600萬名成年人有過至少一次重度憂鬱發作，約占總人口的6.9%，而這僅止於呈報案例。根據世界衛生組織的數據，全世界有超過3.5億人深受憂鬱症所苦。

憂鬱症是個重大的議題，成因和類型繁雜；共通點是會讓人很慘。這件事本身就讓人倍感壓力，但還是有些補救措施能提供協助。例如，植物已證實能提高幸福感，減輕壓力，降低憂鬱症的發病率。植物無形中對精神有益，是時候為家裡添加一些綠色植物並展開你的園藝之旅了。

來自挪威生命科學大學（Norwegian University of Life Sciences）和瑞典烏普薩拉大學（Uppsala University）研究發現，辦公室或家中只要有植物存在，就能提高幸福感、減輕壓力和疲勞，並減少員工請病假的次數。另一項研究發現，室內植物能抑制交感神經系統（戰鬥或逃跑反應）以減輕心理壓力，讓我們承受更少壓力，身體更放鬆。

更多的研究發現，只要在壓力很大的工作環境放置植物，人們就會反應自己感覺更平靜，幸福感增加。無論是室內植物，更多看見植物的機會，甚至更方便進入公園或戶外空間，跟大自然接觸都能促進健康並減少感知壓力，關於身體病痛的抱怨也會減少。只需在大自然的包圍下步行30分鐘，71%的人就能減少憂鬱！

事實上，這項研究證明自然能引導人類走向快樂。2010年的一項研究發現，在兩天內，只要每天在森林裡健行或散步兩小時，就能降低壓力荷爾蒙濃度、血壓和脈搏。研究證實，雙眼只要看到自然環境，就會增加大腦的快樂感知。再泡個熱水澡、喝一杯香檳，你就是最快樂的人。

## 植物能增加專注力

隨著科技以光速般成長，我們的專注力卻以音速急遽減少。是的，我們在口袋放著有如小型電腦的手機，透過虛擬現實環遊世界，駕駛高性能電動汽車。然而，如果不隨時看Instagram，我們好像沒辦法進行對話，跟看Netflix的能力相比，我們的閱讀能力大幅下降，聽力只能持續大約2.1秒。

根據微軟的最新研究，人類現在只要8秒就會失去注意力，比金魚還少1秒。我們越來越依賴Google、GPS系統以及網路上的一切，變得無法專注、缺乏耐心，甚至智力下降。2000年以來，我們的注意力從平均12秒下降到8秒，我們的大腦一直在等待手機、電子郵件和電腦發出的下一次點擊、提示、嗶嗶聲。希望你能好好讀完這本書；如果你能堅持到最後，一定要恭喜自己！

然而，對於熱愛植物的人來說，還是有好消息。我們逐漸明白，只要在工作場所或家庭環境放些植物，就能完全改變我們的思考方式和專注力。發表在《環境心理學期刊》（Journal of Environmental Psychology）上的一項研究發現，在工作空間種植植物能提高專注力，以及維持注意力。人類的大腦只能盯著無聊的電子表格和Google文件一段時間，無法接著處理費用報表和帳單，我們的能力真的有限。我們的大腦就像複雜的生物型電腦，擁有有限的「定向注意力」（directed attention）。定向注意力代表我們在工作中所做的一切：受控的、專注的、集中的注意力。當然，注意力會隨著一天中使用的次數增加而減少。難怪Google在工作場所特別放了桌球桌和午睡艙！

以此為前提，當我們與大自然接觸、在公園裡散步或在辦公室裡看著植物時，大腦能夠不斷地將注意力轉移到新事物上：一片葉子、一根草、一隻鳥大便在陌生人身上。你的感官不斷被吸引，一次又一次地吸引你的注意力。第二種注意力被稱為「無定向注意力」（undirected attention）。無定向注意力能讓定向的大腦暫時休息，並為下一輪緊張的定向思考恢復活力。植物能有效激發出無定向的思緒，進而使我們更加專注在工作上。

有些研究專門針對工作場所的植物，將一般辦公桌與裝飾著蕨類植物或虎尾蘭的辦公桌進行了比較。研究發現，辦公桌擺滿鮮花和植物的人比辦公桌空盪盪、一無所有的人更能專注於工作。植物能讓我們恢復精神，重要性不應被低估。想像一個世界，每間教室都是一個迷你叢林，每個辦公室都像一個美麗的森林。這些綠洲將能讓我們更勤奮工作、更專注學習，並愉快地聚焦下一個任務。

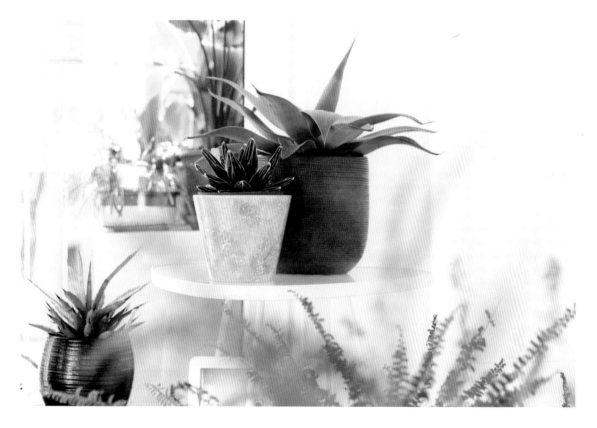

# 廚房和浴室清潔

## 多用途清潔劑

維持居家清潔是健康的關鍵，但多數市售清潔產品都含有不健康的成分，而天然的清潔用品通常對我們和家人更安全。DIY清潔用品時，你需要簡單有效的成分。這款多用途清潔劑適合用於檯面、地板、牆壁，甚至馬桶、水槽和浴缸。最棒的是，使用這款清潔劑，你可以跟孩子一起進行清潔工作。此款配方中的精油對兩歲以上的兒童是安全的。當然不能喝進肚子，但是清潔時噴灑此款清潔劑是沒問題的，不像傳統清潔劑會對小孩肺部造成刺激。

### 材料：

½ 杯白醋

1½ 杯水

1 茶匙硼砂

10 滴檸檬精油

5 滴澳洲茶樹精油

5 滴萊姆精油

5 滴檸檬香茅精油

5 滴冷杉精油

### 配製方法：

1. 使用金屬漏斗將所有材料倒入480毫升藍色或琥珀色玻璃瓶。
2. 蓋上噴嘴頭瓶蓋。
3. 搖晃混合均勻。

### 使用說明：

1. 直接噴在要清潔的表面上。
2. 用布或天然海綿刷洗後擦乾。

### 功效：

- 醋是有效的天然消毒劑，可單獨使用。
- 硼砂能減少堅硬和多孔表面的黴菌生長，這是浴室和廚房清潔的重點。
- 檸檬、檸檬香茅和澳洲茶樹精油都是有效抗菌劑，能去除多種葡萄球菌、鏈球菌和念珠菌。
- 檸檬香茅對李斯特菌特別有效。
- 柑橘精油（包括檸檬和萊姆）含有檸檬烯，具有廣泛的抗菌效果，能對食物相關微生物進行消毒，並具有驅蟲效果。冷杉精油也含有檸檬烯。

### 【小提醒】

- 將清潔劑存放在陰涼處，或是放入冰箱，可延長使用期限。
- 如果噴霧不小心噴到眼睛、覺得刺痛，請用橄欖油、甜杏仁油或椰子油等基底油沖洗。不要用水沖洗。

## 檯面消毒噴霧

廚房檯面是家中最髒的地方之一，雖然表面上看起來很乾淨。食源性病原體是肉眼看不到的，未煮過的肉類和蛋類、乳製品，甚至水果和蔬菜的飛濺物都可能含有有害的細菌、病毒和真菌。乾淨的檯面對於提供健康食品至關重要。多數商用廚房清潔劑的問題，在於接觸食物並不安全，而且對人體也不好。警告標籤上寫著：在使用這些產品清潔後，必須再次清潔會與食物接觸的表面。這款廚房檯面消毒噴霧可清潔檯面，並在使用後讓檯面的微生物消失不見。檸檬香茅和奧勒岡精油具有高度抗菌性，不會損害肺部或皮膚。這款噴霧會讓廚房保持味道清新，可以隨時使用。

### 材料：

½ 杯白醋

1½ 杯水

1 茶匙硼砂（自選）

25 滴檸檬香茅精油

15 滴奧勒岡精油

### 配製方法：

1. 使用金屬漏斗將所有材料倒入480毫升藍色或琥珀色玻璃瓶。
2. 蓋上噴嘴頭瓶蓋。
3. 搖晃混合均勻。

### 使用說明：

1. 直接噴灑在廚房檯面、冰箱或爐面。
2. 用布或天然海綿刷洗後擦乾。
3. 如果配方不含硼砂，請用噴霧瓶噴嘴的霧化設計在檯面上噴灑細霧，消毒檯面後再使用。

### 功效：

- 檸檬香茅和奧勒岡精油都能有效對抗細菌、病毒和真菌，包括多種李斯特菌（一種常見的食源性細菌）、大腸桿菌、腸道沙門氏菌、克雷伯式肺炎桿菌、鮑氏不動桿菌、綠膿桿菌、糞腸球菌、黏質沙雷氏菌、金黃色葡萄球菌和白色念珠菌。許多微生物已產生抗藥性，但檸檬香茅和奧勒岡精油對其仍有效果。
- 檸檬香茅精油是最有效的抗真菌精油之一。

### 【小提醒】

- 注意：不建議六歲以下兒童使用奧勒岡精油。在兒童出沒的場所使用這種噴霧是安全的，但不建議讓幼兒使用這種噴霧進行清潔。
- 如果手邊沒有奧勒岡精油，或想營造節日氣息，可用肉桂精油代替奧勒岡。
- 大量攝入硼砂是不安全的，但噴霧中少量使用是無害的。但是，如果食物會直接接觸噴霧，請勿在配方中使用硼砂。

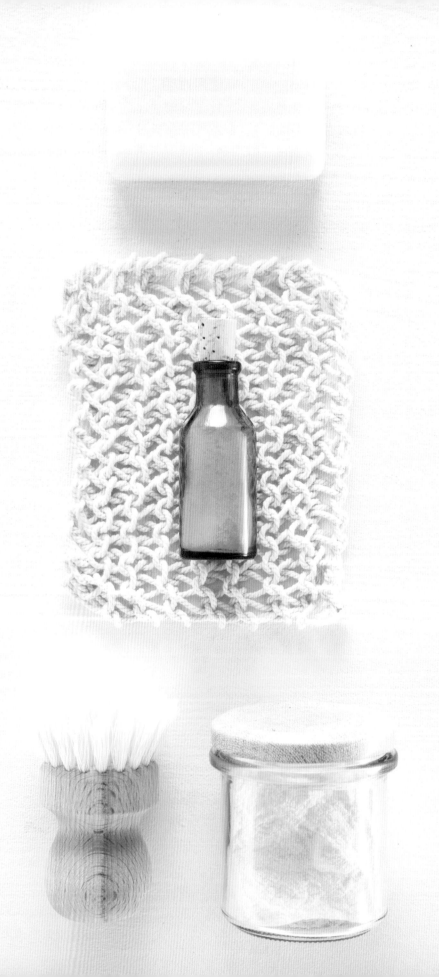

# 柑橘冷杉洗碗精

正確洗碗是防止食源性病原體污染熟食的重要步驟，在清洗砧板和準備食材用具時尤其如此。生肉和沒有洗過的蔬果帶有許多微生物，而精油能有效去除這些微生物。洗碗精能清潔碗盤，殺死微生物，讓廚房散發出煥然一新的清香氣息。

## 材料：

1 杯開水

¼ 杯磨碎的皂條

¼ 杯無味液體橄欖皂

1 大匙工業用蘇打（自選）

10 滴檸檬精油

10 滴檸檬香茅精油

5 滴萊姆精油

5 滴冷杉精油

## 配製方法：

1. 將1杯水燒開。
2. 關火，加入¼杯磨碎的皂條。
3. 攪拌直到皂條融化。
4. 加入¼杯無味液體橄欖皂。
5. 加入1大匙工業用蘇打（自選）。
6. 用漏斗將上述液體倒入480毫升藍色或琥珀色玻璃瓶。
7. 靜置冷卻。
8. 加入10滴檸檬、10滴檸檬香茅、5滴萊姆和5滴冷杉精油。
9. 蓋上擠壓瓶蓋。
10. 搖勻。

## 使用說明：

1. 使用前搖勻。
2. 把盤子弄濕。
3. 把柑橘冷杉洗碗精擠壓到天然海綿上。
4. 刷洗盤子以去除食物殘渣和油脂。
5. 用熱水沖洗盤子。
6. 把碗盤放在碗盤架上瀝乾或用毛巾擦乾。

## 功效：

- 檸檬香茅精油能有效對抗細菌、病毒和真菌，包括多種李斯特菌（一種常見的食源性細菌）、大腸桿菌、腸道沙門氏菌、克雷伯式肺炎桿菌、鮑氏不動桿菌、綠膿桿菌、糞腸球菌、黏質沙雷氏菌、金黃色葡萄球菌和白色念珠菌。
- 檸檬精油兼具清潔和去油汙效果。
- 檸檬、萊姆和冷杉精油含有檸檬烯，具有廣泛的抗菌特性，尤其是針對食源性病原體。

## 【小提醒】

- 兩歲以上兒童可使用這款洗碗精幫忙洗碗。如果對兒童皮膚造成刺激，請將配方中的檸檬和檸檬香茅精油減少到各5滴。
- 在較冷的月份，減少工業用蘇打分量，或用小蘇打代替，以避免洗碗精阻塞而無法擠出。

## 去油污噴霧

油性黏稠物和污垢會快速在廚房表面堆積。檯面、火爐、烤箱、抽油煙機、冰箱、地板，甚至牆壁都會出現烹飪時的飛濺物或不知道是什麼的神秘髒污。肥皂和水，甚至廚房噴霧劑，很難去除所有殘留。令人驚訝的是，最好的解決方案是用更多的油！橄欖油的油性，加上檸檬和尤加利精油的去油功效，能將以往難以去除的黏稠物和油脂一掃而空。

### 材料：

⅓ 杯橄欖油

8 滴檸檬精油

6 滴尤加利精油

### 配製方法：

1. 使用漏斗將⅓杯橄欖油倒入120毫升藍色或琥珀色噴霧瓶。
2. 加入8滴檸檬和6滴尤加利精油。
3. 蓋上噴霧瓶蓋並搖勻。

### 使用說明：

1. 使用前搖勻。
2. 將去油污噴霧直接噴灑在黏稠油膩表面。
3. 靜置幾分鐘後，用布或天然海綿去除髒污處的噴霧和黏稠物。

### 功效：

- 檸檬和其他柑橘類精油富含檸檬烯，可溶解並去除油脂。
- 尤加利油中的桉葉素（cineole）具有工業等級的溶解油脂效果。

### 【小提醒】

- 這款噴霧也可用於去除手上的油脂。
- 將去油污噴霧放在陰暗乾燥處，可預防失去功效或變質。
- 這種噴霧不適用於木材、地毯或布料表面。

## 蔬果清潔劑

就算購買有機蔬果，仍可能塗有食用蠟，運輸過程、挑剔的顧客挑三揀四，都可能感染黴菌孢子和細菌。在存放和食用前，最好能用蔬果清潔劑沖洗乾淨。除了非常柔軟的漿果（覆盆子）外，其他蔬果都可以用這種方法洗淨。

### 材料：

½ 杯醋

2½ 杯水

幾滴葡萄柚籽萃取液（自選）

### 作法：

1. 將所有材料放入一個中型碗，混合均勻後，倒入乾淨水盆中，放入水果或蔬菜。分批清洗：較軟的水果、較硬的水果、蔬菜各一批。存放前用軟布或紙巾將蔬果完全擦乾，將一塊小布或紙巾一起扔進容器中，用來吸收水果散發出的水分，以避免水果變軟。

### 【小提醒】

可將蔬果放在枕套或特製的小布袋中存放。記得定期清洗袋子。

## 浴室清潔劑

清潔身體的同時，也必須定期清潔浴室。馬桶、水槽、淋浴間和浴缸會因灰塵、水漬、美容產品甚至日常使用而變髒。清潔這些區域需要用力刷洗和好用的清潔產品。許多商業產品對肺部有害，而且需要沖洗才能讓毒素離開皮膚。這款浴室清潔劑能有效去除污垢和污漬，但不會影響肺部和皮膚。兩歲以上兒童用這款清潔劑幫忙打掃家裡是沒問題的。

### 材料：

1 杯小蘇打

1 杯金縷梅

8 滴檸檬精油

6 滴天竺葵精油

6 滴澳洲茶樹精油

4 滴甜橙精油

2 滴檸檬香茅精油

### 配製方法：

1. 將1杯金縷梅倒入480毫升廣口藍色或琥珀色瓶子。

2. 加入8滴檸檬、6滴天竺葵、6滴澳洲茶樹、4滴甜橙和2滴檸檬香茅精油。

3. 搖晃混合均勻。

4. 用漏斗加入1杯小蘇打。

5. 蓋上能撒粉的瓶蓋。

6. 搖晃讓所有材料混合均勻。

### 使用說明：

1. 使用前搖勻。

2. 打開灑粉瓶蓋。

3. 將浴室清潔劑灑在想要清潔的區域。

4. 使用刷子或海綿清潔該區域。

5. 用水沖洗乾淨。

### 功效：

- 小蘇打長期以來一直被當作家用清潔劑，可去除異味並當作研磨劑使用，讓刷洗更不費力。

- 檸檬精油可減少因使用沐浴和美容產品而產生的油垢堆積。

- 天竺葵、澳洲茶樹和檸檬香茅精油都能抑制包括香港腳在內的真菌感染。確保淋浴間、浴缸沒有真菌存在，是保持雙腳清潔和健康的關鍵。

這個配方中的所有精油都有清潔、抗菌功能。

## 檸檬香茅胡椒薄荷馬桶滴劑

當我們使用洗手間後，無論是在自己家或在別人家作客，都不想留下難聞的氣味。如果浴室使用後的氣味比沒用前更好，那不是很好嗎？實際上做起來很簡單。只需在浴室使用前後用幾滴馬桶滴劑，就能讓浴室有清新的香氣。

### 材料：

30 滴檸檬香茅精油
25 滴胡椒薄荷精油
10 滴天竺葵精油
5 滴羅勒精油

### 配製方法：

1. 在5毫升藍色或琥珀色瓶子中，加入30滴檸檬香茅、25滴胡椒薄荷、10滴天竺葵和5滴羅勒精油。
2. 在瓶口放上縮小瓶口塞。
3. 蓋上蓋子。
4. 搖勻。

### 使用說明：

1. 使用前請搖勻。
2. 廁所排便前，在馬桶滴入3滴馬桶滴劑。
3. 使用廁所。
4. 沖水。
5. 滴入3滴馬桶滴劑，下次使用馬桶時再沖掉。

### 功效：

- 天竺葵精油能有效去除空氣中的細菌。
- 廁所氣味可能來自具有傳染性的腸道細菌、病毒和寄生蟲，檸檬香茅和羅勒精油能防止這些微生物的傳播。
- 檸檬香茅精油能有效去除廁所的難聞氣味。
- 胡椒薄荷和檸檬香茅精油會留下令人愉悅的香氣。

### 【小提醒】

- 精油不溶於水，會停留在馬桶水的表面，能將精油下方難聞的氣味一網打盡。
- 將馬桶滴劑存放在陰暗乾燥處，可保存約一年。

# 空氣清新擴香

房屋或浴室味道不佳，有很多可能的原因。在浴室裡盥洗、堆積如山的待洗衣物，或者只是因為家裡住了一個青少年，都可能導致奇怪的氣味。不建議使用空氣噴霧掩蓋氣味，因為可能對肺部造成傷害，可以用空氣清新擴香去除浴室或房間的氣味來源！

## 材料：

½ 杯水

5 滴檸檬精油

5 滴萊姆精油

2 滴澳洲茶樹精油

2 滴檸檬香茅精油

## 配製方法：

1. 將½杯水（或香氛機建議的量）倒入香氛機中。
2. 加入檸檬和萊姆精油各5滴。
3. 加入澳洲茶樹和檸檬香茅精油各2滴。

## 使用說明：

1. 將香氛機放在平坦表面上，靠近浴室插座。
2. 打開香氛機開關。

## 功效：

- 檸檬和萊姆精油能淨化空氣。
- 霉菌和真菌會經由空氣傳播並引起難聞的氣味，澳洲茶樹和檸檬香茅精油可去除霉菌和真菌。
- 檸檬香茅精油可消除廁所臭味。

## 【小提醒】

- 請注意，家中如有幼兒或寵物，有些精油並不適合擴香使用。例如，澳洲茶樹擴香，可能對狗狗造成傷害。
- 空氣清新擴香可在任何需要清新空氣的房間使用。
- 如果沒有香氛機，可將此配方（省略水的部分）加入½杯小蘇打後，倒入120毫升的梅森罐。在瓶口蓋上一塊布，即可製作出簡單的罐裝空氣清新劑。

## 玻璃亮晶晶清潔劑

鏡子和玻璃表面有時會變得跟檯面一樣黏滑，必須多花點工夫清潔。一般的油或水都可能在玻璃表面留下痕跡，建議用醋和精油代替，由於會快速蒸發，能讓玻璃表面亮晶晶。

### 材料：

1½ 杯白醋

½ 杯水

6 滴佛手柑精油

6 滴檸檬精油

6 滴甜橙精油

### 配製方法：

1. 使用漏斗將1½杯白醋和½杯水倒入480毫升藍色或琥珀色的噴霧瓶。
2. 加入佛手柑、檸檬和甜橙精油各6滴。
3. 蓋上噴霧瓶蓋子。
4. 搖晃讓材料混合均勻。

### 使用說明：

1. 使用前搖勻。
2. 將玻璃亮晶晶清潔劑噴在玻璃表面或鏡子上。
3. 用無絨毛巾擦拭清潔的區域。
4. 自然風乾。

### 功效：

- 檸檬、佛手柑和甜橙等柑橘類精油，能有效去除油污，達到清潔效果。
- 醋能清潔玻璃，讓表面不留痕跡。

### 【小提醒】

- 使用浴室清潔劑後，可再噴上玻璃亮晶晶清潔劑，以去除硬水產生的水垢。
- 兩歲以上的兒童即可使用這款噴霧劑，這個年紀的孩子喜歡幫忙做家事，也應該讓他們幫忙做家事！

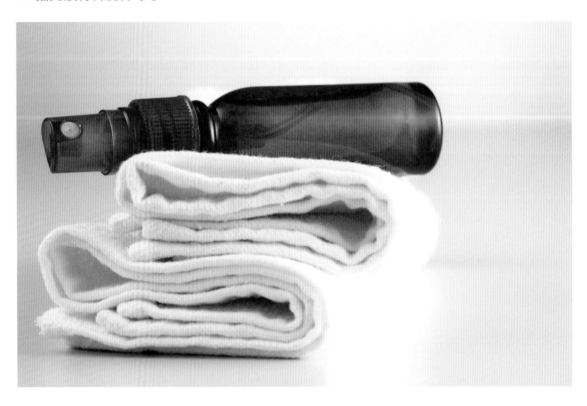

# 洗衣房

## 洗衣粉

自己製作洗衣粉比較省錢，而且能避免商業洗衣精中的化學物質。布朗博士（Dr. Bronner's）的皂條重約5盎司（150克），Fels-Naptha的皂條則是5.5盎司（165克），一次使用一整條比較方便，些微的差距對這個配方不太有影響，所有材料都能在網路輕鬆購得。

**材料：**

1 個皂條（布朗博士的5盎司皂條或Fels-Naptha的5.5盎司皂條）

1 杯硼砂

1 杯工業用蘇打

20 滴薰衣草、檸檬、茉莉或天竺葵精油（自選）

**作法：**

1. 用食物處理機磨碎肥皂，換成刀片後，加入硼砂、工業用蘇打和精油，攪打成細粉末。存放在有蓋子的容器中，每次洗衣時用量約1～2大匙。

## 重複使用的烘衣布

市面上的烘衣布含有大量的化學物質，其中有些可能導致神經系統疾病或致癌，例如α-松油醇和芳樟醇。所以自己做最好，而且可以重複使用！醋有助於軟化衣服並減少靜電，而精油會讓衣服洗完後有你喜歡的香味。建議使用薰衣草、澳洲茶樹或茉莉精油。

**材料：**

棉布

½ 杯白醋，最好是有機的

8～10 滴精油

**作法：**

1. 將布裁剪成四到六個約10公分×10公分正方形，如果想做得更盡善盡美，可用鋸齒剪刀防止布邊磨損，或縫上折邊。或者就不管它了，就算烘衣布用了幾次後磨損，那也沒啥大不了的。將醋和精油放入玻璃罐中混合均勻，放入棉布，蓋上蓋子後搖晃。使用時，將棉布從容器中取出，輕輕擰乾，跟衣服一起扔進烘衣機。烘衣完成後，將棉布放回裝有液體的罐子中，待下次使用時再取出。

## 去污備忘錄

雖然通用去污劑適用多數情況，但有時會想立即去除特定的髒污。以下是一些常見的污漬，用快速、天然方法即可修復。

**血液：** 如果當下就發現沾到了血，請倒些雙氧水，邊搓衣物邊沖洗，血跡應該就會消失。如果還有血跡殘留，將棉球浸泡在雙氧水中，放在血跡上約1分鐘後沖洗乾淨以避免漂白衣服。沖洗時請用冷水；熱水會使血跡凝固。

**青草：** 倒些未稀釋的外用酒精，靜置10分鐘後，按照一般的洗衣步驟清洗。

**紅酒：** 用白酒快速浸透污漬後，沖洗乾淨。如果還有污漬殘留，再用氣泡水處理。

**咖啡／茶：** 如果是黑咖啡或紅茶，先用冷水、再用衛生紙擦乾可去除大部分污漬。如果含有奶油或糖，則必須用醋分解蛋白質。用醋浸透該部位，靜置10分鐘後，用冷水沖洗。

墨水／麥克筆／螢光筆：倒些未稀釋的外用酒精，靜置10分鐘後，按照一般的洗衣步驟清洗。

巧克力：如果是融化的固體巧克力，等它乾掉後用奶油刀刮掉，再用外用酒精擦拭污漬。

番茄醬／燒烤醬：立刻用冷水或冷氣泡水邊搓衣物邊沖洗，以去除頑固的殘渣。如果還有殘留，用醋清潔、再用衛生紙擦乾。

油脂／油漬：在污漬上用白色粉筆摩擦以吸起油漬，或用玉米粉大量塗抹該部位，然後用常用的洗髮精手洗（洗髮精能去除頭髮的油脂，也能去除布料纖維的油脂）。

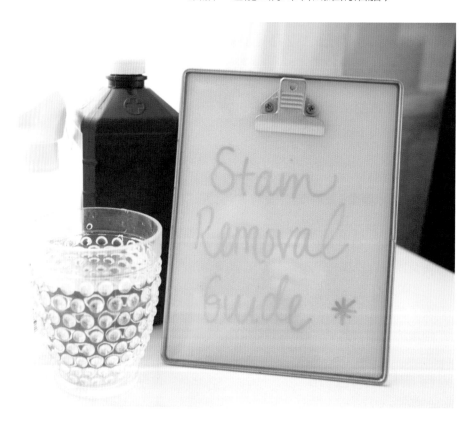

# 寵物護理

## 牽繩和項圈清潔劑

寵物牽繩和項圈中累積的污垢很驚人，而且累積的速度很快。牽繩和項圈並不便宜，購買時考量的因素可能是適合狗的個性、你家的配色或其他原因（例如孩子堅持使用某個卡通人物主題的牽繩，而你答應購買的交換條件是他們答應經常出門遛狗）。保持牽繩和項圈的乾淨並不是件難事，最好在晚上不需要使用時清洗，那段時間狗狗沒有項圈也沒問題，或是手邊有備用項圈可替換。讓牽繩有足夠時間風乾，可以在早上使用。

材料：
1 茶匙橄欖皂
2 大匙小蘇打
2 杯熱水

作法：
1. 在水盆中加入以上材料，放入項圈和牽繩。
2. 浸泡30～45分鐘以軟化污垢、深入纖維。
3. 使用乾淨的牙刷刷洗髒污和帶扣周圍。沖洗乾淨。
4. 攤開放在乾淨的毛巾上，置於溫暖的地方晾乾，但不要靠近熱源。

【小提醒】
如果希望清潔力更強，可以另外用醋清洗寵物牽繩和項圈。但是請勿在以上配方中加醋，因為醋會分解肥皂，而使清潔劑失去效果。

## 活力美麗寵物洗髮精

寵物洗髮精很貴，除非寵物對一般的皮膚產品有嚴重的過敏反應，否則這款洗髮精應該會有不錯的效果，小狗很快就會變得又漂亮又活潑。這款洗髮精能很快起泡、去除深層污垢，而且因為使用甘油，不會洗去狗身上的天然油脂。澳洲茶樹精油能舒緩發癢或發炎的皮膚，有助於改善因抓撓而對皮膚產生的輕微刺激。胡椒薄荷精油清涼提神，同時散發出令人愉悅的香味。在寵物身上使用精油時要特別留意；多數狗對適當稀釋的精油反應良好，但不要讓狗狗接觸太強的劑量或打開的精油瓶。

材料：
2 杯橄欖皂
½ 杯蒸餾水
2 大匙甘油
3 滴澳洲茶樹精油
3 滴胡椒薄荷精油

作法：
1. 將所有材料放入480或540毫升的容器中。搖勻充分混合。
2. 使用方法：像平常幫狗狗洗澡一樣，不要接觸到狗的眼睛。

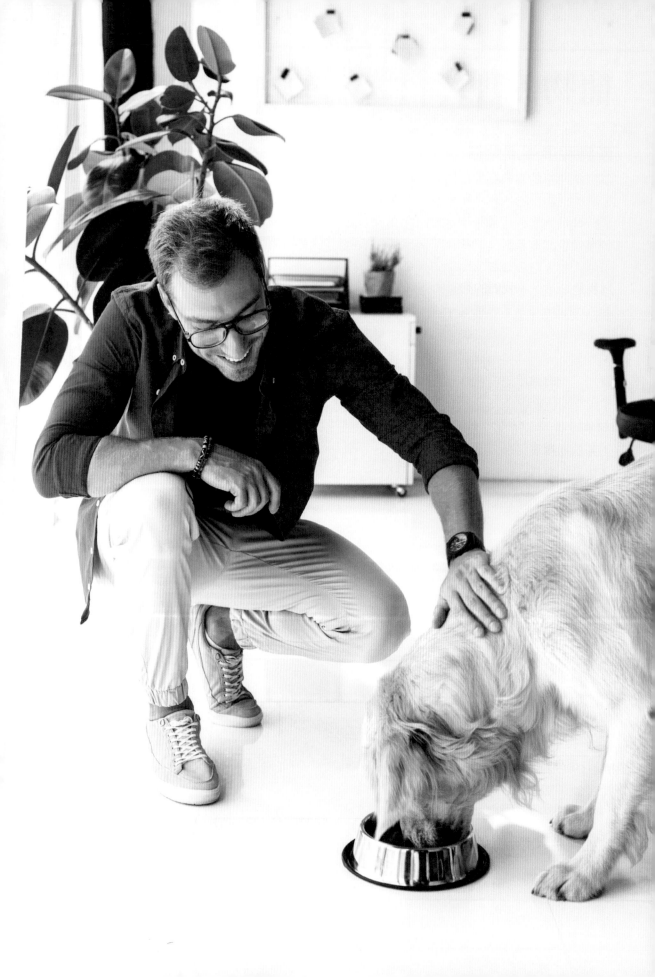

## 狗香水和護毛素

聽起來可能很傻，但我小時候最難忘的回憶之一，就是黃金獵犬從美容師那裡回來的時候。他柔軟、滑順、蓬鬆……而且味道超好聞！有一天我們問了美容師，才知道他用了一種狗狗專用的氣溶膠噴霧；也就是在狗狗身上噴香水。你可能覺得這很好笑，但是當你幫狗洗完澡擦乾後，噴上狗香水再幫狗刷毛時，狗狗會聞起來很香，這時你一定會認為我是個天才（我們的狗狗美容師也是）。在寵物身上使用精油時要特別留意；多數狗對適當稀釋的精油反應良好，但不要讓狗狗接觸太強的劑量或打開的精油瓶。（這款配方不適合用在貓身上；貓對精油更敏感，也不喜歡柑橘氣味。）

### 材料：

1 杯蒸餾水或煮沸後冷卻的水

¼ 杯荷荷芭油

1 茶匙甘油

3 滴橘子精油

3 滴天竺葵精油

### 作法：

1. 將所有材料放入360毫升噴霧瓶中充分混合。使用前搖勻。
2. 使用方法：大量噴灑在狗身上再幫狗刷毛。

## 寵物除臭劑

我們都有過寵物到處尿尿的經驗，可能是新來的小狗、貓咪生病了，或是寵物變老了。這種清潔方法能吸收異味和髒亂，適用於地毯、實木和超耐磨地板。但是，必須立即在寵物污漬上使用或在24小時內使用。對於已經留在地毯上超過24小時的事件，幾乎無法避免留下痕跡。寵物尿液的pH值會去除地毯的染料，如果地毯是白色的，則是會被尿液染色而留下永久痕跡。先在深色地毯和毯子上較不顯眼的地方測試噴霧；如果地毯沒褪色，雙氧水應該能去除尿痕。澳洲茶樹精油具有天然抗菌性，可進一步中和異味，寵物就不會像往常一樣尿在同一個地方。

如果有尿液殘留，可撒上大量小蘇打吸收液體和氣味。沒有尿液的話，請勿使用小蘇打。等小蘇打吸收尿液後，再用硬刷子將小蘇打刷到畚箕中丟棄。有大便的話請舀起並丟棄。

### 材料：

½ 杯雙氧水

½ 杯蒸餾水或煮沸後冷卻的水

½ 茶匙橄欖皂

4～5 滴澳洲茶樹精油

### 作法：

1. 將所有材料放入360或480毫升噴霧瓶中充分混合。使用前搖勻。
2. 使用方法：搖勻並大量噴灑在髒污處，讓它完全滲透。如果地毯是米色或白色的，請靜置2～3分鐘；如果地毯顏色較深，請立即清洗。用乾淨的抹布吸乾並按壓污漬，直到污漬變乾、髒污消失。不要用擦的。然後再用清水浸透該處，重複吸乾、按壓的步驟，進行最後的清洗。最後用吹風機輕輕吹乾，溫度適中（不要太熱，否則可能會融化附著在地毯纖維上的膠水），同時使用乾淨的刷子把纖維弄鬆。

## 寵物碗清潔劑

由於硬水和水垢堆積，寵物碗的水位常常會有一層污漬，黏附在塑膠碗，甚至金屬碗上。我們知道什麼能破壞硬水堆積物……答案就是醋。更棒的是醋對寵物安全無虞。此配方不包含精油，因為沒有必要，而且要用在狗吃東西的碗上，本來就必須特別小心。

**材料：**

1 杯醋

½ 杯熱水

¼ 杯小蘇打

**作法：**

1. 將以上材料放入碗盤中，觀察去除水漬的難易程度，混合後靜置30分鐘到1小時。
2. 使用牙刷或抹布將清潔劑塗抹在有水漬的地方。把水倒掉。
3. 用熱肥皂水徹底清洗後擦乾。

### 【小提醒】

如果碗盤的底部也有污漬（例如底部有水而發黴），請將以下的配方濃度加倍，把碗盤和清潔劑一起放入水盆，讓碗盤整個泡進水裡。

## 貓砂盆清潔劑

每天清潔貓砂盆似乎是件苦差事，而保持貓砂盆的乾淨對貓奴而言則是必要之惡。這是個骯髒的工作，卻無法省略。清洗時建議把貓砂盆拿到外面，或是地下室或洗衣槽。如果沒其他選擇，也可以在浴缸中進行，只是之後必須對浴缸進行全面清潔。記得使用手套，因為接觸小貓便便會導致一種名為弓形蟲病的嚴重疾病。如果你懷孕了，請避免這個清潔工作；叫別人做！貓對氣味很敏感，最好使用無香味的橄欖皂。當然，首先要完全清空貓砂盆，並帶上貓砂盆所有組件。

**材料：**

2 大匙橄欖皂

8 杯熱水

**作法：**

1. 將以上材料放入水桶混合，帶到戶外工作區，記得帶上清潔貓砂盆專用的手套和海綿。
2. 將水桶的水倒入貓砂盆，淹過貓砂通常的位置，並用戴手套的手攪動。用海綿刷乾淨，如果貓砂盆有蓋子的話，深入清潔邊緣的角落和縫隙。
3. 如果貓砂盆有任何零件，請在清潔蓋子和坡道時先浸泡，再用剩餘的肥皂液和海綿徹底清潔。
4. 沖洗乾淨以去除所有肥皂痕跡，在陽光下曬乾或倒掛在水槽中。
5. 讓貓砂盆全乾。從主箱中倒出肥皂並沖洗乾淨後晾乾。不要用潮濕的盆子裝貓砂！

# 肥皂

製作肥皂時，可以選擇自己想要的外觀、觸感和氣味。添加染料、精油、質地（例如燕麥、種子），或將其倒入模具中，都會讓你的肥皂獨一無二。製作肥皂需要時間、耐心和謹慎，因為會使用具有腐蝕性、可能有危險的成分，尤其是鹼液（氫氧化鈉）。避免直接接觸鹼液；戴上護目鏡、橡膠手套、穿長袖，並在通風良好的地方製作。鹼液和水混合後會產生煙霧，小心不要吸入。肥皂的主要成分有三種：水、鹼液和脂肪或油。以前的人會特地用豬油和牛脂製造肥皂，但用植物油製造肥皂而不用動物油脂，也完全沒問題。

所有成分完全混合後，鹼液和油之間會產生化學反應，慢慢硬化變成可用的皂條，這個過程就叫皂化。

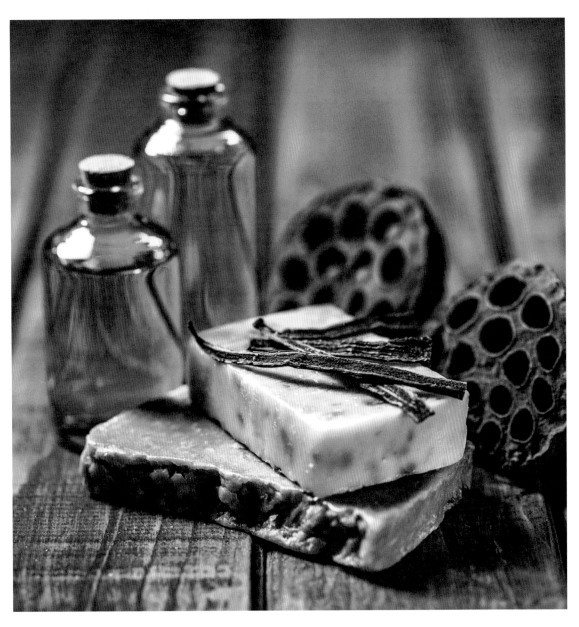

# 冷壓皂

## 材料：

207 毫升鹼液（氫氧化鈉）
2 杯冰涼蒸餾水（最好剛從冰箱拿出來）
2 杯菜籽油
2 杯椰子油
2 杯棕櫚油

## 工具：

- 製作肥皂時佩戴的護目鏡、手套和口罩（自選）
- 肥皂模具（蛋糕或麵包模具；或在材料行購買彈性塑膠模具）
- 保鮮膜或蠟紙，作為模具的襯底
- 用來混合鹼液和水的玻璃碗
- 攪拌用木勺
- 2個溫度計，分別用來測量鹼液和水混合、油混合後的溫度
- 不銹鋼鍋或鑄鐵鍋，用來將油加熱和混合鹼液
- 手持式攪拌棒（自選）

## 作法：

1. 戴上護目鏡和手套，請在通風良好的房間內製作。
2. 模具墊上一層保鮮膜或蠟紙，放在一旁。
3. 玻璃碗先裝好冰涼蒸餾水，慢慢加入鹼液（切勿將水加入鹼液）並持續攪拌至少1分鐘，或直到鹼液完全溶解。將溫度計放入玻璃碗中，冷卻至約43°C（鹼液與水混合的化學反應一開始會快速升溫）。
4. 在等待鹼液冷卻的過程中，把油放入鍋中，用中火融化並攪拌均勻。將溫度計放入鍋中，冷卻至約43°C。
5. 緩慢持續地將鹼液倒入油中，不斷攪拌讓兩者混合均勻。繼續攪拌，用手（可能需要很長時間）或手持式攪拌棒，直到皂液進入trace狀態（類似布丁液的濃稠度，可在皂液表面畫出一個8字）。可能需要30～60分鐘或更長時間，請保持耐心。花時間確認皂液進入trace狀態是值得的，沒有進入trace狀態就不會皂化，等於功虧一簣。
6. 皂液進入trace狀態後，小心地倒入模具中，靜置數小時。等皂液凝結至不會融化的狀態時，趁肥皂還沒完全硬化，拿餐刀將肥皂切成塊狀。靜置幾天後，從模具中取出皂塊，放在牛皮紙上後置於陰暗處，讓皂塊熟成約4週後再使用。如果想幫肥皂加點顏色，可於皂液進入trace狀態後添加特殊的肥皂染料（可於材料行購買）並加以攪拌，或是用藥草、花朵或香料自己染色。

如果想增添肥皂香味，可在皂液進入trace狀態後加入幾滴喜歡的精油（如薰衣草、檸檬或玫瑰）並攪拌均勻，也可以加入蘆薈和維生素E讓肥皂更柔軟滋潤。

皂液進入trace狀態後加入燕麥、杏仁精油或少量蜂蜜，能增加肥皂的質地和去角質效果，讓肥皂兼具浮石的效果，同時也有很棒的香味。也可加入薰衣草、玫瑰花瓣或柑橘皮，增加一點變化。

想要製作不同形狀的肥皂，請將皂液倒入模具中，而不是做成塊狀。如果想做圓形的肥皂，可以拿幾塊剛做好的肥皂，放入密封的塑膠袋中，再將袋子放入約50°C熱水中加熱30分鐘。將皂塊分段後滾成圓球，約1小時便會凝固。

## 做肥皂的油

幾乎所有的油都可以用來製造肥皂，但不同的油品質各異；有些油會產生柔細泡沫，有些則會產生大量泡沫。碘含量高的油會製作出比較柔軟的肥皂，因此一定要跟碘含量低的油混合。自行調配配方時，可參考網路上的手工皂配方計算器。

## 肥皂或蠟燭用天然染料

| 淺／深棕色 | 肉桂、丁香粉、五香粉、肉荳蔻、咖啡 |
|---|---|
| 黃色 | 薑黃、番紅花、金盞花花瓣 |
| 綠色 | 液體葉綠素、苜蓿、黃瓜、鼠尾草、蕁麻 |
| 紅色 | 胭脂樹紅、甜菜、葡萄皮萃取 |
| 藍色 | 紫甘藍 |
| 紫色 | 朱草根 |

## 油的特性

| | |
|---|---|
| 杏仁奶油 | 保濕，綿密泡沫。碘含量中等。 |
| 甜杏仁油 | 保濕，香味。碘含量高。 |
| 杏桃核仁油 | 保濕，香味。碘含量高。 |
| 酪梨油 | 保濕，綿密泡沫。碘含量高。 |
| 巴巴蘇油 | 清潔，大量泡沫。碘含量非常低。 |
| 芥花油 | 保濕。不貴。碘含量高。 |
| 可可脂 | 綿密泡沫。碘含量低。 |
| 椰子油 | 大量泡沫，清潔。碘含量低。 |
| 鴯鶓油 | 保濕。綿密泡沫。碘含量中等。 |
| 月見草油 | 保濕。碘含量非常高。 |
| 亞麻仁油 | 保濕。碘含量非常高。 |
| 酥油 | 清潔，大量泡沫。碘含量非常低。 |
| 葡萄籽油 | 保濕。碘含量非常高。 |
| 大麻籽油 | 保濕。碘含量非常高。 |
| 羊毛脂液體蠟 | 碘含量低。 |
| 印度苦楝油 | 保濕，綿密泡沫。碘含量高。 |
| 橄欖油 | 保濕，綿密泡沫。碘含量高。 |
| 棕櫚油 | 保濕，綿密泡沫。碘含量中等。 |
| 紅花油 | 保濕。碘含量非常高。 |
| 芝麻油 | 保濕。碘含量高。 |
| 乳木果油 | 保濕，綿密泡沫。碘含量中等。 |
| 烏庫巴脂 | 保濕，綿密泡沫。碘含量低。 |

## 美人魚鹹海皂

一次美妙的海洋之旅後，我開發出這個令人愉快的肥皂配方，還搭配了精油，聞起來就像卡梅爾山谷伴隨著晨霧吹來的海風，加上搖曳的尤加利、清爽的檸檬香茅，還有一點迷迭香，就像美人魚的吻。

肥皂配方含有海鹽和海藻。海鹽能去角質；具有淨化作用，富含鉀、鈣和鋅等皮膚必需的營養成分。以上優點全部一網打盡，而且味道很好聞！

製作鹽皂的注意事項：肥皂中的鹽會加速氫氧化鈉（鹼液）的自然皂化過程，讓肥皂快速硬化。只要摸起來不熱，就能將肥皂切塊。切塊必須在4小時內完成，否則會很難切塊，導致肥皂碎掉。也可以將皂液倒入肥皂模具中，就能避免這個問題。

此外，鹽會減少泡沫產生。為了解決這個問題，我們會用比較多椰子油，但太多椰子油可能導致皮膚乾燥。為了彌補這一點，我多加了20%的油脂。這個配方包含海鹽和自選海藻。我使用的是巨藻、紫紅藻和墨角藻，可以從當地合作社或網路藥草商店購得，你可以決定只用一種海藻或十種！選擇太多了！每種海藻都含有不同的營養物質。

### 材料：

210 毫升蒸餾水
84 毫升鹼液
480 毫升椰子油
120 毫升橄欖油
½ 杯海鹽
½ 茶匙自選海藻粉

### 建議的精油配方：

- 60 滴尤加利
- 30 滴檸檬香茅
- 30 滴迷迭香

### 作法：

1. 安全檢查！

   肥皂模具鋪上烘培紙。在通風良好的地方，用耐酸鹼碗裝水，另一個碗裝鹼液，將鹼液加入水中，用耐酸鹼湯匙徹底混合後，放在安全的地方冷卻。

2. 等待冷卻的同時，將橄欖油和椰子油用中火融化。關火後加入精油以增添香氣。等到鹼液和油液溫度下降至38～43°C時，將鹼液倒入油液中。用手持式攪拌棒混合均勻，皂液進入trace狀態後，加入鹽和海藻。

3. 繼續攪拌，直到皂液達到布丁般的濃稠度；這一點很重要，在肥皂硬化的過程中，必須讓鹽保持懸浮狀態。如果皂液太稀，鹽會沉到肥皂的底部。將皂液倒入事先鋪上紙的模具中。

4. 用酒精噴灑肥皂表面，預防形成鹼灰（soda ash，肥皂剛做好時接觸到空氣中的二氧化碳，皂的表面尚未反應完全的氫氧化鈉就會變成碳酸鈉）。在安全的地方靜置4小時後，從模具中取出肥皂，撕下冷凍紙後，將肥皂切塊。靜置熟成4～6週！

   海藻對皮膚有很多好處。海藻含有多種抗衰老的礦物質，能消除紅腫和刺激，促進健康的細胞更新以加速癒合。海藻中的碘有助於排出皮膚毒素，甚至能幫助身體清除輻射。

# 山羊奶皂

山羊奶非常適合敏感、乾燥肌膚和嬰兒使用。我習慣造訪當地飼養山羊的農場，山羊會在綠色的田野裡放牧和玩耍一整天，再進入穀倉擠奶。牠們是我見過最可愛的小山羊；而我知道農民有好好對待牠們。山羊奶是我一整個星期最美好的禮物。我會用新鮮的山羊奶製作肥皂，你也可以在商店購買！

## 材料：

228 毫升羊奶

87 毫升鹼液

240 毫升橄欖油

240 毫升椰子油

120 毫升蓖麻油

自選精油配方

## 作法：

1. 安全檢查！

   首先將羊奶倒入製冰盒中，因為羊奶含糖量極高，如果以液體形式與鹼液混合會迅速燃燒。將製冰盒放入冷凍庫，讓山羊奶結凍。等到山羊奶結凍後，從冰箱中取出，將冰塊放入耐酸鹼的攪拌碗中。接著，在通風良好的地方，用另一個碗裝適量的鹼液，將鹼液加入山羊奶冰塊中攪拌均勻後，放在一旁冷卻。

2. 等待冷卻的同時，將適量的油用中火融化，關火後加入精油以增添香氣。等到鹼液和油液溫度下降至38～43°C時，將鹼液倒入油液中，用手持式攪拌棒混合均勻。皂液進入trace狀態後，再稍微攪拌一下。將皂液倒入預先準備好的肥皂模具中。

3. 用酒精噴灑肥皂表面，預防形成鹼灰。在涼爽的地方靜置12～24小時，可避免肥皂因太熱而產生裂縫。從模具中取出肥皂，撕下冷凍紙後，將肥皂切塊。靜置熟成4～6週即可使用！

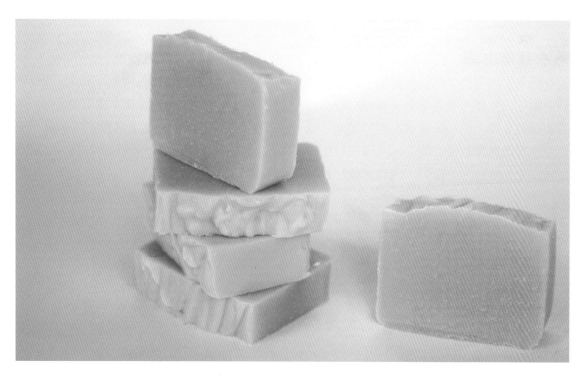

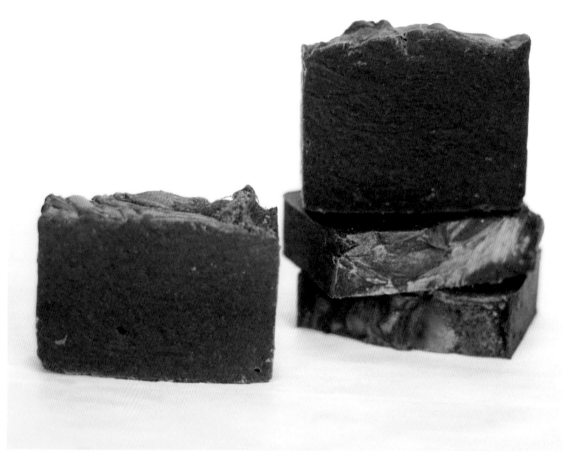

## 薰衣草草本皂

這款肥皂含有浸泡朱草的橄欖油,會產生深紫色的迷人色調。薰衣草對皮膚和心智有舒緩和鎮靜效果,有助於緩解壓力和頭痛,適合用這款肥皂開啟美好的一天。薰衣草能治療燒燙傷,還能減少粉刺、淡化疤痕和鎮靜發炎。

### 材料:

228 毫升蒸餾水

87 毫升鹼液

60 毫升浸泡朱草的橄欖油

180 毫升橄欖油

240 毫升椰子油

## 建議的精油配方:薰衣草

以下是一些我最喜歡的薰衣草。薰衣草蒸餾液種類繁多,如果你沒有那麼多種可以選擇,只用一種也沒問題。一定要添加安息香來「安定」薰衣草,否則香氣很快就會蒸發。

- 20滴安息香
- 40滴真正薰衣草
  (學名:*Lavender angustifolia*,匈牙利)
- 40滴真正薰衣草
  (學名:Lavender angustifolia,俄羅斯)
- 40滴亞碧拉醒目薰衣草
  (學名:Lavandin abrialis,法國)
- 40滴葛羅索醒目薰衣草
  (學名:*Lavandin grosso*,美國奧勒岡州)

## 作法：

1. 安全檢查！

   在通風良好的地方，用耐酸鹼碗裝水，另一個碗裝鹼液，將鹼液加入水中，用耐酸鹼湯匙徹底混合後，放在安全的地方冷卻。

2. 等待冷卻的同時，取適量的油用中火融化，關火後加入精油以增添香氣。等到鹼液和油液溫度下降至38〜43°C時，將鹼液倒入油液中，用手持式攪拌棒混合均勻。皂液進入trace狀態後，再稍微攪拌一下。將皂液倒入預先準備好的肥皂模具中。

3. 用酒精噴灑肥皂表面，預防形成鹼灰。在安全的地方靜置12〜24小時後，從模具中取出肥皂，撕下冷凍紙後，將肥皂切塊。靜置熟成4〜6週！

# 木炭皂

這是我所做過最受歡迎的肥皂。木炭擁有強大的治療能力，用來清潔臉部或身體都很適合！

## 活性炭

活性炭能透過吸附作用，與體內的毒素結合，利用其負電子電荷結合（吸附）正電子毒素並降低其整體毒性。神奇之處不止於此：活性炭活化後，會形成大量吸收性表面積，能從皮膚上吸出細菌和污垢，還能平衡膚色、減少粉刺，讓肌膚感覺清爽。

注意：活性炭跟烤肉時用的木炭不一樣，木炭是具有危險性的。請為此配方購買食品級活性炭。

## 材料：

228 毫升蒸餾水
87 毫升鹼液
240 毫升椰子油
240 毫升橄欖油
120 毫升蓖麻油
2 大匙活性炭

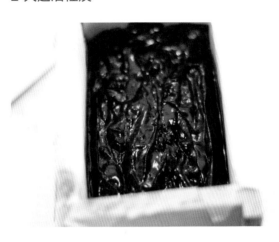

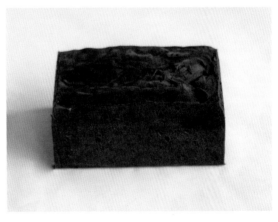

**作法：**

1. 安全檢查！

   肥皂模具鋪上冷凍紙。在通風良好的地方，用耐酸鹼碗裝水，另一個碗裝鹼液，將鹼液加入水中，用耐酸鹼湯匙徹底混合。放在安全的地方冷卻。等待冷卻的同時，取適量的油用中火融化。關火後加入精油以增添香氣。

2. 等到鹼液和油液溫度下降至38～43°C時，將鹼液倒入油液中，用手持式攪拌棒混合均勻。皂液進入trace狀態後加入木炭，務必邊加邊慢慢攪拌，否則可能會濺得到處都是，之後再用手持式攪拌棒攪拌均勻。將皂液倒入預先準備好的肥皂模具中。

3. 用酒精噴灑肥皂表面，預防形成鹼灰。在安全的地方靜置12～24小時後，從模具中取出肥皂，撕下冷凍紙後，將肥皂切塊。靜置熟成4～6週即可使用！

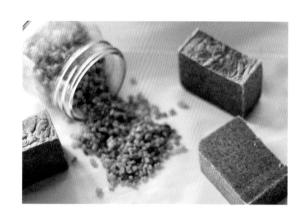

## 樹脂皂兩種作法

樹脂是樹的汁液，能清潔血液、促進循環、排除阻塞、修復刀傷、割傷、燒傷、瘀傷和蚊蟲咬傷等。以下是用樹脂製造肥皂的兩種作法，請根據是否需要去角質效果進行選擇。

在肥皂中使用樹脂的美妙之處，在於會賦予成品自然的香味。不過，你還是可以添加自己喜歡的香味。就我個人而言，我喜歡在天然樹脂香味的基礎上，營造出一種真正令人陶醉的肥皂香氣。

**材料：**
87 毫升鹼液
198 毫升蒸餾水
240 毫升椰子油
240 毫升橄欖油
120 毫升蓖麻油
2 大匙樹脂細粒（配方一使用2大匙沒藥，
　　配方二則使用2大匙龍血樹脂）

## 作法一：

此配方的樹脂皂具有去角質效果。

1. 安全檢查！

   在通風良好的地方，取適量的水和鹼液，將鹼液加入水中，混合均勻後，放在一旁冷卻。等待冷卻的同時，取適量的油混合後用中火融化。關火後加入精油以增添香氣。

2. 等到鹼液和油液溫度下降至38～43°C時，將兩者混合。加入樹脂混合至thick　trace狀態（倒置時皂液不會滴落）。由於樹脂密度較高，必須出現這樣的濃稠度，樹脂才不會在靜置時下沉。將皂液倒入預先準備好的肥皂模具中，靜置12～24小時後，將肥皂切塊。靜置熟成4～6週！

## 沒藥

沒藥具有抗菌、保濕、促進循環和滋潤效果，非常適合護膚。由於其血液淨化特性，能有效消除粉刺和疤痕。每個月我臉上都有一週會大爆發，而這款肥皂是拯救我臉部的奇蹟！夏季時還能舒緩蚊蟲咬傷和毒藤等搔癢問題。跟印度苦楝相比，我更喜歡使用沒藥，因為它的氣味讓樹脂皂聞起來更舒服。

## 作法二：

此配方的樹脂皂不具有去角質效果。

1. 安全檢查！

   首先，取適量的鹼液、研磨樹脂和蒸餾水。拿到安全的室外，將樹脂加到蒸餾水中。

2. 加入鹼液，攪拌均勻，直到樹脂融化。放在一旁冷卻。

3. 等待鹼液冷卻時，取適量的油用中火融化。輕輕加入樹脂粉，攪拌均勻。

4. 關火後加入精油以增添香氣。等到鹼液和油液溫度下降至49～54°C時，將兩者混合，攪拌至皂液進入trace狀態（不會太久）。

5. 接著，將皂液倒入肥皂模具中，靜置12～24小時後，將肥皂切塊。靜置熟成4～6週！

## 棋盤格皂

這種製皂方法充滿藝術感，能創造出非常美麗的肥皂，添加木炭增加了強大的皮膚癒合力，你也可以用其他喜歡的東西調色。

### 材料：

228 毫升蒸餾水
87 毫升鹼液
240 毫升椰子油
240 毫升橄欖油
240 毫升蓖麻油
1 大匙活性炭

### 其他材料：

- 2個有錐形螺旋瓶蓋的大塑膠瓶（我在工藝品店的紮染區購得，並把瓶尖剪了一點點。）
- 2個（4杯）耐熱量杯

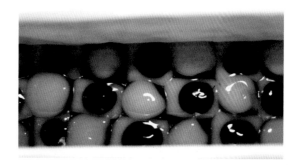

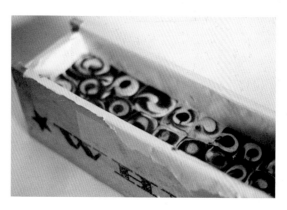

## 作法：

1. **安全檢查！**

   在通風良好的地方，用耐酸鹼碗取適量的水和鹼液，將鹼液加入水中，用耐酸鹼湯匙混合均勻後，放在一旁冷卻。

2. 等待冷卻的同時，取適量的油用中火融化，關火後加入精油以增添香氣。等到鹼液和油液溫度下降至38～43°C時，將鹼液倒入油液中，用手持式攪拌棒混合均勻至皂液進入trace狀態。

3. 將皂液分成兩半，分別倒入不同的容器中。耐熱玻璃量杯中加入木炭並跟其中一半皂液混合後，將白皂和黑皂分別裝入兩個塑膠錐形瓶中。

4. 透過塑膠瓶的錐形瓶蓋在肥皂模具底部注入肥皂，先注入黑色肥皂，在黑皂點之間注入白皂。白皂此時看起來有點黃，熟成後便會變白。換瓶子，將黑皂擠入白皂的中心，再換瓶子將白皂擠入黑皂中心。不斷交換，直到用完所有皂液。

5. 用酒精噴灑肥皂表面，預防形成鹼灰。在安全的地方靜置12～24小時後，從模具中取出肥皂，撕下冷凍紙後，將肥皂切塊。靜置熟成4～6週即可使用！

## 鬍鬚清潔皂

我花了一些時間研究鬍子，發現人們因為不想把鬍子弄亂，所以很少清潔鬍子，於是我創造了這款神奇的肥皂配方。有些人會買一些產品來清洗鬍子，但卻不是真正將鬍子洗乾淨。此配方能促進鬍子生長、保有光澤、維持鬍鬚健康和營養，消除皮屑和刺激，並增加強韌度：減緩斷裂，增加毛囊的彈性和強度，從根部到末端呵護鬍鬚。我使用了獨特的藥草配方提升營養和品質，並減少了2%的油脂，避免洗後有油膩感。少量的油能避免拉扯鬍鬚；藥草油則對鬍鬚有強大的功效（請參考配方說明）。你也可以添加藥草粉，但我不太贊成，因為這就表示要將粉末放入鬍子裡。關於這一點請自行判斷！

### 材料：

300 毫升橄欖油
6 毫升酪梨油
6 毫升摩洛哥堅果油
6 毫升杏桃核仁油
258 毫升椰子油
18 毫升可可脂
6 毫升月見草油
228 毫升蒸餾水
89 毫升鹼液

### 其他材料：

- 藥草，例如何首烏、蕁麻、旱蓮草、馬尾草（每種藥草粉各½茶匙）*
- 2吋PVC管，加蓋

### 推薦的精油配方（根據男士古龍水原始配方改良而成）：

- 20 滴香根草
- 4 滴廣藿香

- 20 滴花梨木
- 20 滴檸檬
- 20 滴萊姆
- 20 滴薰衣草
- 20 滴佛手柑
- 10 滴迷迭香

*可用橄欖油代替浸泡藥草的橄欖油，或是額外添加藥草粉。

## 作法：

1. 安全檢查！

   如果不使用藥草粉，可以將所有新鮮藥草放入橄欖油中，製成藥草油後過濾。將油留下使用，藥草則當作堆肥。在通風良好的地方，用耐酸鹼碗分別取適量的水和鹼液，將鹼液加入水中，用耐酸鹼湯匙混合均勻後，放在一旁冷卻。

2. 取適量的油放入鍋中，可用普通橄欖油，或用浸泡藥草油取代。如果你打算使用藥草粉，請稍後再添加。開中火將油融化，油融化後隨即關火，加入精油以增添香氣。等到鹼液和油液溫度下降至38～43°C時，將鹼液倒入油液中。混合均勻後，此時可加入藥草。如果想要有點顏色，可於此時添加並混合均勻，倒入鋪紙的模具中。在安全的地方放置12～24小時後，從模具中取出並切割，放在通風良好的地方熟成4～6週。跟有鬍子的朋友分享！

## 嬰兒手部消毒噴霧

**材料：**

2 大匙金縷梅

2 大匙植物甘油

2 滴天竺葵精油

2 滴澳洲茶樹精油

2 滴甜橙精油

## 配製方法：

1. 使用金屬漏斗將2大匙植物甘油倒入60毫升藍色或琥珀色玻璃噴霧瓶。
2. 加入天竺葵、澳洲茶樹和甜橙精油各2滴。
3. 將甘油和精油混合均勻。
4. 加入2大匙金縷梅。
5. 蓋上噴嘴瓶蓋。
6. 搖勻。

## 兒童手部消毒噴霧

**材料：**

3 大匙金縷梅

1 大匙甘油

3 滴天竺葵精油

3 滴澳洲茶樹精油

3 滴甜橙精油

2 滴丁香精油

1 滴檸檬香茅精油

## 配製方法：

1. 使用金屬漏斗將1大匙植物甘油倒入60毫升藍色或琥珀色玻璃噴霧瓶中。
2. 加入天竺葵、澳洲茶樹和甜橙精油各3滴、丁香精油2滴、檸檬香茅精油1滴。
3. 將甘油和精油混合均勻。
4. 加入3大匙金縷梅。
5. 蓋上噴嘴瓶蓋。
6. 搖勻。

## 功效：

- 天竺葵、甜橙和丁香精油能有效對抗許多微生物，包括普通變形桿菌、綠膿桿菌、大腸桿菌、金黃色葡萄球菌、枯草桿菌和克雷伯氏肺炎桿菌。
- 澳洲茶樹的抗菌特性尤其適合手部消毒，紐澳的原住民深知其藥用價值，代代相傳。
- 檸檬香茅精油可抑制多種微生物，尤其是噬菌體和真菌。
- 金縷梅是一種收斂劑和清潔劑，而甘油是精油的保濕載體。

## 【小提醒】

- 嬰兒手部消毒噴霧適用於六個月至兩歲嬰兒。
- 兒童手部消毒噴霧適用於兩歲以上兒童和成人。
- 噴霧劑也可用於消毒身體其他部位，請避開臉部和生殖器等敏感部位。
- 如果噴霧進入眼睛，請用椰子油、杏仁油或橄欖油等基底油沖洗。
- 有些人會對澳洲茶樹皮膚過敏。如果澳洲茶樹對你或孩子皮膚造成刺激，請用檸檬精油代替。

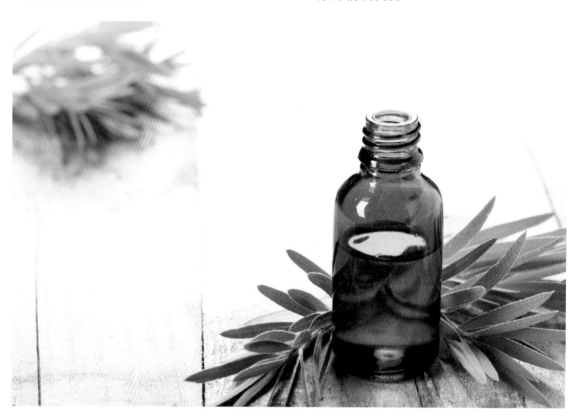

# 牙膏和漱口水

## 椰子油牙膏

這個配方製作過程非常簡單，自己製作牙膏，能避免商業牙膏中的氟化物、清潔劑和化學物質。椰子油具有對抗細菌、真菌和微生物的效果，能將所有成分結合在一起，形成牙膏而不是粉末。小蘇打是一種清潔劑、美白劑和溫和的研磨劑；精油則能讓牙膏味道更好，使口氣清新。

### 材料：

½ 杯椰子油

¼ 杯小蘇打

15～20 滴胡椒薄荷、肉桂或沒藥精油（或任選2種或3種組合）

### 作法：

1. 如果椰子油很硬，稍微加熱使其軟化。
2. 攪拌小蘇打和精油，裝入小梅森罐或有蓋子的容器中。
3. 使用時，將牙刷弄濕，沾些牙膏刷牙！

## 胡椒薄荷薰衣草漱口水

商業漱口水含有大量化學物質；看它不自然的顏色就知道了，而且成分表有很多很難發音的化學成分，我實在不知道為何廠商堅持讓漱口水的顏色都如此閃亮。有些漱口水含有酒精，這對口腔生態系統沒有好處。當漱口水有助於平衡pH值（小蘇打）、殺死細菌（胡椒薄荷精油和木糖醇）並增加口氣清新（藥草和胡椒薄荷精油）時，便能促進口腔健康。木糖醇有助於口腔健康，能增加漱口水甜味，讓你漱口時覺得心情舒暢。注意：木糖醇對狗有劇毒，請放在狗狗碰不到的地方。

### 材料：

1 大匙乾燥有機薰衣草

1 大匙乾燥有機薄荷

2½ 杯蒸餾水或煮沸後冷卻的水

2～4 滴有機胡椒薄荷精油（或省略薰衣草，使用澳洲茶樹精油）

1 大匙小蘇打

木糖醇，增加甜味（一開始分量不要太多；只要一點點效果就很強）

### 配製方法：

1. 在平底鍋中加入2杯水、有機薰衣草和薄荷各1大匙，小火慢慢煮滾後再煮2分鐘關火，完全冷卻後過濾。收集液體，將藥草當作堆肥。
2. 可視個人需求加入胡椒薄荷精油（試味道，看自己能接受的清涼程度）、小蘇打和提味用的少量木糖醇。邊做邊試味道。

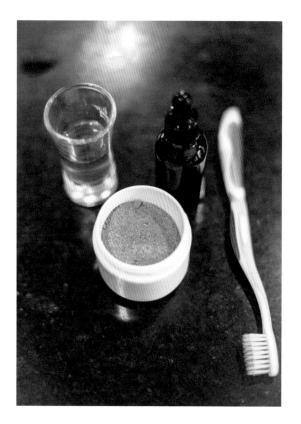

3. 倒入480毫升容器中，密封蓋緊。做上記號放入冰箱，保存期限約一個月。使用前記得搖勻。

## 牙齒和牙齦保健粉
**材料：**
1 份沒藥膠粉
1 份小蘇打
1 份膨潤土
½ 份薑黃粉
½ 份滑榆粉
½ 份洋甘菊粉
¼ 份甘草粉
¼ 份胡椒薄荷粉
¼ 份丁香粉

將濕牙刷沾上粉末，像平常一樣刷牙。這個牙膏配方具有抗菌、癒合和舒緩特性，讓口腔感覺清新潔淨。

## 牙齒和牙齦保健漱口水
**材料：**
1 份康復力
1 份紫錐菊
1 份鼠尾草
½ 份薰衣草
½ 份西洋蓍草

**作法：**
1. 用等量的蘋果醋和伏特加或穀物酒精當作溶劑，加上所有材料製成酊劑（參考第204頁）。
2. 酊劑完成後，可以裝在滴管瓶中，作為濃縮液使用。
3. 將滿滿一滴管酊劑加入一口水中，漱口至少30秒。

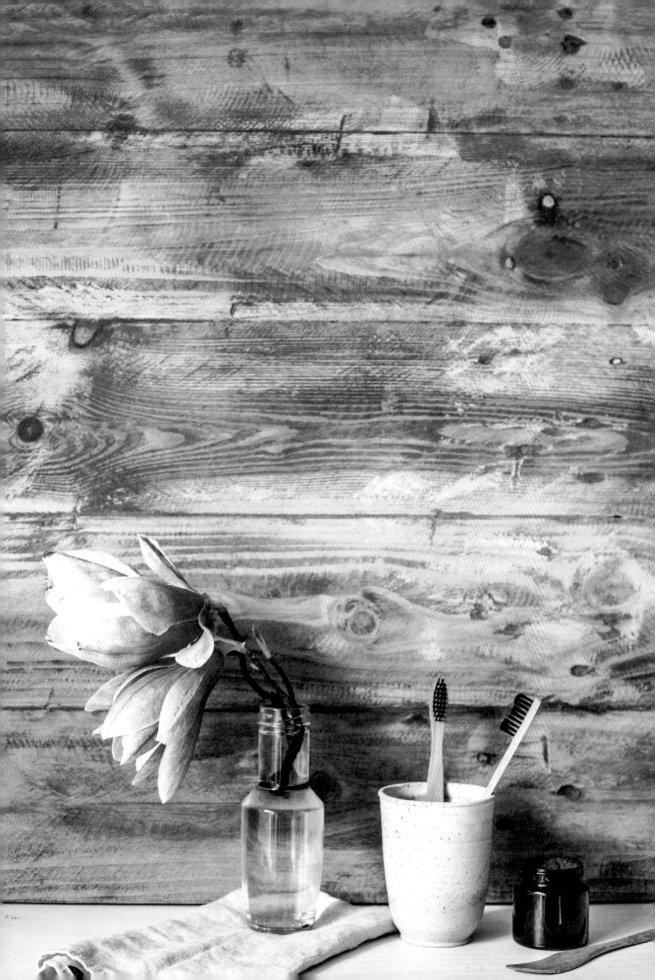

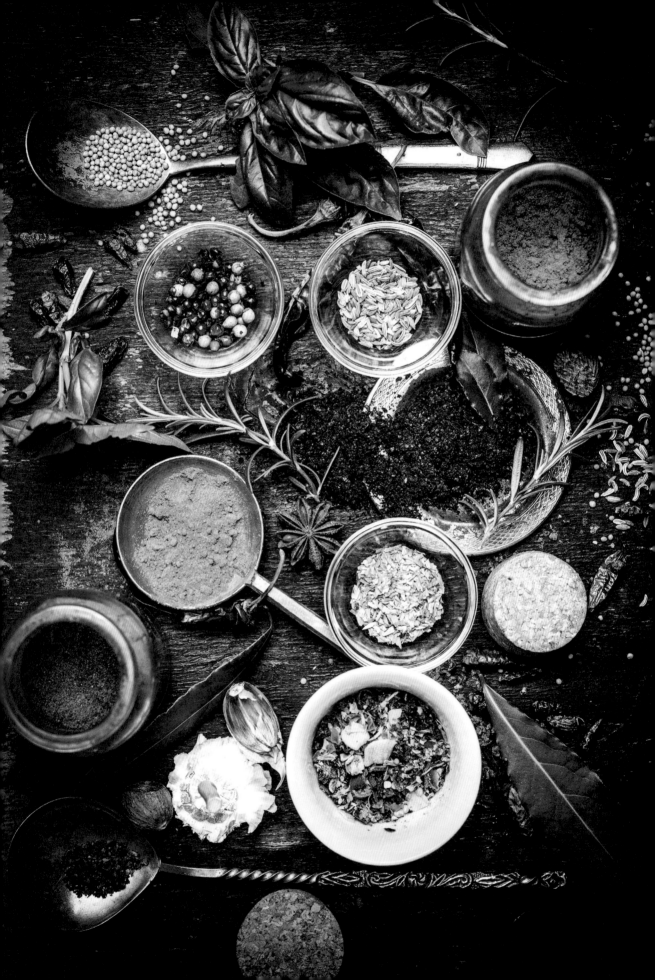

# 致謝

這本書匯集了來自許多藥草學家、醫生、營養師、廚師和作家的豐富知識,其中多數人都比我更有資格編輯這樣的一本書。我從每個人身上都學到了東西,很榮幸能藉由此書跟讀者分享所有人的智慧結晶。請去看看這些作者自己出版的書籍,都已一一列在本書結尾。

特別感謝泰勒‧諾頓(Taylor Norton),她為這本書收集了大部分素材,讓我能用最輕鬆的方式完成編輯、編排等不那麼繁瑣的工作,並加上自己的研究心得。沒有她我絕對無法完成這個計畫,再次致上最深的謝意。

一如既往,感謝出版商東尼‧里昂(Tony Lyons)委託我這個計畫,感謝擁有豐富經驗和無窮耐心的執行編輯克里斯‧舒茲(Chris Schultz),協助我製作出如此精美實用的書籍。

艾莉莎‧福爾摩斯,感謝妳願意花時間為這本書撰寫推薦序!我非常尊重妳的知識和專業,這本書上能獲得妳的認可,對我而言意義重大。

最後,感謝我的丈夫提姆(Tim)和我的孩子安娜(Anna)和威廉(William),因為他們的存在,讓我更加重視健康。

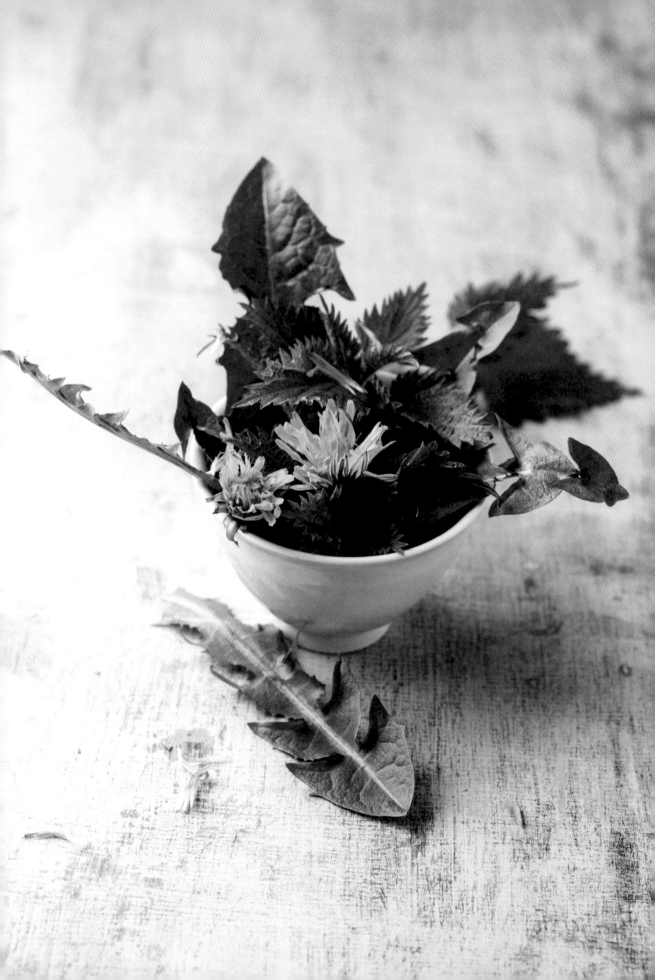

# 參考資料

Atkinson, Alicia. *Essential Oils for Beauty, Wellness, and the Home.* New York: Skyhorse Pub., 2015. "Stress-Relieving Diffuser Blend," page 10; "Diarrhea Calming Capsule," "Diarrhea Calming Massage Blend," page 28; "Head Cold Tea," page 40; "Flu," pages 44–45; "Ingestible Hay Fever Relief," "Hay Fever Relief Diffuser Blend," page 46; "Eczema Lotion Bar," page 61; "Arthritis Joint Rub," page 78; "Menstrual Relief Massage Blend," page 94; "Warm and Woody Shaving Cream," page 107; "Comforting Diaper Cream," page 110; "Citrus Cream Deodorant," pages 284–285; "Coconut Lime Verbena Sugar Scrub," page 289; "Sweet and Subtle Sugar Scrub," page 291; "Invigorating Cellulite-Reducing Salt Scrub," page 291–292; "Orange Blossom Honey Salt Scrub," page 293; "Romantic Massage Blend," page 300; "Baby's Hand-Sanitizing Spray," page 339; "Kid-Safe Hand-Sanitizing Spray," page 339–340; "All Purpose Cleaner," page 314, "Sanitizing Counter Spray," page 315; "Citrus-Fir Dish Soap," page 317; "Gunk- and Grease-Removing Spray," page 318

Brock, Farnoosh. *The Big Book of Healing Drinks.* New York: Skyhorse Pub., 2019. "Juice Recipes," pages 177–183; "Elixirs," pages 199–200; "Tonics & Shots," pages 209–216; "Broths," page 220–224; "Beef Bone Broth in the Instant Pot," page 225; "Chicken Bone Broth in the Slow Cooker," "Vegetable Broth on the Stove," page 226

Browne, Jennifer. *The Good Living Guide to Medicinal Tea.* New York: Good Books, 2016.

"Anti-Depressant Tea," page 6; "Forget-Me-Not Tea," page 8; "Tea for Migraines," page 19; "Stomach Stabilizing Tea," page 33; "Cholesterol-Lowering Tea," page 71; "Bone Up Tea," page 81; "Lactation Tea," page 90

Chase, Daniella. *Healing Smoothies.* New York: Skyhorse Pub., 2015. "Smoothies," pages 186–191

Chatagnier, Leigh Ann. *Natural Baby & Toddler Treats.* New York: Skyhorse Pub., 2019. "Natural Baby and Toddler Treats." pages 254–259

Cuadra, Morena & Escardó, Morena. *Detox Juicing.* New York: Skyhorse Pub., 2014. "The Truth About Toxins," pages 168–169; "The Power of Juicing," pages 170–173; "Detox Juicing 101," pages 174–176

Cummings, Dede & Holmes, Alyssa. *Healing Herbs.* New York: Skyhorse Pub., 2017. "Stress and Anxiety Support Syrup," page 10; "Headache Tincture," page 16; "Iron and Energy Syrup," page 70; "Healthy Moon Cycle Blend," page 95; "Herb Garden Designs," pages 122–123; "Properties and Actions of Herbs," pages 126–129; "Tea," pages 194–196; "Vitamin C Flower Power Blend," "Super Green Vitamin/Mineral Blend," "Relaxation Blend," page 196; "Wellness Blend," "Energizing Blend," "Healthy Gut/Digestion Blend," page 197; "Hormonal Balance," "High Mineral Vinegar Tincture," "Spicy Immunity Vinegar Tincture," page 204; "Beautiful Body Oil," page 266; "Skin Healing Oil," page 267; "Aphrodisiac Tea," page 300; "Tooth and

Gum Health Powder," "Tooth and Gum Health Mouthwash," page 342

Dill, Linda Louisa. *Aphrodisiacs: An A-Z*. New York: Skyhorse Pub., 2015. "An Introduction to Sex Drive and Libido," page 296

Gehring, Abigail. *The Good Living Guide to Country Skills*. New York: Good Books, 2016. "Laundry Detergent," "Reusable Dryer Sheets," page 323; "Coconut Oil Toothpaste," page 341

Gehring, Abigail. *The Healthy Gluten-Free Diet*. New York: Skyhorse Pub., 2014. "Medicinal Cooking," pages 234–251

Gehring, Abigail. *The Illustrated Encyclopedia of Country Living*. New York: Skyhorse Pub., 2011. "Edible Wild Plants," pages 163–165; "Fruits and Vegetables for Your Skin" (box), page 265; "Shampoo," "Hair Conditioner," "Herbs for Your Hair" (box), page 277; "Rosemary Peppermint Foot Scrub," page 278; "Tropical Face Cleanser," page 280; "Minty Cucumber Facial Mask," page 282; "Soaps," page 329; "Cold-Pressed Soap," pages 330–331; "Soap Oils" (box), "Natural Dyes for Soap or Candles" (box), "Oil Qualities" (box), page 331

Hinchliffe, Sandra & Kerr, Stacey. *CBD Every Day*. New York: Skyhorse Pub., 2019. "Super Pain Balm," page 82; "CBD Infusion for Beverage and Broth Recipe," page 231

McGrath, Simone. *Apple Cider Vinegar for Health and Beauty*. New York: Skyhorse Pub., 2015. "Apple Cider Vinegar," page 6; "Apple Cider Vinegar," page 7; "Apple Cider Vinegar," page 24; "Apple Cider Vinegar," page 29; "Apple Cider Vinegar," page 36; "Apple Cider Vinegar," page 56; "Apple Cider Vinegar," page 60; "Apple Cider

Vinegar," page 62; "Apple Cider Vinegar," page 63; "Apple Cider Vinegar Tonic," page 72; "Apple Cider Vinegar," page 78; "Apple Cider Vinegar," page 81; "Apple Cider Vinegar," page 96; "Apple Cider Vinegar," page 100; "Apple Cider Vinegar," page 111; "Apple Cider Vinegar," page 113

McGrath, Simone. *Coconut Oil for Health and Beauty*. New York: Skyhorse Pub., 2014. "Coconut Oil," page 14; "Coconut Oil," page 20; "Coconut Oil," page 24; "Coconut Oil and Crohn's Disease," page 26; "Coconut Oil," page 36; "Coconut Oil for Colds and Flu," page 40; "Coconut Oil," page 46; "Coconut Oil," page 56; "Coconut Oil," page 57; "Coconut Oil," page 58; "Coconut Oil," page 59; "Coconut Oil," page 61; "Coconut Oil," page 62; "Coconut Oil," page 64; "Coconut Oil," page 65; "Coconut Oil," page 66; "Coconut Oil," page 67; "Coconut Oil," page 72; "Coconut Oil," page 78; "Coconut Oil and Thrush," page 97; "Coconut Oil," page 98; "Coconut Oil," page 111; "Whipped Coconut Oil Body Butter," page 265; "Replenishing Conditioner Treatment for Dry Hair," "Lavender Scalp Cream," page 274; "Avocado and Coconut Oil Hydrating Face Mask," 281

McQuerry, Liz. *Natural Soap at Home*. New York: Skyhorse Pub., 2018. "Mermaids Kisses Salty Sea Soap," page 332; "Goat Milk Soap," page 333; "Lavender Herbal Infusion Soap," pages 334–335; "Charcoal Soap," pages 335–336; "Resin Soap Two Ways," pages 336–337; "Checkered Soap," pages 337–338; "Beard Wash Soap," pages 338–339

Millman, Elana. *Aromatherapy for Sensual Living*. New York: Skyhorse Pub., 2015. "Beauty Rituals," page 264; "Facial Oiling," page 270; "Facial Steams," pages 271–272; "Scrubs," 287–288

Page, Teri. *Family Homesteading*. New York: Skyhorse Pub., 2018. "Cold Care Syrup" page 38

Plimmer, Claire. *Pregnancy Made Simple*. New York: Skyhorse Pub., 2018. "Folic Acid," "Calcium and Fatty Acids," page 92; "Lifestyle Changes," page 93; "Prevention and Treatment," page 96; "What Can Men Do?," "What Should Men Avoid?," page 105; "Fertility Foods," page 105–106

Polk, Michelle. *Healing Houseplants*. New York: Skyhorse Pub., 2018. "DIY Chamomile Flower Tea," page 4; "Sleepy Time Chamomile Tincture," page 7; "Rosemary Digestive Tea," page 29; "Peppermint Oil," page 30; "Chest Congestion and Sinus Remedy," page 38; "Aloe Vera Face Cream," page 54; "Dandelion Abscess Poultice," page 65; "Lavender Bath Salt," page 80; "Peppermint," page 90; "Calendula Tea," page 98; "Rosemary Shampoo," page 104; "Aloe Vera," pages 130–131; "Rosemary," pages 150–153; "Sage," pages 154–155; "Houseplants for Clean Air," pages 306–313

Resnick, Ariane. *The Bone Broth Miracle*. New York: Skyhorse Pub., 2015. "Basic Lamb Bone Broth," "Basic Fish Bone Broth," page 228; "Beautifier," "Inflammation Reducer," page 230

Wise, Natalie. *The Modern Organic Home*. New York: Good Books, 2018. "Bites Be Gone Anti-Itch Paste," page 63; "Calming Aromatherapy Facial Steam," page 272; "Stinky Foot Solution Soak," "Beachside Break Foot Soak," page 278; "Eye'll Be Gentle Makeup Remover," page 280; "Lemon-Honey Facial Mask," page 281;

"Looking Good Enough to Eat Fruit and Veggie Cleaner," page 318; "Stain Removal Cheat Sheet," pages 323–324; "Pet Leash and Collar Wash," "Pretty & Peppy Puppy Pet Shampoo," page 325; "Dog Perfume & Coat Conditioner," "Pet Spot and Odor Remover," page 327; "Peppermint Lavender Mouthwash," page 341

Yardley, Katolen. *The Good Living Guide to Natural and Herbal Remedies*. New York: Good Books, 2016. "Beam Me Up Melissa Balm Tea," page 4; "Headache Be Gone" page 16; "Heartburn Relief," page 32; "Yarrow Rose Hip Cold and Flu Relief," page 38; "Daisy Restorative Lung Tea," "Decongestant Oregano Coconut Vapor Rub," page 42; "Bronchitis Elixir," "Sage Cherry Cough Syrup," page 48; "Sinus Relief Herbal Steam," page 50; "Cayenne Pepper," "Marigold Antiseptic Tincture," page 59; "Pineapple Weed Insect Repellent," page 63; "Poison Ivy Relief," "Anti-Itch Oatmeal Paste," page 64; "Soothe Away the Ouch Sunburn Blend," page 67; "Marigold Vein Liniment," page 74; "Mullein and Garlic Ear Oil," page 86; "Soothing Chamomile Astringent Eyewash," page 87; "Marigold," page 90; "Pain Relief Tonic," page 94; "Hair Rinse," page 104; "Soothe My Throat Gargle", page 114; "Tummy and Teething Calm Popsicle," page 116; "Herbs to Avoid During Pregnancy," page 124; "Chamomile," page 132; "Chickweed," page 134; "Daisy," page 136; "Lavender," page 138; "Lemon Balm," page 141; "Marigold," page 142–143; "Mint," page 144; "Oregano," page 146; "Parsley" page 148; "Sunflower," page 156; "Thyme," pages 158–159; "Watercress," page 160; "Tinctures," page 204; "Dry Brushing," pages 268–269; "Basil Lavender Natural Deodorant," page 285

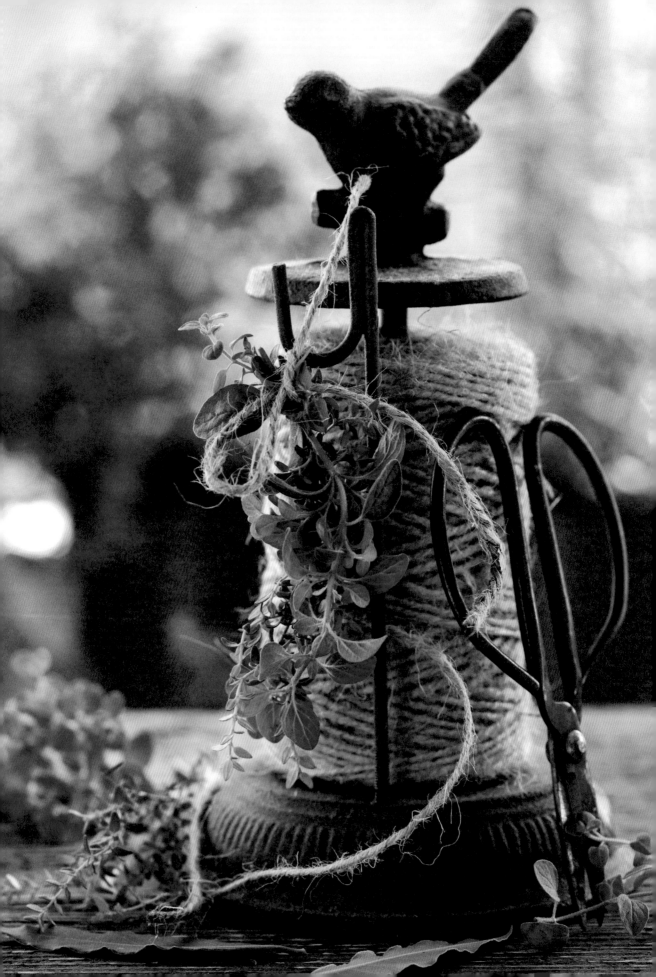

# 圖片來源

除了下方特別列出的圖片外，本書所有圖片皆來自Getty Images。

Abigail Gehring: pages 122, 123, 235, 239, 248, 250, 251

Istockphoto.com:pages5,29,39,54,65,150,153,154,155,177,178,179,180,182,204,211,212,213, 215, 220, 225, 227, 309, 311

Katolen Yardley: pages 16, 132, 136, 138, 140, 143, 146, 158

Leigh Ann Chatagnier: pages 257, 258

Liz McQuerry: pages 333, 334, 335, 336, 337

Natalie Wise: page 324

Sandra Hinchliffe: page 82

Shutterstock.com: page 160

Tim Lawrence: page 353

William Praniski: pages 270, 287

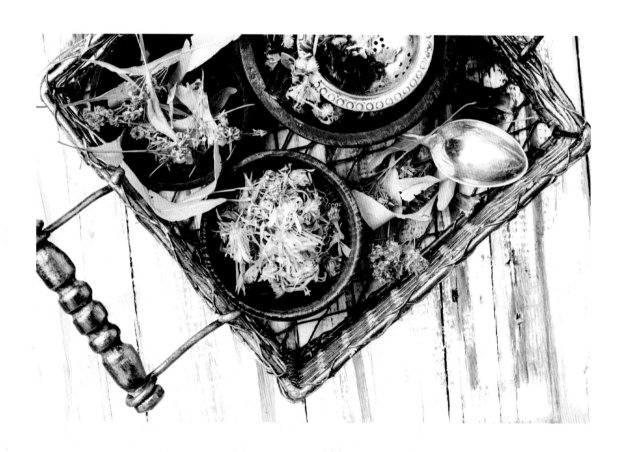

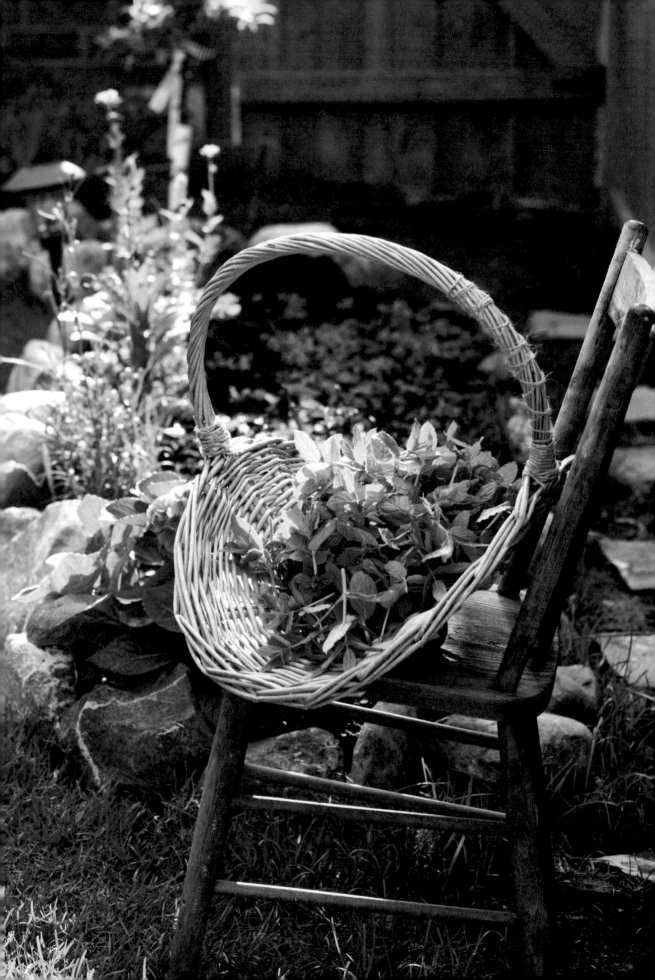

# 作者簡介

**艾比蓋兒‧R‧柯林（Abigail R. Gehring）**

身兼作家和編輯，編著有多本關於鄉村生活技巧、烹飪、烘焙的書籍。她全心奉獻耶穌，將熱情展現在寄養和收養、社會正義和文字等方面。她熱愛寫作、攝影、園藝、料理，以及與家人共度時光。作為天馬出版公司（Skyhorse Publishing）的副出版商，她有幸能與來自世界各地的作者和勤奮的同事一起工作。艾比蓋兒和丈夫、兩個孩子，以及一隻西伯利亞哈士奇，一起住在佛蒙特州南部的農莊，農莊維持著1800年代的風格，現正整修中。

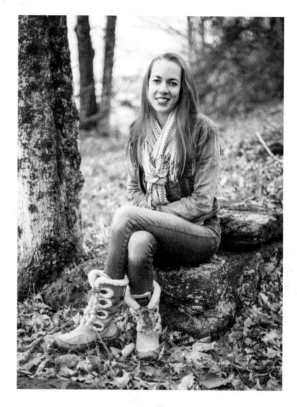

**艾比蓋兒‧R‧柯林的其他作品：**

《回歸原點》（*Back to Basics*）

《回歸原點手冊》（*Back to Basics Handbook*）

《經典糖果》（*Classic Candy*）

《祖父母育兒指南》（*Complete Guide to Practically Perfect Grandparenting*）

《果汁排毒全書》（*Complete Juicer*）

《鄉村生活手冊》（*Country Living Handbook*）

《危險的工作》（*Dangerous Jobs*）

《無麩質小點心》（*Gluten-Free Miniature Desserts*）

《鄉村生活指南》（*Good Living Guide to Country Skills*）

《健康無麩質飲食》（*Healthy Gluten-Free Diet*）

《農莊生活》（*Homesteading*）

《農莊生活手冊》（*Homesteading Handbook*）

《鄉村生活圖解百科》（*Illustrated Encyclopedia of Country Living*）

《奇特的工作》（*Odd Jobs*）

《用藜麥做點心》（*Quintessential Quinoa Desserts*）

《自給自足》（*Self-Sufficiency*）

《自給自足手冊》（*Self-Sufficiency Handbook*）

《湯和燉菜輕鬆做》（*Super Easy Soups & Stews*）

《茶味雞尾酒》（*Tea Cocktails*）

《老式鄉村生活終極指南》（*Ultimate Guide to Old-Fashioned Country Skills*）

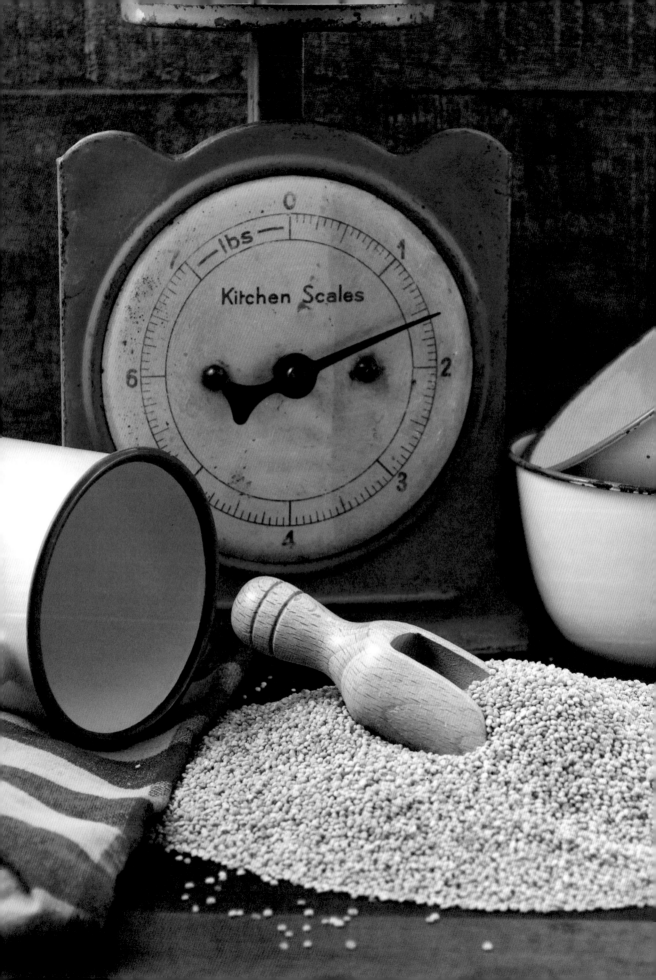

# 單位對照表

| 重量（乾燥材料） | | |
|---|---|---|
| 1 盎司 | | 30 克 |
| 4 盎司 | ¼ 磅 | 120 克 |
| 8 盎司 | ½ 磅 | 240 克 |
| 12 盎司 | ¾ 磅 | 360 克 |
| 16 盎司 | 1 磅 | 480 克 |
| 32 盎司 | 2 磅 | 960 克 |

| 容量（液體材料） | | |
|---|---|---|
| ½ 茶匙 | | 2 毫升 |
| 1 茶匙 | | 5 毫升 |
| 1 大匙 | ½ 液量盎司 | 15 毫升 |
| 2 大匙. | 1 液量盎司 | 30 毫升 |
| ¼ 杯 | 2 液量盎司 | 60 毫升 |
| ⅓ 杯 | 3 液量盎司 | 80 毫升 |
| ½ 杯 | 4 液量盎司 | 120 毫升 |
| ⅔ 杯 | 5 液量盎司 | 160 毫升 |
| ¾ 杯 | 6 液量盎司 | 180 毫升 |
| 1 杯 | 8 液量盎司 | 240 毫升 |
| 1 品脫 | 16 液量盎司 | 480 毫升 |
| 1 夸脫 | 32 液量盎司 | 960 毫升 |

| 華氏 | 攝氏 | 溫度檔 Gas Mark |
|---|---|---|
| 225° | 110° | ¼ |
| 250° | 120° | ½ |
| 275° | 140° | 1 |
| 300° | 150° | 2 |
| 325° | 160° | 3 |
| 350° | 180° | 4 |
| 375° | 190° | 5 |
| 400° | 200° | 6 |
| 425° | 220° | 7 |
| 450° | 230° | 8 |

| 長度 | |
|---|---|
| ¼ 吋 | 6 毫米 |
| ½ 吋 | 13 毫米 |
| ¾ 吋 | 19 毫米 |
| 1 吋 | 25 毫米 |
| 6 吋 | 15 公分 |
| 12 吋 | 30 公分 |

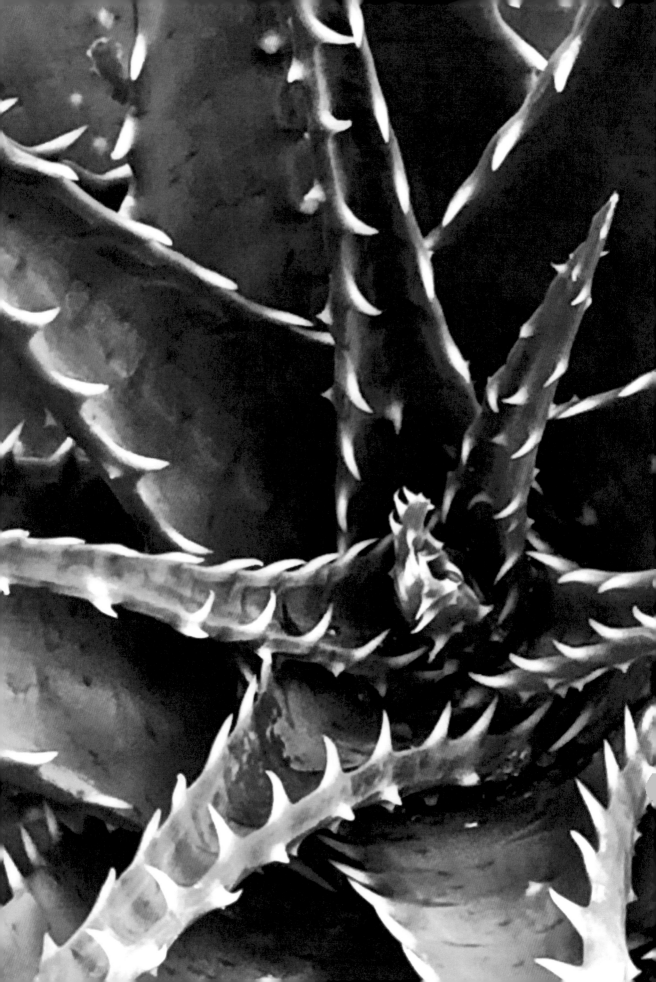

# 索引

# NOTES

# NOTES

# NOTES

# NOTES

# NOTES

香料藥草

# 居家自然療法

## 聖經

超過100種天然無毒 × 食譜處方
Step by Step 解決憂鬱、失眠、
腸胃和心血管等60種問題

**作者**艾比蓋兒・R・柯林 Abigail R. Gehring
**譯者**曾秀鈴
**主編**趙思語
**責任編輯**秦怡如
**封面設計**羅婕云
**內頁美術設計**李英娟

**執行長**何飛鵬
**PCH集團生活旅遊事業總經理暨社長**李淑霞
**總編輯**汪雨菁
**行銷企畫經理**呂妙君
**行銷企劃專員**許立心

**出版公司**
墨刻出版股份有限公司
地址：台北市104民生東路二段141號9樓
電話：886-2-2500-7008／傳真：886-2-2500-7796
E-mail：mook_service@hmg.com.tw
**發行公司**
英屬蓋曼群島商家庭傳媒股份有限公司城邦分公司
城邦讀書花園：www.cite.com.tw
劃撥：19863813／戶名：書虫股份有限公司
香港發行城邦（香港）出版集團有限公司
地址：香港灣仔駱克道193號東超商業中心1樓
電話：852-2508-6231／傳真：852-2578-9337
城邦（馬新）出版集團 Cite (M) Sdn Bhd
地址：41, Jalan Radin Anum, Bandar Baru Sri Petaling, 57000 Kuala Lumpur,
Malaysia.
電話：(603)90563833 ／傳真：(603)90576622 ／E-mail：services@cite.my
**製版・印刷**漾格科技股份有限公司
**ISBN**978-986-289-775-1・978-986-289-778-2（EPUB）
**城邦書號**KJ2073 **初版**2022年11月
**定價**800元
**MOOK官網**www.mook.com.tw
**Facebook粉絲團**
MOOK墨刻出版 www.facebook.com/travelmook
**版權所有・翻印必究**

國家圖書館出版品預行編目資料

香料藥草.居家自然療法聖經：超過100種天然無毒x食譜處方,Step by Step
解決憂鬱、失眠、腸胃和心血管等60種問題/艾比蓋兒.R.柯林(Abigail R.
Gehring)作；曾秀鈴譯. -- 初版. -- 臺北市：墨刻出版股份有限公司出版：
英屬蓋曼群島商家庭傳媒股份有限公司城邦分公司發行, 2022.11
384面；19×26公分. -- (SASUGAS ;73)
譯自：THE ILLUSTRATED ENCYCLOPEDIA OF NATURAL REMEDIES
ISBN 978-986-289-775-1(平裝)
1.CST: 香料作物 2.CST: 藥用植物 3.CST: 自然療法 4.CST: 食譜
418.52                111016609